Ellen Rachut

Durch dichte Dornen

Ellen Rachut

Durch dichte Dornen

Geschichte einer Therapie nach sexueller Gewalt

ULRIKE **HELMER** VERLAG

Die Deutsche Bibliothek – CIP-Einheitsaufnahme

Ein Titelsatz für diese Publikation ist bei der
Deutschen Bibliothek erhältlich.

Die Deutsche Bibliothek – CIP Cataloguing-in-Publication-Data

A catalogue record for this publication is available
from Die Deutsche Bibliothek

ISBN 978-3-89741-213-2

Umschlaggestaltung: Atelier KatarinaS / NL
Coverabbildung: Beate Assmann, aus der Ausstellung »ÖFFNE DIE AUGEN –
Ein Trilog über sexuelle Gewalt in der Kindheit«

Druck und Bindung: Wilfried Niederland Verlagsservice, Frankfurt am Main
Printed in Germany

Gesamtverzeichnis sendet gern: Ulrike Helmer Verlag,
Altkönigstraße 6a, D-61462 Königstein/Taunus
E-mail: info@ulrike-helmer-verlag.de

www.ulrike-helmer-verlag.de

Inhalt

Vorwort zur Neuausgabe 9

Vorwort 11

ERSTES BUCH

Erinnerungen 13

Meine Geschichte 26
- Verführung durch Musik 27
- Verführung durch Religion oder meine »Schuld« ? 36
- Absolute Kontrolle und Gehorsam 39
- Schreckliche Erlebnisse 43
- Der lange Prozess des Sich-Lösens 49

Eine Therapie – Hilfe oder Leiden? 56
- Die körperlichen Schmerzen des Erinnerns 56
- Gefühle zulassen 62
- Abhängig vom Therapeuten? 72
- Kann eine Erwachsene die Pubertät nachholen? 83
- Immer wieder die Frage nach meiner Schuld 88
- Wo bleibt meine Wut ? 91

Der Wellenverlauf meiner Therapie 98
- Mit den ersten Erinnerungen beginnen die Wellen 98
- Ich suche mir Hilfe 105
- Größere Wellen verlangen mehr Kraft 108
- Eine Pause zum Aufatmen 116
- Seelischen Verletzungen brechen wieder auf 117
- Ich will selbst aktiv werden 125
- Um mich herum Chaos 128
- Onkel Max – eine Erinnerung aus früher Kindheit 134
- Der Alltag wird zum Kampf 147
- Das Schiff ist erreicht 154
- Das letzte Gastspiel des Musiklehrers 160

ZWEITES BUCH

Einleitung 167

Neue alte Fragen bestimmen meinen Tag 168
Die Frage der Grenzen 168
Das Problem mit dem Essen 171
Onkel Max kehrt zurück 176
Warum diese Todessehnsucht? 187

Versöhnung zwischen Kind und Frau 199
Meine Welt mit der Puppe 204
Bin ich wieder fünf Jahre alt? 208
Die Ängste des kleinen Kindes 211
Ich kann das Kind in mir trösten 219
Endlich oben! 230

Zehn Jahre später 240

WIDMEN MÖCHTE ICH dieses Buch all jenen Menschen – Frauen und auch Männern –, die in ihrer Kindheit ähnliche Gewalt erfahren mussten wie ich. Damit möchte ich ihnen Mut machen und zeigen, dass es Möglichkeiten gibt, solche Gewalterfahrungen zu überwinden. Als Kind entwickelten wir eigene Strategien, um den Missbrauch zu überleben. Auf diesen Stärken können wir aufbauen und wieder ins Leben zurückfinden.

DANKEN MÖCHTE ICH den Menschen, die mir mit unendlich viel Liebe und Verständnis geholfen haben, den schweren Weg zurück in ein positives Leben zu finden. Ich möchte hier niemanden einzeln aufzählen. Sie alle werden sich in diesem Buch wiederfinden.

Vorwort zur Neuausgabe

Sollte ich mich nach zehn Jahren wirklich noch einmal um die Neuausgabe meines Buches bemühen? Welchen Sinn sehe ich darin?

Über viele Jahre schon engagiere ich mich in Veranstaltungen zum Thema sexuelle Gewalt zusammen mit meiner Freundin Beate Assmann, mit meinem Mann oder allein. Durch unsere Ausstellung »ÖFFNE DIE AUGEN«, durch Lesungen und Workshops entstanden Kontakte zu betroffenen Menschen, aus denen sich manchmal längere Zeiten der Therapiebegleitung entwickelten, hin und wieder auch Freundschaften. Dabei habe ich gesehen, wie wichtig jedes Buch sein kann, in dem eine ähnlich Betroffene von der eigenen Geschichte erzählt.

Impulse für die Neuausgabe bekam ich durch die Mail einer Frau, die ich durch dieses Engagement seit einigen Jahren kenne. Hier ist aus dem anfänglich begleitenden Helfen inzwischen ein freundschaftliches Miteinander geworden.

Sie schrieb mir: »Letztendlich geht es darum: Heilung braucht Erinnerung, die Erinnerung braucht Achtsamkeit und Aufmerksamkeit, Mut und Kraft, Sicherheit und Bestärkung – da ist vieles, was Dein Buch mir gegeben hat. Ziemlich viele Seiten sind umgeknickt, d.h. da steht vieles drin, was mir damals beim Lesen wichtig war. Authentische Geschichten sind Ermutigung, es lassen sich Parallelen aufspüren, sich die eigene Geschichte anzusehen, das ermutigt auch durch das Gefühl, mit diesen Erfahrungen nicht alleine zu sein. Auch 10 Jahre nach der ersten Veröffentlichung ist Dein Buch ein wichtiger Beitrag und liefert Unterstützung für Frauen und Mädchen, ihr Schweigen zu brechen!«

Und genau das – das Schweigen brechen – ist für mich im Zusammenhang mit unseren Veranstaltungen in den letzten Jahren immer wichtiger geworden. Wie oft habe ich von Betroffenen gehört, dass sie sich schuldig fühlen und sich schämen. Auf gar keinen Fall sollen Familie, Freunde oder Kollegen von ihrer Geschichte erfahren! Sexuelle Gewalt ist für Kinder und Jugendliche ein Trauma. Bei anderen Traumatisierten z. B. nach Kriegsereignissen oder Geiselnahmen ist allen klar, die Opfer sind wirklich nur Opfer. Sie müssen sich nicht schämen und gehören auf keinen Fall in eine selbstverschuldete so genannte »asoziale« Ecke. Bei sexuellem Missbrauch scheint das anders zu sein. Häufig gibt man den Kindern eine Mitschuld, sogar eine Mitverantwortung – sie werden regelrecht abgestempelt. So lernen sie sehr früh, dass sexuelle Gewalt nicht nur verwundet, sondern auch entehrt. Also schämen sie sich ein Leben lang und fühlen sich schuldig.

Und wann beginnt Heilung? Wenn der Körper sich erinnert? Wenn er Symptome schickt beziehungsweise schenkt? Auch diese Fragen bewegen die Betroffenen, die ich auf meinen Veranstaltungen treffe, nach wie vor. In meinem Buch werden Sie an vielen Stellen etwas über die körperlichen Schmerzen des Erinnerns lesen. Damit möchte ich nicht mein Leiden in den Vordergrund stellen, Sie langweilen oder gar entmutigen. Für mich ist es so, dass mein Körper mir nicht nur die psychischen Symptome schickt, er schenkt sie mir auch. Denn damit habe ich gelernt, meinen Körper zu fühlen – in ihn hineinzufühlen. Die Symptome helfen mir, an das heranzukommen, was noch in meinem Inneren verborgen ist.

Ich möchte viele Augen öffnen. Wir müssen nicht schweigen oder uns gar für ein Verbrechen schämen, das nicht wir begangen haben. Allein die Täter und Täterinnen sind dafür verantwortlich. Deshalb halte ich es für wichtig, dass sich immer wieder gerade Betroffene zu Wort melden, damit sie in Zukunft weniger leiden.

Vorwort

Gerade erst habe ich mich in einen Streit eingemischt, bei dem behauptet wurde, ein Verdrängen sexuellen Missbrauchs in der Kindheit sei nicht möglich. Durch diese schriftliche Diskussion lernte ich, dass man hier die rein akademische Frage meinte: Handelt es sich um Verdrängen oder Vergessen? Mit einer wissenschaftlichen Untersuchung dieser Frage ist allerdings keiner betroffenen Frau, keinem betroffenen Mann geholfen.

Ich kann jedenfalls mit Sicherheit behaupten, dass die mir geschehene sexuelle Gewalt für mehr als 30 Jahre nicht mehr in meinem Gedächtnis präsent war. Wie man diese Tatsache wissenschaftlich einordnet, ist dabei völlig unerheblich. Sie taucht jetzt auch nicht aus dem Unterbewusstsein wieder auf, weil es sich um ein Modethema handelt. Ich hatte wirklich vorher nicht ein Buch dazu gelesen. Auch mein Therapeut erwähnte diese Möglichkeit mit keinem Wort. Das Geschehene brach plötzlich aus meinem Unterbewusstsein hervor.

Ich erinnerte mich zunächst schrittweise an die sexuelle Gewalt, in die ich als Dreizehnjährige durch das raffinierte Vorgehen eines Musiklehrers geriet. Erst mit 17 Jahren konnte ich beginnen, mich nach und nach daraus zu lösen. Als Achtzehnjährige war ich so weit gekommen, mich nur noch auf öffentlichen Plätzen zu einem kurzen Gespräch mit ihm zu treffen. Mit 19 Jahren brach ich die Verbindung vollkommen ab. Doch er verfolgte mich noch lange weiter, kontrollierte alle meine Unternehmungen und auch meine Bekanntschaften.

Im Laufe dieses Erinnerungsvorgangs kam plötzlich eine frühere Geschichte wieder hoch. Während des Krieges lebte ich mit meiner Mutter als Evakuierte im Haus des Ortsgruppenleiters in einem kleinen Ort bei Dresden. Dieser für mich zunächst liebe Onkel begann mit sexuellen Übergriffen, als ich vier Jahre alt war. Dieser Missbrauch endete mit meinem fünften Lebensjahr, als wir auf der Flucht vor russischen Truppen den Ort verließen.

Bei dem folgenden Bericht über meinen Therapieverlauf handelt es sich um eine authentische Geschichte. Nach über 30 Jahren des Verdrängens erinnerte ich mich plötzlich während einer Kopfschmerztherapie an die sexuelle Gewalt, die an mir als Jugendliche begangen wurde ist. Über die Schmerzen dieser nach und nach herausgekommenen Erinnerungen habe ich regelmäßig Tagebuch geführt. Meine Tagebuchtexte bildeten die Grundlage für dieses Buch und sind in Auszügen darin enthalten.

Auch bei der Geschichte mit meiner Freundin Hanna handelt es sich nicht um eine erfundene Rahmenhandlung; sie fand wirklich genauso statt. Die zitierten Briefe sind den Originalen entnommen.

ERSTES BUCH

Erinnerungen

Ist das schön! Ich sitze im Zug. Die bunte Herbstlandschaft fliegt im Sonnenschein nur so an mir vorbei. Wann bin ich das letzte Mal mit dem Zug gefahren? Das ist lange her. Ich fahre, ich fliege, eine Freundin zu besuchen. Wann bin ich das letzte Mal zu einer wirklichen Freundin gefahren? Noch nie! Ich hatte nie eine Freundin. Welch ein herrliches Gefühl, im Zug zu sitzen und ein Kribbeln im Bauch zu spüren bei dem Gedanken, ich besuche für ein paar Tage meine Freundin Hanna.

Ist sie wirklich meine Freundin? Wir kennen uns doch noch gar nicht so lange. Das warme Sonnenlicht eines Herbsttages, leuchtend bunte Wälder, die am Fenster vorbeiziehen, lassen mich denken: diese Wärme und Farbigkeit sind nach zwei langen, dunklen Jahren der Therapie wieder in mein Leben eingekehrt. Mein Mann hat mir so sehr geholfen, diese Zeit heil zu überstehen. Und jetzt gibt es auch noch eine Freundin. Wie ist das nur gekommen? Das erste Mal in meinem Leben kann ich mich vorsichtig einer Freundin öffnen. Noch ist vieles in mir verschlossen, aber ich weiß ganz sicher, ihr kann ich mich bedenkenlos erschließen, sie wird alles mit mir teilen. Sie soll es mit mir teilen. Ich will wieder leben.

So wie die bunten Landschaften und die grauen Städte am Zugfenster vorbeifliegen, gehen mir auch die Ereignisse der letzten Monate noch einmal durch den Kopf: Vor fünf Monaten las ich zufällig ein Buchmanuskript. Die Autorin war mir unbekannt, aber sie faszinierte mich. Einer Frau, die auf ähnliche Art wie ich in der Kindheit sexuelle Gewalt erlebt hatte, war es durch ihre eigene Sprache der Lyrik gelungen, sich davon zu lösen. Ich selbst fühlte mich noch mitten im Prozess der Aufarbeitung meiner furchtbaren Erlebnisse und glaubte oft, mich nie davon befreien zu können. Wie hatte diese Frau das nur geschafft? Ich musste versuchen, ihre Adresse ausfindig zu machen und den Kontakt zu ihr herzustellen.

Den ersten vorsichtigen Brief schrieb ich Ende April. Wenige Tage später telefonierten wir miteinander. Hannas warme, ruhige Stimme antwortete mir: »Es beherrscht mich nicht mehr. Ich beherrsche es!« Das war die wichtigste Aussage dieses Gesprächs. Könnte ich das doch auch irgendwann von mir behaupten! Mein Brief hatte sie wirklich beschäftigt. Wir verstanden uns augenblicklich und konnten über Dinge sprechen, die uns tief im Innern bewegen, so, als würden wir uns schon hundert Jahre kennen.

Einige Telefongespräche und vor allem lange Briefe folgten. Einmal trafen wir uns sogar kurz. Mein Mann und ich fuhren zu der Ausstellungseröffnung, bei der Hannas neues Buch vorgestellt wurde. Im Trubel einer solchen öffentlichen Veranstaltung konnte es natürlich nur ein flüchtiges Kennenlernen sein.

Aus meinen Briefen wusste Hanna schon etwas von dem Verbrechen, das mir geschehen war, und von dem Musiklehrer, der damals meine Begeisterung für Musik und meine kindliche Naivität ausnutzte. »Sexuelle Gewalt an einem Kind«, schrieb Hanna mir einmal in einem Brief, »ist das schlimmste Verbrechen, das ich kenne. Das Kind wird in die tiefste Hilflosigkeit und Ausweglosigkeit gestürzt und in Schweigen. Bei einem Mord, so schrecklich wie das klingt, weiß das Kind nichts mehr. Ein missbrauchtes Kind vergisst nichts. Seine Seele weiß alles und muss mit allem weiterleben.« Jetzt, so viele Jahre später, belastete der Missbrauch immer noch mein Leben, und ich hatte manchmal den Eindruck, trotz der Therapie, in der ich mich befand, überhaupt nicht damit fertig zu werden. Hanna riet mir, meine Geschichte aufzuschreiben. Das sei eine gute Möglichkeit, an der Verarbeitung dieser furchtbaren Erlebnisse zu arbeiten.

Ich wollte ja leben und versuchte, jeden Strohhalm zu ergreifen, der mich wieder in dieses Leben zurückholte. Also hatte ich angefangen, meine Geschichte aufzuschreiben. Ich überlegte mir, mit der Zeit nach dem Missbrauch zu beginnen und dieses Leben noch einmal zu überdenken. Der Anfang dazu war schon gemacht. Hanna kennt diesen Text aus meinem letzten Brief. Wieviel aus meinem Leben habe ich ihr damit schon anvertraut – kann das gut gehen? Ein wenig Angst beschleicht mich bei diesem Gedanken.

Aber ich komme gar nicht dazu, meinem Herzklopfen nachzugehen, der Zug bremst, und schon stehe ich auf dem Bahnsteig. Es geht alles so schnell. Hanna kommt lachend auf mich zu und umarmt mich mit ihrer warmen Herzlichkeit, in der ich mich sofort geborgen fühle. Noch vor wenigen Wochen hätte ich mich einer solchen Umarmung sofort entzogen, aber jetzt fühle ich die ehrliche

Freundschaft, die sie damit ausdrückt. Ja, ich bin sicher, ihr meine Geschichte anvertrauen zu können.

Bei Hanna angekommen versuchen wir, die ersten Unsicherheiten zu überwinden, um zu der Vertrautheit unserer Briefe zurück zu finden. Was liegt da näher, als über den Text in meinem letzten Brief zu sprechen! Ich sehe ihn auf dem Tisch. Während Hanna Tee kocht, nehme ich ihn noch einmal und lese:

»Es liegt mir ein Stein im Magen. Er wird von Stunde zu Stunde schwer und schwerer. Mein Körper weigert sich zu verdauen. Es bilden sich schreckliche Faulgase in mir. Widerlich stinkend quillen sie aus meinem Mund – überströmen meinen Körper mit Abscheu. Ich flüchte nach draußen, mag mich keinem Menschen nähern. Niemand soll diesen Ekel spüren. Furchtbar sind die Tage mit Regenwetter! Dann bin ich in meinem Zimmer gefangen, mitten in diesen unerträglich fauligen Gasen. Sie nehmen überhand, drängen immer wieder hoch, bis die Luft im Zimmer völlig davon erfüllt ist. Ich kann es nicht mehr ertragen. In mir fault etwas immer weiter, bis die Gase schließlich so übermächtig werden, dass sie, den ganzen Ekel mit sich reißend, alles wieder herausschleudern. Zurück bleiben nur ein fauliger Geschmack und ein Schaudern. Ich spüle mechanisch viele Male meinen Mund aus und falle dann erschöpft ins Bett. Für heute ist der Kampf zu Ende. Am nächsten Tag kann ich wieder aufatmen – eine Zeit lang habe ich jetzt Ruhe.

Plötzlich, unvermutet ist der Stein wieder da. Er lastet die ganze Zeit über auf meiner Seele. Manchmal fällt wieder ein Stück von ihm in meinen Magen und fault hier. Was liegt so schwer in mir? Ich will nicht daran denken, die Verletzung war zu groß. Aber immer wieder Ekel, Grauen, und ich kann es nicht verdauen. Irgendetwas fault zwar weiter in mir, aber schließlich bekomme ich diese seltsame Krankheit, die jedes Mal nur einen Tag anhält, in den Griff. Die Abstände werden immer größer. Irgendwann hört sie ganz auf. Ich habe zwar nichts verdaut, aber mein Körper hat ganz einfach alles faulen lassen. Er hat sich selbst gerettet – ich habe überlebt.

Es klingt, als habe ich hier ein schönes Bild für das Verdrängen gefunden. Nein, es ist kein Bild – es hat wirklich so stattgefunden.

Bin ich nun wieder gesund, von allem befreit? Hin und wieder kommt ein Gedanke: Wie war das mit der Musik, mit dem Musiklehrer? Nein, nicht daran denken, schnell weg, da gab es irgendetwas Schreckliches! Das existiert ja auch gar nicht mehr, ist lange verfault. Sogar die Abstände zwischen diesen Gedanken werden immer größer. Verdrängt! Weg! Das Leben geht weiter. Ich bin noch so jung, und es gibt so viel zu erleben. Aber ich fühle mich nicht mehr frei zu erleben. Um mich herum habe ich eine große dichte Dornenhecke wachsen lassen. Niemand kommt durch sie hindurch, ohne sich zu verletzen. Doch auch ich finde nicht hinaus, ohne mir selbst weh zu tun.

Habe ich nicht trotzdem normal gelebt, verbrachte fröhliche Stunden mit anderen jungen Mädchen, in unserer Clique? Wir trafen uns zum Klönen und Schwatzen – so wie es junge Mädchen eben machen. Wir sind ins Kino gegangen, haben Feste gefeiert, getanzt und gelacht – so wie es bei jungen Menschen eben üblich ist. Genau so?

Irgendwann gab es dann einen Mann, meinen Mann, Siegfried, und später auch unsere Tochter Gunda und unseren Sohn Dirk. Wir waren eine kleine Familie, die ohne größere Probleme glücklich und zufrieden miteinander lebte – so wie es in vielen Familien eben üblich ist. Genau so?
Irgendetwas lastet in meiner Brust, in meinem Magen, ich spüre es noch heute deutlich. Es zieht mir den Brustkorb zusammen – unheimliche Angst überfällt mich. Der Hals schmerzt, schwillt an, so als ob er im Innern zuwächst. Ich bekomme keine Luft mehr. Nicht ein einziges Wort schafft es, durch den zuschwellenden Hals nach außen zu dringen. Die Knie zittern und werden schwach. Nur mit großer Mühe bleibe ich aufrecht stehen. Was steckt dahinter? Besser nicht daran denken! Ich weiß genau, da war einmal etwas Schreckliches. Was? Nicht daran denken – schnell weg – verdrängen! Eine Beschäftigung suchen, arbeiten, funktionieren, dann geht es vorbei.
Die Familie bildete für mich den zentralen Punkt in meinem Leben. Ich glaubte immer, für alles verantwortlich zu sein, und wenn etwas nicht so ganz klappte, fühlte ich mich sofort schuldig. Wie oft habe ich mir darüber den Kopf zerbrochen, ohne es überhaupt zu merken.
Und dann kamen die Kopfschmerzen – stechend, bohrend, hämmernd, als ob mir der Kopf zerbräche – immer am Wochenende. Ich mochte kaum die Augen öffnen. Montag pünktlich zu Schulbeginn war alles wieder vorbei. Da musste ich ja wieder funktionieren – und das klappte auch. Ich bin nacheinander zu vielen Ärzten gegangen und habe die verschiedensten Methoden ausprobiert. Nichts half wirklich, aber manchmal gab es für eine Weile Ruhe.
Ich wusste zwar genau, dass diese schrecklichen Kopfschmerzanfälle während meiner Lehrzeit als Bauzeichnerin begonnen hatten, mir war aber überhaupt kein Zusammenhang klar. Worüber habe ich mir damals den Kopf zerbrochen? Ich wusste es nicht mehr. Damals schob ich alles auf die Salmiakdämpfe, die wir während des Lichtpausens einatmen mussten.
Ein letztes Mal ertrug ich diese Kopfschmerztortur eine ganze Woche lang in den Osterferien. Sie wurden von Tag zu Tag schlimmer. Frische Luft, wandern, gesunde Nahrung, Tabletten – nichts half. In jeder Nacht wachte ich früher auf, und die bohrenden Schmerzen im Kopf verschlimmerten sich von Stunde zu Stunde. Um mich herum versank alles mit mir im Abgrund – ich wollte und konnte niemanden mehr sehen und hören. Dann saß ich aufrecht im Bett und glaubte, es nicht mehr aushalten zu können. Am Ende der Woche versagten mir schon morgens beim Zähne putzen die Knie. Ich konnte nicht mehr aufrecht stehen. Erst am Nachmittag ging es langsam wieder bergauf, und der Kopfschmerzanfall war vorläufig vorüber.
Da beschloss ich, einen neuen Versuch mit einer Akupunkturbehandlung zu versuchen. Der mir empfohlene Arzt, Herr Dr. P., war aber zu meinem Schrecken gar kein Allgemeinmediziner, sondern ein Psychotherapeut. Ich bin mir sicher, wäre mir das vorher klar gewesen, hätte ich mich nie und nimmer zu ihm gewagt. Eine Therapie wollte ich überhaupt nicht. Dr. P. schlug mir eine Bedenkzeit vor. Sehr skeptisch habe ich dann die Behandlung mit der Zusicherung begonnen, sie jederzeit wieder abbrechen zu können. Auch wenn ich durch die tiefste Hölle musste, nur so konnte ich wieder gesund werden.
Zunächst haben wir meine Kindheit, mein Elternhaus, meine Schulzeit durchleuchtet. Ich war immer schon ein sehr ernstes Kind, das seine Gefühle nie äußern

konnte. Wenn alle Kinder über den Kasper laut lachten, saß ich zwar genauso gespannt und interessiert wie die anderen da, aber so ernst, dass mich die Lehrerin einmal fragte, warum ich denn nie lache. Ich hatte zwar Spielkameradinnen, aber keine wirkliche Freundin, der ich meine tiefsten Gedanken und Gefühle anvertraut hätte. Gefühlsäußerungen waren in unserer Familie auch nicht üblich. Ich bin in einer typisch preußischen Beamtenfamilie aufgewachsen. Schon in der zweiten Generation galt es bei uns als die größte Tugend, dass nicht das Gefühl, sondern die Pflicht an der ersten Stelle stehen musste.
Meine Schulzeit verlief wohl wie die vieler anderer Kinder auch: Zuerst die Grundschule, dann die Realschule – das Gymnasium kam für mich nicht in Frage, weil ich ja »nur« ein Mädchen war, das später sowieso heiraten würde. Ab der siebten Klasse wurde ich dort so renitent faul, dass die Versetzung immer nur gerade noch klappte. Die einzige Ausnahme bildete das Fach Musik, denn ich spielte begeistert Klavier. Auf Schulkonzerten ragte ich immer besonders hervor. Der Musiklehrer ließ mich auch bei anderen Konzerten mitwirken und erteilte mir unentgeltlich Orgelunterricht. Dafür musste ich ihn dann hin und wieder bei der Messe an der Orgel vertreten.
Eigentlich wollte ich nach der Realschulzeit Musik studieren. Am Konservatorium in Osnabrück hätte ich mir diesen Wunsch auch mit meinem Schulabschluss erfüllen können. Meine Eltern waren aber der Meinung, besser sei eine »vernünftige« Ausbildung. Also erlernte ich in einem Architekturbüro den Beruf der Bauzeichnerin. Dieser Beruf füllte mich aber nicht aus, denn meine Arbeit bestand nur darin, die Entwürfe der Ingenieure nachzuzeichnen, ohne selbst kreativ zu werden. Deshalb entschloss ich mich, nach der Lehre meinen alten Berufswunsch – Lehrerin – doch noch zu verwirklichen.
Seltsamerweise wurden ab hier die Erinnerungen deutlicher. Zuerst besuchte ich ein Mädchengymnasium. Da gab es für mich eine Menge zu tun, weil ich viel Stoff nachholen musste – ein ganzes Mathematikbuch, vier Jahre Französisch in einem halben Jahr und noch vieles mehr. Ich wollte ja arbeiten! Wenn ich abends nicht mehr konnte, weil mich die Müdigkeit übermannte, ließ ich kaltes Wasser über mein Gesicht laufen. Dann war ich wieder einigermaßen frisch und aufnahmefähig. Irgendwann in der Nacht bin ich erschöpft eingeschlafen. Jetzt konnte ich gar nicht mehr über mich und das, was mich da in der Brust bedrückte, nachdenken. Ich glaube, das war auch gut so – nämlich meine Chance zu überleben, ein neues Leben anzufangen.
In diesem neuen Leben wollte ich etwas leisten. Alles musste hundertprozentig und perfekt sein. Dafür habe ich gelernt, geplant, gearbeitet, organisiert. Es klappte auch immer alles vorbildlich. Ich wurde eine gute Schülerin und eine gute Studentin. Wollte ich ständig glänzen, um mich zu beweisen? Mich verfolgte vor allem immer wieder die Angst, gar nichts zu können und mit irgendeinem Makel behaftet zu sein. Den musste ich kaschieren, damit nur niemand etwas davon merkte. Das beherrschte ich bald ausgezeichnet. Die Leistungen in der Schule wurden ausgesprochen gut. Ich lernte es, intelligente Diskussionen zu führen, mich gut zu kleiden und vornehm zu bewegen. Meine Maske wurde unbemerkt immer perfekter. Aber mein Ich blieb hinter der undurchdringlichen Dornenhecke verbarrikadiert. Niemand konnte zu mir vordringen, ohne sich dabei zu verletzen. Doch ich selbst kam auch nicht ohne Verletzungen hinaus.

Als alle Defizite aufgeholt waren, musste ich nicht mehr die ganz große Schularbeit leisten. Da meine Eltern nicht sehr viel Geld besaßen, suchte ich mir einen Halbtagsjob, damit ich Taschengeld hatte, um wenigstens in einigen Dingen mit meinen Klassenkameradinnen mithalten zu können. Gleich nach der Schule bin ich zur Post gegangen, habe in der Kantine Mittag gegessen und anschließend eine halbe Schicht gearbeitet. Abends kamen dann die Schularbeiten. Und ich war sehr stolz darauf, trotzdem zu den Besten der Klasse zu gehören. Es gab also immer Hektik, so dass ich nie dazu kam, über mich nachzudenken. Und irgendwie wollte ich das auch gar nicht. Manchmal erfolgte ein Gedankenblitz über die Musik zu dem Musiklehrer. Ich fühlte den Druck in der Brust, es musste einmal Schreckliches passiert sein. Schnell weg mit diesem Gedanken! Nicht weiter!

Irgendwann wurden allerdings diese übergroßen Schulaktivitäten ruhiger. Ich begann, mich meinen Klassenkameradinnen zuzuwenden. Das erste Mädchen, zu dem ich einen Kontakt aufbaute, nannten wir Kinni. Alle anderen Mitschülerinnen waren in ihrer Entwicklung schon weiter, aber besonders in den naturwissenschaftlichen Fächern gehörte sie zu den Besten. Mein Kontakt zu ihr erschöpfte sich im gemeinsamen Schulinteresse. Das war für mich unproblematisch, und ich konnte mich langsam wieder an Menschen herantasten.

Etwas später fand ich sogar fast eine Freundin. Sie durchlebte gerade eine schlimmen Situation nach dem Tod ihres Vaters, und ich wollte ihr helfen. In dieser Zeit hatte Lütten – wir nannten sie nicht nur wegen ihrer Körpergröße so – einiges in der Schule versäumt. Also half ich ihr, diesen Stoff nachzuholen. Aus den gemeinsamen Nachmittagen entstand eine nähere Beziehung. Lütten war zwar in ihrer ganzen Art noch sehr kindlich und passte eigentlich nicht zu mir, aber vielleicht brauchte ich genau das, um mich wieder an eine zwischenmenschliche Beziehung heranzutrauen. Sie lud all ihre Sorgen bei mir ab – und die bestanden damals oft aus dem großen Liebesschmerz des Teenageralters. Ein einseitiges Verhältnis: Ich konnte helfen, mir aber nicht helfen lassen, denn ich kam nicht aus meiner stechenden Dornenhecke heraus.

Langsam wagte ich mich dann auch an weitere Beziehungen heran. Schließlich gab es zwei Cliquen, zu denen ich gehörte. Einmal waren da die fünf Freundinnen aus unserer Klasse, die sich nachmittags zum Klönen trafen, und zum anderen gab es die Clique mit einigen Mädchen und Jungen, die sich zu Kinobesuchen, Stadtbummeln, Festen und anderen fröhlichen Zusammenkünften verabredeten. Für mich kam aber immer wieder nur ein lockerer Zusammenhalt in Frage. Nie konnte jemand näher an mich herankommen. Andererseits war ich immer diejenige, die sich für die Organisation irgendwelcher besonderer Aktivitäten zuständig fühlte.

Dabei lebte ich in der ständigen Angst – oder war es schon zur Gewissheit geworden?–, mich könne sowieso niemand mögen. Ich fühlte mich als eine Person, die es nicht wert sei, geliebt zu werden – auch nicht freundschaftlich. Ganz deutlich fühlte ich, irgendein Makel haftete an mir. Ich verfolgte immer wieder sehr aufmerksam jede Äußerung, jede Bewegung, jedes Minenspiel meines Gegenübers. Es quälte mich unendlich, wenn ich feststellte, da war wieder etwas, ich werde doch abgelehnt. Dabei glaubte ich, das müsse an mir liegen, ich mache immer etwas falsch. Also strengte ich mich unglaublich an, allen zu helfen, und immer wieder organisierte ich irgendwelche Aktivitäten für die anderen. Vielleicht könnte man mich dann lieben.

Es war mir nicht möglich, normale zwischenmenschliche Beziehungen aufzubauen. Wie musste ich unter der ständigen Angst leiden: dich mag sowieso niemand, du bist zu einer echten Freundschaft völlig unfähig. Immer wieder suchte ich die menschliche Nähe, wusste aber nicht, warum ich dennoch auf Abstand blieb. Nie sprach ich mit jemandem darüber. Diese seelischen Qualen blieben in mir verschlossen. Ich steckte sie wohl zu dem dunklen Geheimnis in meiner Brust.

Manchmal lag ich abends im Bett und weinte, sah aber kein Licht für einen Ausweg. Wie oft dachte ich: warum hilft mir denn keiner? Merkt denn niemand, wie ich leide? Nein, ich blieb allein hinter meiner Dornenhecke, unendlich verletzt, aber nicht fähig, mich daraus zu befreien oder auch nur um Hilfe zu schreien. Niemand hat davon je etwas gemerkt. Am nächsten Tag funktionierte ich wieder völlig perfekt.

So verliefen die letzten Jahre auf dem Gymnasium von den Leistungen her sehr gut, auch wenn ich mir vieles in Wirklichkeit gar nicht zutraute und dafür hart gearbeitet habe. Ein seltsam zwiespältiges Fach war für mich Musik. Dieser Unterricht lag leider nicht in besonders glücklichen Händen. Ich hielt mich im Grunde genommen für ziemlich unmusikalisch. Aber andererseits war ich mir sicher, zumindest technisch recht ordentlich Klavier zu spielen und auch in der Theorie einigermaßen Bescheid zu wissen. Erst als die Klasse wegen einer mittelmäßigen Zensur für mich protestierte, gewann ich hier ein wenig Zutrauen. Und nur aus dieser Protesthaltung heraus begann ich wieder zu musizieren. Ich begleitete eine Klassenkameradin beim Gesang und spielte in einem Quintett bei einer Kammermusik mit. Obwohl wir bei den Mitschülern große Anerkennung ernteten, blieb in mir die Überzeugung: Ich habe euch nur geschickt getäuscht. In Wirklichkeit bin ich unmusikalisch und könnte vor einem Fachmann nie bestehen. Deshalb kam auch nie mehr ernsthaft der Gedanke, Musik zu studieren. Ich habe es mir einfach nicht zugetraut, obwohl ich die Musik so liebte.

Im Studium ging es genauso weiter. Ich wollte Lehrerin werden, mit Kindern zusammen sein, ihnen helfen. Vielleicht konnte ich zu ihnen Nähe aufbauen. Meine Fächer wurden Physik und Mathematik – »emotionslose« Fächer. Zur Musik habe ich mich nicht einmal mehr im Nebenfach getraut. Ein Teil meiner alten lockeren Freundschaften blieb bestehen, neue kamen hinzu – auch Freundschaften mit Studenten. Aber das ging nie wirklich tiefer, sondern blieb immer an der Oberfläche. Meine Maske funktionierte perfekt, ich spielte freundlich sein und stellte bald enttäuscht fest, so konnte die große Liebe nicht aussehen. Aber wieso sollte mich überhaupt jemals jemand lieben können! Irgendetwas lastete schwer in mir und bedrückte mich. Aber ich kam einfach nicht daran.

Seltsamerweise gab es unter den Studenten eine Ausnahme. Einem meiner Kommilitonen vertraute ich mehr von mir an – ich weiß nicht, warum. Bei ihm setzte ich auch keine Maske auf, denn eigentlich wollte ich zu ihm keine nähere Beziehung. Plötzlich begann er, um mich zu kämpfen. Lange blieb ich hartnäckig. Gerade weil ich eigentlich gar nichts von ihm wollte, musste ich auch nicht vor ihm glänzen, mich perfekt zeigen und meine Maske aufsetzen. Deshalb lernte er las einziger Mensch mein eigentliches Ich zumindest etwas näher kennen. Nur auf diesem recht seltsamen Umweg war es wahrscheinlich überhaupt einem Mann möglich, an mich heranzukommen. Wie froh bin ich heute, dass er so lange und hartnäckig in seinem Kampf um mich durchgehalten hat. Irgendwann habe ich dann nachgegeben, weil

ich spürte, das ist eine ganz besondere Beziehung. Aber der »Kampf« ging weiter – nur jetzt nicht mehr gegeneinander, sondern miteinander.
Wir wurden eine Familie. Dennoch blieb meine fast unüberwindliche Dornenhecke. Siegfried und ich fanden zwar viele Schlupflöcher zueinander, aber immer wieder haben wir uns an den Dornen blutig verletzt. Wie oft quälte ich mich mit einem Problem – tagelang, wochenlang! Es wollte, aber konnte nicht heraus aus mir. Dann lastete es wieder schwer in der Brust bei dem anderen. Alles zog sich zusammen. Der Hals wuchs zu und ließ kein Wort mehr durch. Immer das gleiche, und ich konnte nicht dagegen ankommen!
Wir lebten eigentlich ohne besondere Sorgen, hatten einen großen Bekanntenkreis und waren oft mit vielen Menschen zusammen. Aber ich verhielt mich wieder nach dem alten Muster – viel Hektik, ständig Aktion für andere, aber ja niemanden zu mir vordringen lassen. Der Druck in mir und die Angst in meiner Brust verringerten sich zwar, denn ich hatte ja nun einen Menschen, dem ich fast alles anvertrauen konnte. Aber ein dunkler, unheimlicher Rest blieb immer noch tief drinnen verborgen. Manchmal fühlte ich die Last ganz deutlich, doch ich wollte einfach nicht darüber nachdenken. Es konnte ja nur etwas Schreckliches sein. Nicht weiterdenken! Schnell weg!
Fast ein halbes Jahr war ich jetzt zur Therapiestunde gegangen und hatte dadurch alle diese Erinnerungen wieder aus der Vergangenheit hervor gekramt. Das »Nicht weiterdenken! Schnell weg!« kam auch hin und wieder in mir hoch. Dennoch hatte sich inzwischen der gewünschte Erfolg eingestellt. Ich wusste genau, dass es völlig überflüssig ist, mir immer wieder den Kopf über meine Familie zu zerbrechen, und dass ich mir auch nicht ständig irgendwelche Schuld zuschieben muss – ich bin eben nicht für alles verantwortlich. Die Kopfschmerzen tauchten nicht mehr auf. Also sollte die Therapie langsam ausklingen.«

Bis dahin war ich mit dem Lesen meines Briefes gekommen, als Hanna zurückkehrte. Im Gespräch erzähle ich einfach weiter:

Gerade in dieser Zeit geschah etwas sehr Merkwürdiges. Vielleicht gar nicht so merkwürdig, denn ich hatte es ja gerade gelernt, über mich nachzudenken und nicht mehr alles wegzudrängen. Unmerklich war inzwischen der Boden dafür vorbereitet, auch etwas Furchtbares aus meiner Vergangenheit verkraften zu können.

Seit einiger Zeit spielte ich wieder häufiger Klavier und traute mir auch mehr zu. Ich musizierte mit anderen zusammen und wirkte bei kleineren Wohltätigkeitskonzerten mit. Dabei ergab es sich, dass ich Nina kennen lernte. Sie ist Professorin am Konservatorium in St. Petersburg und gleichzeitig Opernsängerin. Um ihr einen Aufenthalt in Deutschland zu ermöglichen, schlug ich vor, für sie einige Konzerte zu arrangieren und sie dabei am Klavier zu begleiten.

Irgendwann im Februar kamen dann ihre Programmvorschläge. Es handelte sich ausschließlich um Kunstlieder von Mozart und Schubert. Fast alle waren mir irgendwie bekannt; ich musste sie schon früher einmal gespielt haben. Seltsam, ich wusste das gar nicht mehr! Meine Finger erinnerten sich aber sehr gut. Sie liefen fast automatisch, ohne Übung. Auch die Harmonien hörte ich noch genau in meinem Kopf. Aber in meinem Gedächtnis gab es eine dunkle Stelle. Wann hatte ich diese Lieder gespielt?

Plötzlich überfielen mich furchtbare Bauchschmerzen. Ich saß trostlos am Klavier und konnte nicht weiter. Einige Stunden später zog mich eine geheimnisvolle Kraft erneut zum Klavier. Ich musste spielen und spielen – immer wieder, und die Bauchschmerzen wurden immer schlimmer. Ich spielte weiter, wie magisch angezogen, tagelang nur diese Lieder. Sie waren von unendlicher Schönheit, aber sie wühlten mich tiefer und tiefer auf.

Eine schreckliche Erinnerung stand vor mir. Ja, ich wusste genau, mit diesen Liedern musste ich einmal furchtbar leiden. Der Musiklehrer, er hatte mich gequält, für seine Befriedigung mein Ich mit Füßen getreten. Er zerstörte meine Persönlichkeit; ich war völlig abhängig für eine viel zu lange Zeit – und schaffte es nicht, mich daraus zu befreien.

Zunächst konnte ich mich kaum an Einzelheiten erinnern. Aber ich wusste, er hatte mich zu etwas überredet – und ich machte mit. Welch unermessliche Schuld hatte ich auf mich geladen! Zwei Szenen kamen mir wieder in Erinnerung. Habe ich mich ihm zuerst freiwillig hingegeben? Die zweite Erinnerung war nur Ekel und Abscheu. Er hatte mich an den Haaren festgehalten und gezwungen. Aber dennoch bin ich nicht ausgebrochen, habe niemandem etwas gesagt, nur stillgehalten, mitgemacht, über lange Zeit! Tiefe Traurigkeit, Scham und Schuldgefühle überfielen mich.

Wohin sollte ich jetzt mit diesen schmerzenden Erinnerungen? Am besten wieder verdrängen! Nicht weiterdenken! Schnell weg! Das funktionierte aber nicht mehr. Sie kamen ständig hoch, ich musste wie magisch angezogen immer wieder ans Klavier und mich quälen. Sollte ich in der nächsten Therapiestunde davon erzählen? Nein, unmöglich! Zu groß war meine Scham, eine solche Schuld auf mich geladen zu haben. Ich wollte mit aller Kraft verdrängen. Aber dagegen kam ich nicht mehr an, irgend etwas in mir war stärker. Die Musik, die Bauchschmerzen, die Scham, die Schuld! Der Druck in meiner Brust wurde übermächtig, es schien mir den Brustkorb zuzuziehen. Eine unheimliche Angst überfiel mich. Der Hals schmerzte und schien endgültig zuzuwachsen. Was hatte ich damals nur getan? Davon konnte ich unmöglich jemandem erzählen!

Ich war schon auf dem Weg in die zweite Therapiestunde nach dieser schrecklichen Erinnerung. Sollte ich davon anfangen? Nein, ich konnte doch nicht erzählen, solch schmutzige Verbrechen begangen zu haben! Oder vielleicht doch? Also saß ich zunächst mit perfekter Maske da und berichtete Oberflächliches, aber es war so, als ob in meinem Inneren eine andere um Hilfe schrie: »Das ist deine Chance, alles herauszulassen. Egal wie sehr du dich schämst und wie groß die Schuld ist! Das ist die letzte Chance in deinem Leben!« In mir tobte ein schrecklicher Kampf. Sollte ich es wagen oder nicht? Plötzlich kam alles heraus, völlig ungeplant – ohne Überlegung. Ich konnte nichts mehr aufhalten, mein Mund quoll über, bis schließlich nur noch meine Tränen liefen.

Der Rest der Therapiestunde erfolgte völlig anders, als ich es nach diesem »Schuldgeständnis« erwartete. Ich blickte in sehr traurige, betroffene Augen. Dann hörte ich zum ersten Mal, dies alles könne gar nicht meine Schuld gewesen sein. Ich sei damals noch viel zu jung dafür gewesen. Der Musiklehrer war der Erwachsene, er hätte die Grenzen einhalten müssen. Es sei allein seine Schuld, sie übertreten zu haben. Ich spürte ganz deutlich, dass mir da jemand gegenüber saß, der wirklich mitfühlte. Obwohl ich mich unendlich schämte, konnte ich dann nach einigem Zögern auch von meinen beiden konkreten Erinnerungen berichten. Für diesen Augenblick war mir ein Stein vom Herzen gefallen.

Doch warum habe ich all die Jahre nichts mehr davon gewusst? Es ist doch ausgeschlossen, so etwas völlig aus seinem Gedächtnis zu streichen! Andere Erlebnisse aus meiner Teenagerzeit weiß ich doch auch noch! Ich hatte ein schlechtes Gewissen und dachte, das wird mir niemand glauben, das kann gar nicht stimmen. Und doch war es so.

Erst später konnte mir der Therapeut meine Selbstzweifel nehmen: »Es wirkt wie ein Schock. Nach einem Verkehrsunfall sagen manche Leute doch auch ›Ich saß am Steuer, und plötzlich war schon alles vorbei‹ – sie können sich dann an nichts mehr erinnern. Genau der gleiche Schockmechanismus steckt bei Ihnen dahinter. Es gibt sogar Vergewaltigungen, bei denen sich die Frauen unmittelbar nach der Tat nicht mehr an den Tathergang erinnern. Der Schock sitzt einfach so tief, dass die Ereignisse zwar noch ins Bewusstsein dringen, dann aber wie von einem völlig Unbeteiligten wahrgenommen und sofort wieder verdrängt werden. Im übrigen ist das Vergessen für das Überleben ein sehr hilfreicher Mechanismus. Es gibt viele ungeklärte

Kinderselbstmorde, die vielleicht darauf zurückzuführen sind, dass es diesen Kindern nicht möglich war, eine solche Verletzung zu verdrängen, aber leben konnten sie damit nicht.«

Doch wie sollte es jetzt weitergehen? Wollte ich mich wirklich weiter erinnern, all das Schreckliche noch einmal aufwühlen, mir meine Schuld noch einmal verdeutlichen? »Nein, es ist nicht Ihre Schuld«, hörte ich den Therapeuten sagen, »ich helfe Ihnen.« Deutlich spürte ich, das war ehrlich gemeint. Diese ganz persönliche Äußerung machte mir Mut, weiterzumachen. Dennoch bat ich mir Bedenkzeit aus. Immer wieder beherrschte mich der Gedanke: »Kann ich nicht einfach alles nur verdrängen?« Aber schon nach wenigen Tagen rief ich an und bat um Hilfe. Die Therapiestunden mussten einfach weitergehen. Ich wusste genau, allein komme ich da nicht wieder heraus. Dieses ist eine ehrlich gemeinte Hilfe, auf die ich vertrauen kann – obwohl ich doch gerade mit Vertrauen einen so großen Schiffbruch erlitten hatte.

Aber wie sollte ich jetzt weiterleben? Wie konnte ich mit dieser Schuld und dieser Scham meinem Mann gegenübertreten? Ich kam mir furchtbar verlogen vor und wollte ihm gar nicht mehr in die Augen sehen. Aber so konnte es auch nicht weitergehen! Wir hatten unser gemeinsames Leben auf einer Lüge aufgebaut – auch wenn sie mir erst jetzt bewusst wurde. Ich verachtete mich und fühlte mich schmutzig – tief unten im Dreck.

Aber nach einer Woche Schweigen hielt ich es nicht mehr aus. Irgendwann, sehr spät am Abend, quoll es wieder ganz ungeplant aus mir heraus. Dann konnte ich nur noch fassungslos weinen. Und wieder kam eine Reaktion, mit der ich nicht gerechnet hatte. Siegfried nahm mich ganz fest in die Arme, er streichelte mich. Ich fühlte seine Wärme und hoffte, dass unsere Liebe stark genug sein würde. An diesem Abend konnte keiner von uns mehr etwas sagen, aber ich schlief getröstet ein.

Erst am nächsten Nachmittag begannen wir, zunächst sehr vorsichtig und zögernd, ein Gespräch. Wie erleichtert war ich, auf Verständnis zu stoßen und wieder »nicht schuldig« zu hören! Mein Inneres sagte mir zwar etwas ganz anderes, aber das war egal.

Ab jetzt hatte ich zwei Helfer in einer Situation, die mir zunächst ausweglos erschienen war. Dr. P. half mir auf verständnisvolle Art und Weise, durch die qualvollen Tiefen hindurchzufinden. Zum anderen gab es meinen Mann, der mit seiner Liebe immer für mich da war, mich wieder auffing und mir neues Vertrauen gab.

Jetzt begann für mich eine Zeit, wie ich sie nie vorher erlebt hatte, und wie ich sie hoffentlich auch in Zukunft nie wieder erleben werde. Ich musste all das Schreckliche noch einmal durchmachen, aber jetzt mit meinem Erwachsenenverstand. Dabei bin ich oft so tief gefallen, dass ich glaubte, nie wieder hochzukommen.«

Habe ich Hanna mit meinen Erinnerungen erschlagen? Habe ich zu viel von mir preisgegeben? Sie spürt wohl auch, dass ich eine Pause brauche. Deshalb zeigt sie mir mein Zimmer und lässt mich eine Zeit lang allein.

Ich packe einige Sachen aus. Dabei fällt mir auch mein Tagebuch in die Hände. Wie weit ist mein Vertrauen gewachsen? Kann ich wirklich alle diese Gedanken und Erinnerungen preisgeben? Bisher kennt nur Siegfried die Tagebuchaufzeichnungen. Mit ihm habe ich darüber gesprochen und seine Hilfe dankbar angenommen.

Ich blättere ein wenig darin und stoße ziemlich bald auf den Text, den er mir einmal hineingeschrieben hatte. Das war in den ersten Wochen, nachdem ich mich wieder an die schrecklichen Ereignisse mit dem Musiklehrer erinnerte und ihm davon erzählte:

Mein Mann:

Ich spürte Deine Verzweiflung und Hilflosigkeit. Sprechen konnte ich nicht, weil ich selbst zu betroffen war. Ich nahm Dich in die Arme, damit Du meine Liebe fühltest. Ich wusste überhaupt nicht, wie ich mich verhalten sollte. Ich wusste nur, dass Du meine Hilfe brauchtest.

Wut und Zorn entwickelten sich gegen diese Art der Vergewaltigung – eine Vergewaltigung, die nicht durch brutale körperliche Gewalt, gegen die man sich wehren kann, ausgeübt wurde, sondern mit subtilen und schleichenden Mitteln Treu und Glauben, Liebesempfinden und Vertrauen eines jungen Mädchens ausgenutzt wurde, um das eigene Sexualverhalten zu befriedigen.

Im gleichen Maße, wie mein Zorn anschwoll gegen diesen Verbrecher, wuchs meine Liebe zu Dir. Nur – wie sollte ich meinen Zorn kanalisieren, gegen wen sollte ich ihn richten? Der Peiniger war tot. Ich empfand das nicht als Genugtuung, wollte ich ihn doch zur Rede stellen, ihm seine Verbrechen vorhalten und, wenn er dumm reagierte, ihn verprügeln und körperlich quälen. Ich wollte Rache. Je mehr meine Wut wuchs, desto mehr wuchsen die Frustrationen. Ich wusste mit dieser Wut nichts anzufangen. Sie raubte meine Kraft, die ich doch eigentlich Dir geben wollte. Sollte dieses Schwein uns doppelt strafen? Jetzt war auch ich rat- und hilflos. Ich machte mir klar, dass ich so nicht weitermachen durfte. Ich musste meine negativen Emotionen zügeln und sie in positive Energien umwandeln.

Unendliche Dankbarkeit überkommt mich jetzt Siegfried gegenüber. Er hat mir durch seine Haltung geholfen, den Willen zum Leben nicht zu verlieren.

Meine Geschichte

Äußerlich ging es einfach weiter wie in den Monaten davor. Dr. P. saß mir gegenüber, zwischen uns ein großer Tisch, und ich versank in dem Sessel, ohne diese Umgebung überhaupt zu registrieren. Oft fühlte ich mich wie ein Häuflein Elend – zusammengefallen und in vielen Stunden nur weinend und schluchzend. Nie wagte ich mich ohne eine große Packung Taschentücher dorthin. Vor mir auf dem alten Schreibtisch lagen zwar immer einige griffbereit, aber ich mochte nicht darum bitten müssen. Ich wollte wenigstens irgendwo meine Selbstständigkeit bewahren, und wenn sie auch nur in dieser lächerlichen Kleinigkeit bestand. Ansonsten fühlte ich mich lange Zeit Dr. P. gegenüber klein und hilflos.

Die freundliche, ruhige Art meines Gegenübers flößte mir Vertrauen ein. Ich war wie in der Hand eines Dirigenten, der die Musik aus dem Orchester formend herausholt. Besonders zu Anfang fühlte ich mich durch die Variationen seiner Stimme, den manchmal betroffenen Ausdruck der Augen, überhaupt von all seinen Reaktionen völlig abhängig – so abhängig wie ein Kleinkind von einem wohlwollenden Vater. Wie oft dachte ich, die lange Woche bis zum nächsten Termin nicht allein durchstehen zu können! Manchmal bin ich um das Telefon herumgeschlichen, wollte ihn anrufen und meine Not herausschreien – habe es aber nicht gewagt. Dann bohrte und schmerzte es weiter in mir.

Sollte, konnte ich all das Schreckliche, an das ich mich nach und nach erinnerte, wirklich erzählen? Ich hatte widerwärtige Dinge erlebt – selbst mitgemacht. Etwas so Schlimmes ließ sich doch nicht erzählen! Zu Anfang legte ich manchmal einen schriftlichen Text auf den Tisch. Das war leichter, aber es half mir nicht. Ich spürte genau, diese schrecklichen Tatsachen muss ich selbst laut aussprechen, um mich davon zu lösen.

Der erste Teil der Therapie bestand darin, möglichst viele Details aus dem Vergessen auszugraben. Ich wollte unbedingt wissen, wie ich überhaupt in diese Geschichte hineingeraten war. Dann verkroch ich mich oft stundenlang in mich selbst und grübelte. Über meinem alten Schulfotoalbum habe ich gebrütet – so lange, bis ich eines Tages mit einem Gefühl unendlicher Traurigkeit und Wut unter Tränen alle Fotos mit diesem Musiklehrer verbrannte. Außerdem suchte ich mir die Literatur heraus, mit der ich mich damals beschäftigt hatte. Dazu bin ich sogar zur Diözesanbibliothek nach Osnabrück gefahren, um mir Bücher zur Marienverehrung zu besorgen. Auf diese Weise konnte ich mich auch wieder in meine damaligen Gedankengänge versetzen. Wie besessen habe ich an diesen Erinnerungen gearbeitet.

Dabei hat mir die Beschäftigung mit meinem Tagebuch sehr geholfen. Zunächst schrieb ich alles, an das ich mich erinnerte, nur chronologisch auf. Später ging ich dazu über, darin meine Gedanken zu entwickeln und so die Verletzung in mir zu verarbeiten. Dieses Verarbeiten erfolgte zunächst unsystematisch, denn der Fluss der Erinnerungen ließ sich überhaupt nicht steuern. Und dennoch kam ich am Anfang immer wieder auf die gleiche Frage. Hat der Musiklehrer mich verführt, oder war es meine eigene Schuld? Ich glaubte, aus der Vergangenheit eine Antwort darauf zu finden.

Wie oft habe ich gedacht: »Könnte ich mich nur plötzlich und auf einmal an alles erinnern, dann ginge diese schlimme Zeit doch viel schneller vorüber.« Aber dann kam die ruhig erklärende Stimme des Arztes: »Es kann nicht schneller gehen. Der Körper gibt immer nur so viel an Erinnerungen frei, wie er wirklich verarbeiten kann – und das ist auch gut.« Genauso war es. Stück für Stück, wie Mosaiksteinchen holte ich die Erinnerungen aus mir heraus. Es erstaunt mich noch heute, wie sinnvoll mein Körper gearbeitet hat.

Ja wirklich, die furchtbarsten Verletzungen kamen erst zum Schluss wieder zum Vorschein. Sie hätten mich am Anfang der Therapie wohl ins absolute Chaos gestürzt – mich umgebracht.

Verführung durch Musik

Bislang hatte ich Hanna nur wenig von der Rolle der Musik in meiner Geschichte berichtet. Als ich eines abends mit ihr zusammen die »Deutsche Messe« von Schubert anhöre, beginne ich zu erzählen, mit welcher teuflischen Raffinesse eine wunderbare Kunst wie die Musik dazu benutzt werden kann, ein Mädchen voll und ganz zu beherrschen, zu verführen:

»Hanna, versetze dich doch noch einmal in die damalige Zeit – es war 1955. Du bist in der gleichen Zeit aufgewachsen wie ich. Sexualität – über dieses Thema sprach man nicht öffentlich. Natürlich haben wir Mädchen uns schon einmal unter vorgehaltener Hand darüber unterhalten. Aber die anderen wussten genau so wenig wie ich. Auch in ihrem Elternhaus war dieses Thema tabu. Aufklärung galt als Staatsakt. Meine Mutter drückte mir eine kleine Schrift in die Hand, die ich unter ihrer Aufsicht lesen musste. Anschließend sollte ich Fragen dazu stellen. Natürlich fiel mir dazu nichts ein, und sicher war meine Mutter darüber sehr erleichtert.

Ich habe einmal gelesen, dass damals die Intimkontakte bei Mädchen erst mit 19 Jahren begannen. Sex gab es sowieso eigentlich gar nicht. Der ›Geschlechtsakt‹ war ausschließlich der Ehe vorbehalten – sagte man offiziell.

Mit der Frage, wie mich der Musiklehrer beeinflusste, habe ich sehr lange gerungen. Es dauerte wirklich mehr als ein Jahr, bis mir der Anfang der teuflischen Verführung wieder klar wurde. Ich kann dir das am besten an meinem Tagebuch zeigen.«

1. Juni 1994

Heute bin ich in einer furchtbaren Stimmung. Ich denke, Auslöser dafür war gestern Abend der Film über Schubert. Er brachte in der Hauptsache authentische Texte aus Schubertbriefen und viele wunderschöne Musikstücke – »heitere Lieder über das Leid der Menschen«, wie es dort hieß. Ich konnte mich wieder in die Gedankenwelt Schuberts und dann in meine eigene als fünfzehnjährige Schülerin versetzen. Genau das Zitat, das auch im Film gebracht wurde, habe ich an den Anfang meiner Facharbeit der 10. Klasse gesetzt:

> *»Keiner, der den Schmerz des andern,*
> *und keiner, der die Freude des andern versteht!*
> *Man glaubt immer, zueinander zu gehen,*
> *und man geht immer nur nebeneinander.*
> *O Qual für den, der dies erkennt.«*

Das war damals meine Gefühlswelt. »Die größte Liebe und der größte Schmerz« gehörten zusammen, genau wie Schubert es empfand. Das aber hat der Musiklehrer völlig uminterpretiert, um sein Ziel zu erreichen. Der Schmerz bestand darin, dass unsere »Liebe«, so nannte er es tatsächlich, heimlich sein musste und wir nicht ständig zusammen sein konnten. Darunter mussten wir also leiden. Welch widerwärtige Umdeutung der Gedanken Schuberts – und ich habe es geglaubt!

Schubert schrieb einmal in seinem Tagebuch: »Schmerz schärft den Verstand und stärkt das Gemüt; dahingegen Freude sich um jenen selten kümmert, und dieses verweichlicht und frivol macht.« Also war doch unser Schmerz eine sehr gute und sinnvolle Sache!?

»Leichter Sinn, leichtes Herz. Zu leichter Sinn birgt meistens ein zu schweres Herz.« Damit hat der Musiklehrer begründet, dass er zwar sehr leichtsinnig war, z. B. eine Beziehung mit mir anfing, aber im Innern ein schweres Herz hatte. Das sollte ja gerade das Wertvolle und Wichtige sein, genau wie das Leiden!

Liebe und Schmerz, beides untrennbar miteinander verbunden – ein typischer Gedankengang der Romantik. Ich befand mich gerade im Zeitalter meiner eigenen Romantik, also war ich empfänglich für solche gefährlichen Umdeutungen.

4. Juni 1994

Jetzt weiß ich wieder genau, wie dieser Mensch mich umgedreht hat. Zu Beginn der 10. Klasse – das war damals nach den Osterferien – erhielten wir im Deutschunterricht den Auftrag für eine größere Sacharbeit. Da meine Arbeit Schuberts Leben und Werk zum Inhalt hatte, bekam der Musiklehrer sie zur sachlichen Beurteilung. Also kannte er jetzt meine Gedankengänge, und genau das war der Ansatzpunkt für seinen Plan.

Gegen Ende des Sommers bestellte er mich zum ersten Mal in seinen Gartenhaus. Da wurde seine Idee besprochen, das nächste Schulkonzert solle ein reines Schubertkonzert werden. Außer zwei Klavierbeiträgen könne ich auch noch einen kleinen Vortrag über das Leben des Komponisten halten. Das fand ich natürlich gut, weil ich doch gerade Schubert so liebte. Der Vortrag und außerdem das gesamte Konzert sollten noch gemeinsam genauer durchdacht werden. Wie konnte ich ahnen, auf was ich mich da einließ? Ich stimmte sofort zu, meinen Eltern nichts von den zukünftigen Treffen im Gartenhaus zu erzählen. Das Verhältnis zu ihnen war nicht besonders eng und von wenig Vertrauen geprägt. Außerdem sagt man in der Pubertät seinen Eltern nicht mehr alles, sondern will sich im Gegenteil von ihnen lösen – man kommt sich ja schon erwachsen vor! Ich freute mich zunächst auf die Besuche im Garten. Endlich hatte ich jemanden, mit dem ich über meine romantischen Gefühle zur Musik und speziell zur Schubert'schen Musik sprechen konnte.

Mein Vortrag wurde also gemeinsam geplant. Dabei setzte der Musiklehrer all seine Energie in den Plan, mir die Gedanken und Gefühle nach den Zitaten von Schubert so zurecht zu biegen, dass ich immer mehr in seine Abhängigkeit geriet und schließlich seine Gedankengänge völlig für mich übernahm. Bald schon kamen die Parallelen zu Mozart; auch Goethe wurde zitiert. Dabei standen folgende

Gedanken im Vordergrund: Liebe muss heimlich sein, deshalb gehört zur echten, wahren Liebe der Schmerz dazu. Ein Musiker braucht besonders viel Liebe. Für ihn ist es normal, wenn er häufig andere Frauen liebt – jede von ihnen liebt er dann tatsächlich ganz tief.

Nach und nach erklärte er mir seine Liebe genau mit den gleichen Worten, die er vorher für die Komponisten gebraucht hatte. Er, der große Musiker liebte mich – da war er Schubert, Mozart, Goethe – alles in einem. Er, der große Künstler, stand da mit seiner tief empfundenen Liebe für mich, weil doch nur ich ihn mit seiner Musik verstand. Ich empfand sie genau wie er. Das sollte das große Wunder der Liebe sein. Natürlich musste es schmerzvoll geheim zwischen uns bleiben.

Dazu kam das wundervolle Bachlied »Willst du dein Herz mir schenken, so fang es heimlich an.« Sogar im Unterricht hat er es damals in unserer Klasse besprochen und gesungen. Das Leiden überhöhte diese Liebe geradezu und machte sie erst richtig tief und wunderbar. Ich war regelrecht in diesen Emotionssog hineingeraten und konnte gar nichts anderes denken. Das höchste Opfer der reinen Liebe war das Hingeben der Unschuld. Ich musste mich ihm in Liebe opfern.

Welche Gedankenverwirrung! Aber so war es wirklich. Der Musiklehrer hatte diese Gedankenverdrehung über längere Zeit minutiös geplant und unendlich viel Energie darauf verwandt.

Endlich, nach 15 Monaten intensiver Beschäftigung mit diesem Verbrechen, konnte ich mich plötzlich an den Anfang erinnern und auch meiner Wut verbal freien Raum lassen. Das war ein befreiendes Gefühl. Siegfried musste wieder einmal als Blitzableiter fungieren und sich beim Frühstück alles anhören. Das wohlwollende Zuhören allein bedeutete schon eine Hilfe, aber jetzt kam seine aktive Unterstützung dazu: »Ich finde es gut, dass du endlich wütend bist.« Ja, es war so, als sei ein Knoten geplatzt – endlich – ein Riesenfortschritt! In den nächsten Tagen entlud sich noch oft mein Zorn – wenn auch manchmal recht verhalten.

20. März 1993

Voraussetzung damals war sicher meine große Schwärmerei gerade für diesen Musiklehrer, der Musik genauso empfand wie ich. Aus meiner Arbeit über Schubert, die ich noch besitze, weiß ich, dass mich meine Erinnerung nicht trügt. Ich habe gerade die Musik der

Romantik für eine Jugendliche von 15 Jahren ungewöhnlich tief empfunden, kannte aber niemanden, mit dem ich darüber sprechen konnte, der meine Empfindungen teilte. Mit dem Musiklehrer gab es plötzlich jemanden, der mich verstand. Außerdem war das genau der Mensch, für den ich so schwärmte. Also sehnte ich mich zunächst geradezu nach den Treffen im Gartenhaus, um über diese Gefühle zur Musik zu reden. Das war sicher die Zeit, in der Jugendliche der große Weltschmerz packt, sie leicht verletzbar, aber auch leicht beeinflussbar sind. Genau das hat er bewusst ausgenutzt. Auch er stellte sich als den großen Unverstandenen, vom Weltschmerz Gepackten hin. Nur die Musik konnte ihn trösten – und jetzt ich, da ich doch genauso empfand wie er.

Natürlich wollte ich ihm, für den ich so schwärmte, helfen. Das hielt ich für Liebe, und das bestärkte er in mir. In langen Gesprächen prägte er die Vorstellung, gerade ein Musiker brauche besondere Liebe und Hingebung. Dieses Ziel erreichte er durch erschütternde Erzählungen über Musiker wie Franz Schubert oder Max Bruch. Eine solche Liebe konnte nicht öffentlich sein. Sie war nur dann wirklich tief, wenn sie allein den beiden Menschen bekannt blieb und nicht von anderen »beschmutzt« wurde. »Willst du dein Herz mir schenken, so fang es heimlich an.« Wenn doch ein großer Musiker wie Bach darüber ein so schönes Lied geschrieben hatte, dann musste es stimmen, dass wirkliche Liebe nur heimlich geschehen konnte. Wie sollte ich das anders denken!

17. Mai 1993

Musik war damals das einzige Fach, das mich interessierte und für das ich gearbeitet habe. Ansonsten glänzte ich durch Faulheit. Also gab es auch nur in diesen Stunden Erfolgserlebnisse. Deshalb verhielt ich mich dem Musiklehrer gegenüber von vornherein anders. Für ihn war es mit Sicherheit ein Leichtes, das zu durchschauen und auszunutzen. Ich genoss eine Sonderbehandlung. Wie oft ging ich in den Pausen in den Musikraum, um mit ihm etwas zu besprechen oder die Stücke für ein Schulkonzert vorzuspielen! Da konnte er mir schmeicheln. Ich suchte natürlich das Lob, das mir sonst überall fehlte – auch im Elternhaus. Eine Zeit lang blieb ich nach der Schule noch eine Stunde da, um jüngeren Mitschülern Flötenunterricht zu erteilen. Das bedeutete für mich natürlich eine besondere Auszeichnung, die ich genossen habe. Aber von ihm war es wahrscheinlich ein eiskalt berechneter Prozess, der mich weiter in seine Abhängigkeit brachte. Er hat jedes Lob und jede anerkennende Äußerung, über die ich mich so gefreut habe, nie ehrlich gemeint, sondern nur als Mittel zum Zweck benutzt, meine Lage ausgenutzt. Eine ausgesprochen gemeine Sache, wenn ein Erwachsener seinen Erfahrungsvorsprung so schamlos ausnutzt!

11. April 1993

Es handelt sich um die Lieder »Das Veilchen« von Mozart und genauso um »Das Heidenröslein« von Schubert. Beide sind als Metapher gedacht.

Ich kann mich im Moment nur noch an den Text des Heidenrösleins erinnern, aber mir fällt jetzt auch wieder die Interpretation des Musiklehrers ein, die er mir im Gartenhaus beigebracht hat. Er erklärte mir, dass nicht wirklich die Blume gemeint sei, sondern ein junges Mädchen, dem sich ein junger Mann nähert und ihm die Unschuld raubt. Es war also das übliche Thema »Musiker – junges Mädchen«.

Bisher hatte ich als Fünfzehnjährige dieses Lied recht naiv als Lied über eine Blume aufgefasst. Ich dachte lange über seine Interpretation nach und darüber, ob sie wohl stimmen könne. Schließlich war ich noch völlig unerfahren. Zu dem gleichen Thema gibt es ein Volkslied, in dem der Hintergrund nicht als Metapher, sondern deutlich als Geschichte zwischen Jäger und jungem Mädchen im Wald dargestellt wird. Ich weiß noch genau, wie ich damals diesen Text immer wieder gelesen habe, bis ich davon überzeugt war, dass die Interpretation des Heidenrösleins richtig sein müsse und ein solches Verhältnis zwischen Musiker und jungem Mädchen durchaus nichts Unnormales sei. Außerdem stammte dieser Text von Goethe, der im Laufe seines Lebens mit vielen jungen Mädchen zusammen war. Also musste die Interpretation und damit auch unser Verhältnis doch in Ordnung sein.

19. April 1993

Inzwischen habe ich mir auch den Text des Liedes »Das Veilchen« genau angesehen und lange überlegt, wie der Musiklehrer das damals interpretiert hat. Hier sind nämlich die Rollen vertauscht. Eine Schäferin zertritt das arme Veilchen, das vorher von ihr geschwärmt hatte und sie als Liebchen bezeichnete. Im Sterben freut es sich und sagt »Und sterb' ich denn, so sterb' ich doch durch sie.«

Die Unterhaltung über dieses Lied muss in der ersten Zeit stattgefunden haben, als noch keine sexuelle Beziehung zwischen uns bestand. Ich kann mich nämlich noch an ein Gespräch erinnern, das genau in diese Richtung ging. Im Gartenhaus sagte er sinngemäß zu mir: »Später, wenn du verheiratet bist und ich an deine Haustür komme, wirst du mich nicht hineinlassen, sondern fortschicken.« Ich bestand in meiner damaligen Naivität natürlich darauf, dass das nie geschehen könne. Ich weiß auch, dass er mir einmal seine große Liebe beteuerte und gleich dazu sagte, dass ich ihn aber später sicher nicht mehr ansehen werde. Auch ich würde ihn, den verkannten großen Musiker, eines Tages verstoßen und damit in großes Elend stürzen. Damals habe ich natürlich gesagt, das könne niemals passieren – genau wie er es wünschte und auf diese Art in mich hineinprojiziert hatte. Von meiner Aussage war ich sogar überzeugt. Und genau diese Überzeugung kann man mit einer so geschickten Interpretation, die sicherlich recht theatralisch verlief, provozieren .

Noch lange verfolgten mich Schubertlieder mit ihren Emotionen, ließen mich nicht los und folterten mich manchmal mit ihrer so wunderschönen Musik. Hanna, ich habe dir von meinen Konzerten mit der Sängerin Nina aus St. Petersburg erzählt. Eine solche Qual fühlte ich tage- und wochenlang, als ich für diese Konzerte das »Ständchen« von Schubert übte.

2. September 1993

Dieses Lied geht mir nicht aus dem Kopf. Es sitzt so tief, dass ich ständig daran denken muss. Das verursacht einen großen Schmerz in der Brust, so als sei darin alles wund. Er schnürt mir die Brust zusammen, ich kann nicht richtig atmen. Der Schluss »Komm beglücke mich« verfolgt mich mit seiner verführerisch schönen Melodie und Harmonie. Warum kann eine so wunderschöne Musik schmerzen?

Ich habe mich inzwischen Stunden um Stunden mit diesem »Ständchen« beschäftigt, immer wieder den Text gelesen, vor mich hingesummt, mit dem Notenblatt die Harmonien studiert und in mir klingen lassen, sie am Klavier wieder und wieder gespielt. Hier hört man in Text und Melodie wirklich das Thema der Romantik – heimliche Liebe, unendliche Sehnsucht und Übertragung dieser tief bewegenden Gefühle auf die Natur. Darin steckt ein heimliches Locken; ich kann mich dem nicht entziehen, mich nicht wehren. Es ist Nacht, im Mondlicht verklärt, kein Verräter lauscht! Genauso wie hier im Lied hat er mir die Liebe dargestellt, die romantische, unendliche Sehnsucht – und ich sehnte mich damals wirklich nach Liebe, aber sie musste heimlich bleiben, hatte er mir beigebracht. All das konnte doch nur schön sein, unendlich schön wie diese Musik und zugleich unschuldig wie die Natur.

So lebte es in meiner Vorstellung, und so höre ich es noch heute in dieser Musik mit den Harmonien, die zwischen Dur und Moll wechseln und immer wieder in mich eindringen, mich anziehen – oder anlocken? Im letzten Teil schwillt es dann an zu einem stürmischen, aufwühlend dramatischen Werben, zu einem fast gewaltsamen Anziehen, um dann ganz leise in dem betörenden Schluss »Komm beglücke mich« zu enden. Dieser verführerisch schöne Melodiefetzen wird im Nachspiel wie ein Duett in der Unterstimme der rechten Hand als Septakkord aufgenommen, der drängend nach Auflösung verlangt und schließlich in der beglückenden Harmonie des Durakkords endet.

Ich fasse diese Stelle durchaus als sexuelles Verlangen auf. Dieses Lied kann nur von einem Mann geschrieben sein, wenn es darin gipfelt: »Komm beglücke mich«. Ist sie seine Sklavin ohne eigene Wünsche und Gefühle, nur für sein Glück geschaffen? all die schönen Harmonien sind allein dazu da, sie zu seiner Befriedigung anzulocken. Hat sie keine Individualität, gibt es kein gemeinsames Glück, kein gemeinsames Verlangen, keine gemeinsame Sexualität?

Es kommt mir so vor, als gäbe das Lied meine Geschichte wieder. Zunächst spüre ich das heimliche Locken, mit diabolisch schönen, verführerischen Worten. Die Klavierbegleitung drückt teilweise deutlich das Herzklopfen aus, das damit verbunden ist. Ich empfinde in den Harmonien eine sinnliche Anziehungskraft und dann das Drängen, mich ihm zu »opfern« . Mein gesamter Körper wird von dieser melancholischen Musik erfasst – und damals war ich davon so gefangen, dass ich vom Teufel nichts gemerkt habe. Wie kann ein Mensch das Verführerische einer schönen Musik auf eine so heimtückische Weise ausnutzen! Dem war ich wehrlos ausgesetzt. Jetzt spüre ich es so, als sei in meiner Brust alles wund, und als könne ich nicht mehr atmen, als habe er mir die Luft zum Atmen genommen.

12. September 1993

In einer Diskussion mit meinem Mann sagte ich, dass ich diese Musik gerade deshalb als eine gemeine Verführung empfinde, weil sie so wunderschön klingt. Bald waren wir bei dem allgemeinen Thema, das überall auftaucht – Don Giovanni, Faust ... – und egal wo, immer sind es wunderschöne Worte oder es ist eine herrliche Musik, mit der geworben wird. Zwischendurch schoss mir durch den Kopf, als Frau befindet man sich ja doch in einer verfluchten Situation – immer die Unterlegene. Später wurde mir klar, dass das nur meine damalige Situation widerspiegelte.

Während dieser Diskussion hörten wir Musik – natürlich das »Ständchen« von Schubert (in zwei verschiedenen Interpretationen), »Don Giovanni«, »Der Barbier von Sevilla« – und immer wieder war es wie ein Anfall, der mich schüttelte, mir die Brust zusammenschnürte und mich nicht richtig atmen ließ. Siegfried fragte, ob er besser die Musik ausschalten solle, aber ich wollte unbedingt weiter hören. Es war wirklich so, als brauche ich dieses innere Foltern für irgendetwas, das ich aber nicht erklären kann.

Siegfried sagte: »Ich habe zwar nicht diese schöne Stimme, aber genau das hätte ich auch singen können, weil ich um dich werben wollte. So habe ich es auch empfunden. Damals sang ich »Love me tender« und meinte das gleiche.« Aber nach und nach wurde mir der Unterschied klar. Siegfried warb um mich als gleichberechtigte Partnerin. Ich hatte die Chance, »nein« zu sagen. Er wollte mich wirklich als Person, und zwar nicht nur für den Augenblick, sondern für immer. Bei dem Musiklehrer war die Situation anders. Ich hatte keine Möglichkeit, mich zu wehren – ich war völlig abhängig. Außerdem wollte er mich nur zu seinem eigenen Vergnügen verführen und mich dann wegwerfen. Genau das sehe ich in der teuflisch schönen Musik, die mich zu etwas verführt, das ich gar nicht will. Dann fühle ich mich völlig allein, ohne jegliche Hilfe. Es ist wirklich fast so wie bei Gretchen im »Faust«: »Meine Ruhe finde ich nimmermehr«. Genau das war damals die Situation. Alle diese Gedanken und Gefühle übertrage ich jetzt so, als könne ich gar keine Musik mehr unvoreingenommen hören und nur als schön empfinden.

»Ich weiß, Hanna, wie dieser lange Diskussionsabend mich wieder ein Stück vorangebracht hatte. Nicht ich war verrückt, die Musik wurde systematisch in mir ver – rückt. Jetzt verspürte ich ganz deutlich den Wunsch, sie wieder zurecht zu rücken.«

Wie wohl ich mich in diesem Haus fühle, bei einer Freundin, der ich alle furchtbaren Erinnerungen erzählen kann. Noch im Einschlafen denke ich: »Durch Sprache bin ich verführt worden – Sprache kann aber auch befreien.«

Verführung durch Religion oder meine »Schuld«?

Am nächsten Morgen bringt Hanna mich auf ein neues Thema.

Meine Mutter erzog mich sehr religiös. Damit war für sie keine bestimmte Konfessionszugehörigkeit gemeint, sondern nur der schlichte Glaube an Gott und das Leben nach den zehn Geboten. Sie hatte sich als Katholikin evangelisch trauen lassen, um der militant evangelischen Familie meines Vaters nachzugeben. Dadurch war meine Mutter aber von der katholischen Kirche exkommuniziert. Dennoch hatte ich nie den Eindruck, dass diese Tatsache sie besonders belaste. Eine eigene tiefe Gläubigkeit bestimmte sie – nicht die übliche Kirchenfrömmigkeit.

Diese schlichte Gläubigkeit hatte sie zunächst auf mich als Kind übertragen. Christliche Nächstenliebe lebte meine Mutter mir vor, indem sie gerade in der Nachkriegszeit vielen Leuten half. Den Zehn Geboten fühlte sie sich so stark verpflichtet, dass das Wort Sünde ein in meiner Kindheit oft gebrauchter Begriff war. Auf diese Weise wollte meine Mutter in mir den Sinn für Gut und Böse schärfen.

Ich kann mich noch genau an die erste Beichte vor der Konfirmation erinnern – ich war 14 Jahre alt. Sie fand nachmittags statt, die Konfirmation mit dem Abendmahl aber erst am nächsten Vormittag. Also bin ich nach dem Beichtgottesdienst auf dem schnellsten Weg nach Haus gegangen und habe auch an diesem Tag nichts mehr unternommen. Ich hatte Angst, vor dem ersten heiligen Abendmahl unbewusst noch eine Sünde zu begehen. Das sollte auch nicht in Gedanken geschehen, deshalb legte ich mich sehr früh schlafen.

Ich war schon als Kind in einer kirchlichen Mädchengruppe engagiert. Hier spielte man nicht nur, sondern widmete sich auch intensiv der Bibelarbeit. Je älter wir wurden, desto mehr Raum nahmen die Diskussionen dazu ein. Schließlich gab es sogar extra einen Bibelkreis, in den nur die Interessierten aus allen Jugendgruppen gingen. Eine Äußerung ist mir noch deutlich in Erinnerung, die ich damals in voller Überzeugung aussprach: »Ich kann mir nicht vorstellen, dass es jemals einen Sonntag geben wird, an dem ich nicht in die Kirche gehe – außer ich bin krank.«

Sogar diese tiefe Gläubigkeit eines Mädchens, die natürlich allein durch Emotionen geprägt ist, kann man für ganz andere Zwecke missbrauchen. Auch daran erinnere ich mich jetzt wieder. Das habe ich schon gleich zu Beginn meiner Erinnerungen hier in mein Tagebuch geschrieben.

18. März 1993

Ich weiß, dass die Religion eine große Rolle spielte. Der Musiklehrer war davon besessen, mich zum katholischen Glauben zu bekehren. Immer wieder hat er mir lange Vorträge über Wunder gehalten und sie mit solchen Worten erzählt, dass ich daran zu glauben begann.

Den allergrößten Stellenwert besaß aber die Marienverehrung. Nachdem ich mich jetzt mit einiger Literatur dazu beschäftigt habe, erinnere ich mich wieder an verschiedene Dinge:

Ich musste in einem Jahr – wahrscheinlich 1956 – alle Maiandachten in der Pauluskapelle spielen. Dazu fanden immer wieder Gespräche statt, und ich weiß genau, dass ich nachher die Marienverehrung genauso gesehen habe wie er. Maria als Maienkönigin, die im Blumenschmuck des Frühlings dargestellt wurde, stand auch für mich im Mittelpunkt der Verehrung. Der Gottesdienst war am Ende wie ein Bedürfnis, dieser hohen, reinen Frau zu Ehren Orgel zu spielen. Ich hatte die Marienverehrung für mich so vollkommen verinnerlicht, dass ich mir sogar einen Rosenkranz kaufte und ihn wirklich gebetet habe.

Andererseits war Maria dazu da, und so habe ich es auch jetzt wieder in der Literatur gefunden, dass sich reuige Sünder an sie wenden können. Genauso erzählte der Musiklehrer es mir, und so habe ich es auch geglaubt. Dazu kam noch die Vorstellung von der Erbsünde, dass also die Veranlagung zur Sünde im Menschen vorgegeben sei. Also war das, was wir machten, zwar eine Sünde, aber eine, die zu vergeben ist.

Ich erinnere mich, dass er zur Beichte einen bestimmten Pater in einem Kloster aufsuchte und mir dann genau das von den immer sündigen Menschen erzählte. Diese Tatsache sei menschlich, aber die Sünden könnten ja schließlich vergeben werden. Ich habe damals unser Verhältnis durchaus als Sünde im Sinne der Kirche empfunden und darunter gelitten, aber er hat immer wieder versucht, mir dieses Empfinden zu nehmen. Für mich war es furchtbar, in einer solchen Ambivalenz zu leben.

Genauso wie die Wunder »Realität« waren – und ich denke heute, er glaubte das wirklich – so sprach er von einem gottgewollten Wunder, dass ein junges Mädchen ihn als älteren Mann liebt. Also schien die ganze Sache gottgewollt und damit schon nicht wirklich eine Sünde. Er fühlte sich als das von aller Welt unverstandene Musikgenie. Auch in seiner Ehe kam er sich als der unverstandene Mann vor. Ich, die »reine Jungfrau«, war dazu ausersehen, ihn zu verstehen und mich ihm zu opfern. Ich glaube, das meinte er wirklich als Vorsehung Gottes. Auf jeden Fall hat er es mir so dargestellt, dass ich daran glaubte.

Nachdem Hanna diesen Text gelesen hat, erklärt sie kopfschüttelnd: »Die Religion und der Glaube – ein ganz wichtiger zentraler Punkt in deinem Leben – wurden völlig missbraucht und mit Füßen getreten. Ist es da verwunderlich, dass deine Wertmaßstäbe durcheinander gerieten?«

In unser Gespräch kehrt eine kurze Pause ein. Ich denke daran, wie oft mich gerade in Verbindung mit dem Thema Glaube und Religion die Frage der Schuld verfolgt hat. In ihren Briefen war Hanna zwar schon oft darauf eingegangen und hatte versucht, diese Selbstvorwürfe mit ähnlichen Worten wie Dr. P. zu entkräften, aber dennoch will ich jetzt unbedingt dieses Thema noch einmal anschneiden. Ich bin mir wohl doch noch nicht ganz sicher und suche immer wieder eine Bestätigung. Deshalb nehme ich erneut den Gesprächsfaden auf:

»Während die Erinnerungen in mir hochkamen, schämte ich mich, das alles mitgemacht zu haben. Oft mochte ich diese unsäglichen Dinge kaum aussprechen, weil ich mich so verdammt schuldig fühlte. Manches Mal habe ich gedacht, mir kann doch kein Mensch glauben, so teuflisch geschickt verführt worden zu sein. Ich muss wohl wirklich einen großen Teil der Schuld selbst tragen. Dann wünschte ich: Wäre doch alles besser in der Versenkung verschwunden geblieben – und fühlte mich nur noch elend und verzweifelt. Es hat fast ein ganzes Jahr gedauert, bis ich mich daran erinnerte, dass der Musiklehrer mir genau dieses Schuldempfinden eingepflanzt hat. Er gab mir nämlich auf geschickte Weise auch noch die Alleinschuld an allem Schrecklichen.«

13. Februar 1994

Ich weiß genau, ich habe mich auch damals schon schuldig gefühlt. Mir war klar, dass ich eine große »Sünde« begehe. Ich fühlte mich sogar irgendwann als Urheberin der ganzen Sache. So stellte er mir das ja auch dar. Für Männer und da speziell für Musiker sei es ganz normal, nebenher irgendwelche Abenteuer zu erleben. Er betete ja auch zu Maria und ging zur Beichte. Ich war diejenige, die ihn allein durch meine Gegenwart verführte. Mir ist noch genau in Erinnerung – weil ich lange darüber nachdachte –, wie er einmal nach der Beichte sagte, wir müssten uns jetzt schnell trennen und könnten uns heute nicht länger sehen, sonst wäre es ihm nicht möglich, sich zu beherrschen. Das wolle er nicht, denn er habe doch gerade gebeichtet. Es war also allein meine Gegenwart, meine Person, die ihn dazu verführte. Er hatte ja durch die Beichte alle guten Vorsätze gezeigt, aber ich war diejenige, die ihn davon abbrachte. Das habe ich über lange Zeit genauso gesehen und glaubte wirklich, im Mann und besonders bei Künstlern sei dieser Trieb zwar natürlicherweise angelegt, aber solange kein Mädchen da sei, das ihn dazu bringe, passiere auch nichts. Also hatte ich eine große Schuld auf mich geladen und musste zur Strafe dafür mit all den schrecklichen Erlebnissen büßen.

Hanna versteht mich: »Es ist also das alte Motiv der Kirche: Die Frau verführt nur durch ihre Gegenwart oder durch ihr »Frau-Sein« und trägt damit klar die Alleinschuld.« Natürlich, genau das habe ich damals so verinnerlicht, dass es mir völlig selbstverständlich erschien. Deshalb dauerte es ja so lange, diesen teuflischen Mechanismus wieder freizulegen und mir bewusst zu machen. Seltsam, denke ich, immer wieder fällt mir ein Stein vom Herzen, wenn ich so über die Schuldfrage sprechen kann.

Erst sehr viel später kam ein Satz aus meiner Erinnerung hoch: »Ich will zu dir kommen.« Der Musiklehrer hatte mich dazu gebracht, diesen Satz immer dann zu sagen, wenn er wollte, sozusagen als Auftakt für seine perversen Wünsche. Mit dieser Umkehrung des Wollens wurde mir gleichzeitig auf sehr heimtückische Art die Schuld zugeschoben – und ich habe es nicht einmal gemerkt.

Absolute Kontrolle und Gehorsam

Später kamen wir dann auf die Rolle des Therapeuten zu sprechen. Er rückte meine Erinnerungen und Gedanken durch geschickte Fragen und Bemerkungen zurecht. Wie oft habe ich dadurch erst die Zusammenhänge gesehen und wusste, in welcher Richtung ich weitersuchen musste, etwa: »Wie lebte ich damals? Wie habe ich den Tag verbracht? Was habe ich damals unternommen? Es war doch meine Teenagerzeit!«

Heute würde ich sagen, dass die Jahre, in denen ich zu einem jungen Mädchen heranwuchs, ziemlich trostlos verliefen. Meine Eltern und ich waren gerade in einen anderen Stadtteil gezogen. Also hatte ich hier noch kaum Bekannte. Deshalb fiel es dem Musiklehrer nicht besonders schwer, mich in eine Isolation hineinzubringen und mich bald völlig unter Kontrolle zu halten. Heute empfände ich es als unnormal, wenn ein junges Mädchen so lebte wie ich damals. Meine einzigen Freizeitvergnügungen waren neben der kirchlichen Jugendgruppe Lesen, klassische Musik hören, Klavier und Orgel spielen. Treffen mit Gleichaltrigen zu gemeinsamen Kinobesuchen oder gar Tanzveranstaltungen gab es nicht. Welche Vereinsamung! Und meine Eltern sind nie auf die Idee gekommen, dass ein solches »Jungmädchenleben« nicht normal sein könne. Das verstehe ich heute überhaupt nicht mehr.

Ich habe mir auf jeden Fall schon ziemlich bald während der Therapie dazu Gedanken gemacht, um mein Verhalten zu ergründen.

21. März 1993

Irgendwann begann die Zeit, in der ich vollkommen unter der Kontrolle des Musiklehrers stand. Alles, was ich machte, wurde genau unter die Lupe genommen und beeinflusst. Auf jeden Fall war es während meiner Lehrzeit so. Die jüngsten Lehrlinge mussten immer einkaufen. In unserem Architekturbüro gab es drei Lehrlinge, die, wochenweise eingeteilt, jeden Vormittag einmal mit dem Fahrrad in die Stadt fuhren. Immer wenn ich an der Reihe war, musste ich an seiner Schule vorbeifahren und mich von hinten unbemerkt in das Gebäude schleichen. Der Musiksaal lag unten am Ende des Flurs, direkt an einer Seitentür. Auf ein verabredetes Klopfzeichen kam er an die Klassentür. Ich weiß nicht mehr, was dort stattfand. Aber ich fuhr immer dort vorbei. So konnte mein Tun von ihm kontrolliert werden.

Nach der Arbeit musste ich in der Nähe seines Hauses mit dem Fahrrad anhalten – um kontrolliert zu werden. Da er an einer Straßenecke wohnte, konnte er mich über eine Querstraße und eine Grünanlage hinweg in etwa 200 m Entfernung stehen sehen. Es war verabredet, dass ich dort kurz anhielt, damit er mich sah. Dann fuhr ich weiter zur Kapelle zum Orgel üben. Manchmal tauchte er anschließend auch dort auf. Vielleicht wieder, um mich zu kontrollieren?

Er fragte mich genau aus, vor allen Dingen über das Verhalten der Kollegen uns Mädchen gegenüber. Zunächst ist mir nichts Besonderes dabei aufgefallen. Aber als eines Tages ein neuer Bauingenieur bei uns anfing, erschien mir die Sache seltsam und unangenehm. Dieser junge Mann war mir ausgesprochen unsympathisch. Aber ausgerechnet bei dem vermutete der Musiklehrer etwas. Er fing an, ganz allgemein über die »Schlechtigkeiten« der jungen Männer zu sprechen. Hinter jeder Äußerung oder Geste, und wenn es nur ein Händedruck bei der Begrüßung war, vermutete er irgendwelche Hintergedanken, die eindeutig in eine sexuelle Richtung zielten. Ich kann mich noch an das unangenehme Gefühl erinnern, das ich dabei empfand. Einerseits konnte ich diese Gedanken nicht nachvollziehen, und andererseits war ich mir nicht sicher, ob er vielleicht doch recht damit hatte. Eigene Erfahrungen mit jungen Männern hatte ich ja nicht. Davon wurde ich auch auf diese Weise systematisch ferngehalten.

Ein anderes Beispiele für diesen bedingungslosen Gehorsam sogar in Nebensächlichkeiten: Als mir die Mandeln herausoperiert wurden, empfahl man mir, zur Abschwellung im Hals, Eis zu essen. Aber er empfand kaltes Eis als ungesund. Eines Tages besuchte er mich, und ich musste eine riesige Portion Sahne essen, die er mir statt Eis mitgebracht hatte. Sahne schmeckt mir zwar auf Kuchen, aber eine so große Menge fetter Sahne allein zu essen, war ausgesprochen widerlich. Doch ich habe es, ohne zu murren, getan.

In dieser Zeit kleidete ich mich auch so, wie er es wollte, nämlich keusch, züchtig und sehr altmodisch. Ein etwas kürzerer Rock oder ein tieferer Ausschnitt weckten nur die Begierden anderer Männer – so erklärte er jedenfalls. Damals bin ich nicht einmal in die Badeanstalt gegangen, obwohl ich für mein Leben gern schwimme. Sich im Badeanzug zeigen, wäre der Gipfel der Unkeuschheit gewesen!

Heute denke ich, er betrachtete mich irgendwann als seinen absoluten Besitz. Ich war einfach nur zu einem seelenlosen Gegenstand degradiert, den man benutzen und wegwerfen kann.

Eine andere widerwärtige Art der Beeinflussung waren seine Geschenke. Ich bekam zwar nicht häufig etwas geschenkt, aber wenn, dann verband er damit sehr subtil seine Absichten.

23. März 1994

Geschenk im März 1956: »Mozart auf der Reise nach Prag« von Eduard Möricke. Dieses Buch diente als Aufhänger für Gespräche, in denen er mir klarmachte, Mozart habe sehr viele Frauen gehabt, weil das für einen Musiker normal sei.

Die folgenden Geschenke habe ich zwei Jahre später bekommen; sie waren im Grunde böse gemeint. Der Musiklehrer ahnte vielleicht, dass ich mich von ihm lösen wollte. Er versuchte aber mit aller Gewalt, mich zu halten.

Januar 1958 – eine Schallplatte mit einer Romanze von Max Bruch, die ich noch heute besitze. In seiner Schrift stand etwas auf dem Titelaufkleber. Nur drei Buchstaben sind geblieben. Es handelt sich um die Anfangsbuchstaben eines Namens. Sie bezeichnen einen Musikstudenten, den ich in einer kirchlichen Jugendfreizeit kennengelernt hatte. Wir Mädchen schwärmten alle unheimlich für ihn. Später begegnete ich ihm einige Male zufällig im Konservatorium. Das war alles, also nur ein Schwarm aus der Ferne. Aber diese Schallplatte sollte als bohrende Erinnerung dienen, so etwas nie wieder zu machen.

Februar 1958 – »Das Jazzbuch«. Zwischendurch habe ich, was die Musik angeht, ihm widersprechende Meinungen und Interessen geäußert. Ich wollte etwas über Jazz wissen. Dieses Buch sollte mich ständig daran erinnern, dass Jazz »Negermusik« sei, die man nicht hört. Und ich weiß, dass ich dieses Buch dann nur der Allgemeinbildung wegen gelesen habe, den Jazz aber als unreine Musik – so nannte er es auch – ablehnte.

»Das war ja nicht nur Kontrolle«, meint Hanna, »sondern völlige Beeinflussung deines Lebens – ein absolutes Formen, so wie er dich haben wollte!« Ja, ich war ihm völlig hörig. Vor dieser unheimlichen Tatsache stehe ich auch heute noch fassungslos und frage mich, wie konnte ein Mann diese schreckliche Macht über mich gewinnen? Immer wieder versuchte ich, dahinter zu kommen und mich wie besessen mit meiner Vergangenheit zu beschäftigen. Dabei bin ich auf die Kritik eines seiner Chorkonzerte aus der damaligen Zeit gestoßen, die mich in meinen Gedanken und Erinnerungen ein wenig weiterbrachte.

20. Mai 1993

In einer Zeitungskritik der damaligen Zeit wird seine Chorleitung wird »eigenwillig zwingend im besten Sinn« genannt. »Er suggeriert Sängern und Sängerinnen in verblüffend feiner Weise, in eindringlichem Maß der Übertragung die ihm innewohnenden Vollmusikalität. Die Sängerschar demonstrierte quasi singenderweise sein Eigenerlebnis. Man sah allen die beglückende Lust an, unter ihm konzertieren zu dürfen und so auch Künstler wie er sein zu dürfen.«

Plötzlich wusste ich wieder, woher dieses Suggerieren kam. Es waren seine Hände. Mit ihnen konnte er die feinsten Nuancen aus dem Chor herausholen. Wir waren auf seine Hände fixiert, mit denen er das Instrument Chor genial spielte – Hände, die, wie ich es fragmentarisch in Erinnerung hatte, bei einem Konzert aus dem dunklen Anzug mit den weißen Manschetten heraussahen und dirigierten. Sie brachten einerseits seine phantastische Chorleitung zustande, haben mir aber andererseits unendlich weh getan.

So wie er dem Chor positiv seine Idee von Musik suggerierte, hat er mich auf diabolische Weise beeinflusst und beherrscht, mich in der Hand gehabt. Das Schlimme, das mir erst jetzt bewusst wird, ist, dass mir dadurch so viel Freude 35 Jahre lang verloren gegangen ist. Heute habe ich einmal über seine Auswirkungen in Bezug auf die Musik nachgedacht. Hier hat er mir »sein Eigenerlebnis«, wie es in der Kritik heißt, so nachhaltig suggeriert, dass für mich die wahre Musik bis jetzt mit der Romantik aufhört. Ich will nicht sagen, dass ich diese Musik nicht mehr schön finde oder sie mir in den vergangenen Jahren keine Freude bereitet hat, aber sie stellt doch nur eine Seite der Musik dar. Hierbei ist man ziemlich starr an Vorgegebenes gebunden und hat wenig Raum, eigene Ideen einzubringen. Das denke ich mir in der Jazzmusik, die mich im Moment so sehr reizt, ganz anders. Ich glaube, es hätte mir sehr viel Freude gemacht, selbst kreativ zu sein, einen eigenen Teil von mir einzubringen.

Hanna schüttelt den Kopf. »Warst du damals verzweifelt! Gott sei Dank gibt es heute diese Lebensfreude wieder in dir. Und jetzt lass uns etwas von dieser Lebensfreude genießen! Wir machen einen Stadtbummel.«

Ja, es ist richtig, die Erinnerungen für eine Zeit zu unterbrechen. Ich schöpfe zwar Kraft daraus, einer Freundin das Schreckliche noch einmal zu erzählen, doch andererseits besteht auch die Gefahr, wieder in diese Verzweiflung hinein zu geraten. Aber mich hat ja das Leben wieder, und das möchte ich auch genießen. Es wird ein lustiger Stadtbummel. Wir können uns nicht nur über Ernstes unterhalten, sondern auch ausgelassen sein und herzlich lachen.

Schreckliche Erlebnisse

Mir war schon lange klar, dass in der Kapelle, in der der Musiklehrer mir Orgelunterricht erteilte, noch irgendetwas passiert sein musste. Dunkel breitete sich in mir das Gefühl aus, es sei etwas Schreckliches damit verbunden. Aber andererseits in einem Gotteshaus – nein, das konnte unmöglich sein! Dieser Musiklehrer gab doch vor, ein besonderer Christ zu sein. Die Gedanken ordneten sich einfach nicht. Ich konnte kein Licht hineinbringen. Trotzdem wollte ich es genau wissen, auch wenn die Wahrheit noch so schrecklich aussehen würde.

Da kam mir der Besuch des St. Petersburger Kammerchores zur Hilfe. Nina, mit der ich ja befreundet bin, sang in diesem Chor und wohnte während der Konzertreise bei uns.

5. Juli 1993

Die Konzerte des St. Petersburger Kammerchores sind vorbei. Ich habe fünf von ihnen besucht. Schon gleich zu Anfang nahm ich mir vor, den Professor beim Dirigieren genau zu beobachten. Bei drei Konzerten saß ich in der ersten Reihe, um seine Hände direkt zu sehen – dirigierende Hände, die für mich eine besondere Erinnerung darstellten. Ich wusste, es kann nicht nur die übertragene Bedeutung des »In-der-Hand-Habens« bedeuten, dahinter muss auch ein konkreter Sinn stecken. Zunächst hatte ich den Eindruck, in mir sträubt sich etwas dagegen. Ich wollte es mit aller Gewalt ergründen, aber irgendetwas in mir wehrte sich, ohne dass ich dagegen ankam. Es war, als ob ich mit einem Unbekannten in mir ringe.

Aber beim Abschlusskonzert hatte ich es plötzlich: Der Professor dirigiert oft mit einer oder beiden Handflächen nach oben gerichtet, aber leicht nach unten gewölbt, die Fingerspitzen aufgerichtet. Es ist, als ob er so mit den Fingern den phantastischen Gesang in besonderen Nuancen aus den Sängern herausholt. Da war es! So hat er damals die Finger von unten in mich hineingebohrt, mich verletzt und mir Schmerzen zugefügt. Ich saß auf der Kante der Orgelbank in der Kapelle. Das wurde mir mitten im Konzert klar – ein schrecklicher Gedankenblitz! Jetzt saß ich da, mir wurde plötzlich übel, und ich spürte wieder den Druck in meiner Brust. Es war Angst, entsetzliche Angst!

Aber immer wieder kam der Gedanke, nicht mehr daran denken, verdrängen! Die verschiedensten Ideen schossen blitzartig wirr durch meinen Kopf: Diese wunderschönen liturgische Gesänge der russisch orthodoxen Kirche erklingen hier, und gleichzeitig kann etwas so Schreckliches in einer Kirche passieren! Zufällig war ich an diesem Abend fast ganz weiß gekleidet und dachte, weiß ist die Farbe der Unschuld, der Reinheit, aber ich habe etwas so Ungeheuerliches in einer Kirche wie dieser getan. Irgendwann schaffte ich es dann, die Gedanken daran wegzudrängen, aber dennoch konnte ich dem Konzert nicht mehr aufmerksam folgen. Mir erschien alles nur noch furchtbar.

Dann dauerte es drei Tage, bis ich mich wieder auf diese Situation konzentrieren konnte. Obwohl ich das auch vorher versucht hatte, wollte es doch nicht gelingen. Ich weiß wieder genau, damals auf der Empore der Kapelle – dazu gab es nur den Zugang von oben über den Flur des Altenheimes. Diese Tür konnte man von innen abschließen. Ich erinnere mich, dass er einmal von zu Haus mehrere Schlüssel mitbrachte und sie ausprobierte, bis er einen gefunden hatte, der passte. Es handelte sich um ein einfaches, altes Schloss. Und jetzt war ich eingeschlossen – in der Falle – gelähmt vor Schreck und Angst. Hätte ich schreien können?

Ja, hier hat er es gemacht. Dabei geriet er immer mehr in Erregung. Schließlich erschien er mir wie ein wildes Tier, so als sei er nicht mehr Herr seiner Sinne – nur noch von Trieben geleitet. Er erklärte mir auch später, dass er sich nicht dagegen wehren könne. Es sei nun einmal so in ihm. Außerdem ginge er ja auch zur Beichte, dann seien seine Sünden vergessen. Etwas so Ungeheuerliches lässt sich nicht beschreiben. Ich habe mich nicht dagegen gewehrt, obwohl ich es als abstoßend empfand und völlig verzweifelt war, aber ich wusste einfach nicht wie – gelähmt vor Schreck und Angst. Schon damals versuchte ich, alles zu verdrängen und möglichst nicht weiter darüber nachzudenken.

Danach war es für ihn so, als sei nichts geschehen. Er schloss die Tür wieder auf, und es fand so etwas wie ein normaler Musikunterricht oder ein Gespräch über seine religiöse »Philosophie« statt. Ich empfand es damals als mein größtes Verbrechen, mitgemacht zu haben, und zwar deshalb, weil es in der Kirche stattfand. Wie konnte er anschließend so ruhig zur Normalität übergehen?

14. Juli 1993

Ich habe über meine damalige Stimmung nachgedacht und konnte mich wieder hineinversetzen, wie ich mich in der Kirche fühlte, nämlich wie ein kleines Kind, das hilflos einem Erwachsenen und seiner körperlichen Züchtigung ausgesetzt ist. Anschließend freut sich das Kind noch, wenn der Erwachsene wieder freundlich wird. Es fiel mir auch ein anderer Vergleich ein: Ich war wie ein Hund, der von seinem Herrn getreten und geschunden wird, der aber anschließend vor Freude mit dem Schwanz wedelt, wenn das Herrchen wieder gut ist. Genauso war ich erleichtert, wenn das Schreckliche vorbei war und der Musiklehrer wieder freundlich schien, so als sei nichts geschehen.

Ich versuchte zwar, mich wieder in die Stimmung von damals zu versetzen, aber die Bilder der abartigen Vorgänge in der Kirche verblassten immer mehr in meiner Erinnerung, bis sie schließlich ganz verschwunden waren. Etwas so Seltsames habe ich noch nie erlebt. Jetzt kann ich mich absolut nicht mehr an die Vorgänge in der Kirche erinnern. Ich weiß zwar, was ich erzählt und aufgeschrieben habe, aber es ist so, als habe ich das nicht wirklich erlebt. Die Vorstellung davon ist weg. Es kommt mir vor, als würde ich langsam irre. Aber ich muss es wirklich erlebt haben, denn immer noch spüre ich deutlich die körperlichen Schmerzen, die Angst und die Hilflosigkeit.

An diesem und am folgenden Tag hat es mich fast zur Verzweiflung gebracht, die Erinnerung wieder völlig verloren zu haben. Heute fuhren Siegfried und ich hintereinander mit dem Fahrrad durch den Wald. Dabei habe ich die Lieder gesummt, die mir aus der damaligen Zeit in Erinnerung waren, und dazu mit einer Hand dirigiert. Ich wollte die Erinnerung wieder herzwingen durch die so bedeutungsvoll nach oben gerichtete Hand, aber das ging nicht. Dabei schmerzte mir immer wieder der gesamte Brustkorb. Manchmal konnte ich kaum Luft holen. Es waren Beklemmungen – ein Gefühl furchtbarer Angst. Dr. P. hatte gesagt, ich brauche keine Angst mehr vor dem Musiklehrer zu haben. Doch dieser Gedanke half mir überhaupt nicht. Die Angst war übermächtig – ich konnte sie nicht überwinden. Immer tiefer geriet ich in die Stimmung hinein, ihm wieder hilflos ausgeliefert zu sein, und glaubte, sein Einfluss reiche bis heute. Kann ich ihm denn nie entkommen?

Wie gut, dass Siegfried da war! Es strömte nur so aus mir heraus. Ich musste ihm alles erzählen. Dann begann ein hemmungsloses Weinen und Schluchzen. Aber er gab mir wieder Zuversicht. Einfach durch seine körperliche Nähe, seine Umarmung und sein Streicheln schuf er die Grundlage für eine neue Ruhe in mir. Siegfried war jetzt schon sicherer im Umgang mit meiner Not geworden und sagte: »Ich helfe dir. Wir werden das gemeinsam schaffen.« Ja, gemeinsam, das war es. Ich wusste, darauf konnte ich mich verlassen. Zu dieser Zeit hat er auch wieder etwas in mein Tagebuch geschrieben.

Mein Mann:

Bis zu diesem Zeitpunkt war ich extrem unsicher im Umgang mit Deinem Problem. Wenn Du dieses hemmungslose, aber auch befreiende Weinen bekamst, habe ich Dich nur in den Arm genommen und wie ein kleines Mädchen, das Kummer und Weltschmerz verdauen musste, gestreichelt und getröstet. Diese bodenlose Perversität jedoch, von der Du mir jetzt berichtetest, löste in mir einerseits Wut aber gleichzeitig das Bedürfnis aus, mich nun auch verbal zu äußern. Jetzt wusste ich plötzlich, dass meine eigene Hilflosigkeit im sprachlichen Bereich überwunden war. Ich wollte Dir nicht nur im Emotionalen helfen, sondern klar machen, dass Dein Problem jetzt auch zu meinem geworden ist und wir es gemeinsam lösen würden.

Bis jetzt hatte ich nur reagiert, versucht, Deine Traurigkeit zu überwinden, Dich in den Arm zu nehmen, zu streicheln, zu trösten. Es war ja nicht Schicksal oder göttliche Fügung, die Deinen Zustand hervorgerufen hatte, sondern das Verbrechen eines Mannes, der wusste, was er tat. Die Verbrecher schützt das Gesetz vor der Rache der Opfer – doch wer schützt die Opfer? Wer hilft den Opfern, wenn nicht einmal die Mittel des Gesetzes greifen können, aus welchen Gründen auch immer?

Zur emotionalen Hilfe sollte nun die verbale und gedankliche Auseinandersetzung kommen. Ich sprach Dich jetzt auch manchmal von mir aus an, wenn ich merkte, wie Du Dich wieder quältest. Oft wusstest Du darauf keine Antwort, sondern konntest mir nur sagen, dass Du wieder Schmerzen in der Brust hattest oder depressiv warst. Aber manchmal auf langen Spaziergängen erzähltest Du mir, was passiert war, wie Du es empfunden hast, welche Schuldgefühle Dir implantiert worden waren. Ich versuchte, Dir zu erklären, dass es einem Mann mit einem so riesigen Erfahrungsvorsprung, ausgestattet mit derartigen kriminellen Energien, leicht fallen müsse, Deine Unerfahrenheit, Gutgläubigkeit, Gläubigkeit, Deine Liebe zur Musik und die Jungmädchenschwärmerei für diesen »Künstler« auszunützen, um Dich hörig zu machen. Seine größte Schweinerei war aber, dass er Dir auch noch die Verantwortung für seine Handlungen übertrug und Du bis zu diesem Zeitpunkt eine Mitschuld spürtest. Dieses Gefühl der Mitschuld wollte ich Dir nehmen.

Ich blättere in meinem Tagebuch weiter. all das Unvorstellbare hatte mich so tief aufgewühlt und erneut verletzt, dass mein Körper ein halbes Jahr brauchte, bis er diese Erinnerungen wieder aufnehmen konnte, um sie dann weiter zu verarbeiten. Der Prozess ließ sich nicht mit dem Verstand steuern.

5. Januar 1994

Im Moment komme ich mir vor, als ob alles wieder von vorn losgeht – nur auf einer anderen Ebene. Es ist so, als habe sich mein Körper eine Erholungspause gegönnt, eine Auszeit genommen, und zwar einfach an mir vorbei, ohne mich zu fragen oder mich davon in Kenntnis zu setzen.

Bei einem Stadtbummel schmerzte es wieder so, als sei mein Inneres eine große Wunde. Dann bekam ich urplötzlich schlimme Halsschmerzen. Mir wuchs der Hals zu. Ich konnte nur unter Schwierigkeiten schlucken und bekam kaum Luft. Es verfestigte sich der Eindruck, dass von der alten Geschichte noch etwas in mir steckt, das ich aber nicht herausbringen kann, weil sich mein Körper dagegen wehrt. Zu Haus bin ich dann ans Klavier gegangen, um wieder die Stücke zu spielen, die mich an diese furchtbare Zeit erinnern. Dabei wurde der Wundschmerz immer größer, und der Hals zog sich immer weiter zu. Manchmal hatte ich den Eindruck, jemand schnürt mir die Luft ab. Dann liefen die Tränen nur so herunter.

Nach und nach hellte sich meine Erinnerung auf. Ganz mühsam zog ich an den folgenden Tagen immer ein Stück mehr ans Tageslicht. Zunächst war es dieses Zittern in den Beinen, das ich wieder in den Oberschenkeln spürte. Sie zitterten nicht wirklich, aber dennoch fühlte ich es ganz deutlich. Das geht mir auch jetzt beim Schreiben wieder so. Dahinter steckt die furchtbare Angst, gleich könnte etwas Schreckliches passieren. Plötzlich wusste ich, es ist etwas Schreckliches passiert. Ich versetzte mich mit einer unheimlichen Kraft- und Willensanstrengung in diese Lage. Mir war klar, meine Beine müssen eine Rolle gespielt haben.

Es war dort ziemlich dunkel. Nur vor mir brannte ein Licht. Plötzlich saß ich da mit verkrampft zusammengepressten Beinen und Armen, die Hände zu Fäusten geballt in den Schoß gedrückt. Ich hatte meine Gliedmaßen so stark zusammengepresst, dass sie zitterten. Schluss – erst am nächsten Tag ging die Erinnerung weiter. Es war in der Kapelle, und zwar, als er die Schlüssel mitbrachte. Er probierte sie aus, und ich wusste genau, was folgen würde. Für mich waren Kirche und Glauben heilig. So etwas durfte nicht hier geschehen. Noch später fiel mir dann ein, dass er in einiger Entfer-

nung von mir im Halbdunkel stand und mich zu sich hin winkte. Ich habe ganz leise so etwas gesagt wie: »Nein, ich will nicht.« Meine Beine und Arme krampfte ich noch stärker zusammen. Dann ist er zu mir gekommen, hat sich hinter die Orgelbank gestellt und mich irgendwie heruntergezogen, indem er mit seiner Hand gegen meine Kehle drückte. Ich spüre es wieder genau. Es hat entsetzlich weh getan, und ich bekam kaum Luft. Ich weiß, dass ich weiter meine Beine zusammenpresste – dazwischen sollte er nicht kommen.

Danach ist ein Loch in meiner Erinnerung – wie es manchen Menschen nach einem schweren Unfall passiert. Schließlich finde ich mich wieder auf der Orgelbank mit herunterhängenden Armen und Beinen, den Oberkörper schlaff nach vorn gebeugt. Ich bin völlig kraft- und willenlos. Er erklärt mir, so als wolle er sich entschuldigen, das sei eben die übergroße Liebe zu mir, die ihn immer wieder überwältige und gegen die er sich nicht wehren könne. Für mich war Liebe damals die Operettenliebe, die ich aus Filmen kannte, aber auf keinen Fall dieses bestialische Verhalten – und jetzt auch noch in der Kirche, an einem für mich geheiligten Ort. Ich fühlte mich wie gebrochen. Er hatte mich gebrochen.

»Weißt Du, Hanna, ich hatte längst meinen Körper abgespalten, so, als sei ich vom Bauchnabel abwärts tot. Auf diese Weise konnte ich zumindest körperlich nichts von all den Perversitäten spüren. Doch die seelischen Qualen wurden von Tag zu Tag schlimmer. Immer tiefer geriet ich in dieses Verbrechen hinein und wusste keinen Ausweg. Wem hätte ich damals davon erzählen können? Meine Schuld war doch schon so groß! Ich litt weiter unter diesem furchtbaren, unmenschlichen Tyrannen. Manchmal kam mir der Gedanke: »Warum merkt das denn niemand? Warum hilft mir keiner?« –

Ich konnte nicht mehr weitererzählen, mir lag diese Zeit wieder wie ein Stein im Magen.

Der lange Prozess des Sich-Lösens

20. März 1993

Irgendwann später, trafen wir uns nicht mehr im Gartenhaus, sondern in einem alten Bunker am Bahndamm, denn die Nachbarn schienen aufmerksam geworden zu sein. Ein widerlicher Ort – schmutzig, weil Leute dort ihren Müll abluden – stinkend, weil andere dort ihre Notdurft verrichteten. Außerdem waren diese Treffen überhaupt nicht mehr mit den Gesprächen verbunden, die ich so sehr geliebt hatte. Jetzt ging es nur noch um seine schnelle Befriedigung. Ich musste im Stehen meinen Oberkörper nach vorn beugen, und er stand dabei hinter mir.

In dieser Zeit habe ich furchtbar gelitten. Er war nicht mehr der Mann, für den ich früher schwärmte, denn jetzt war mir bewusst, dass er mich nur für seine Zwecke benutzte, dass diese kurzen Zusammenkünfte nur für ihn da waren. Ich fühlte mich tief verletzt.

Einmal musste ich ihn dort oral befriedigen. Bis dahin wusste ich gar nicht, dass es so etwas gibt. Zum ersten Mal wehrte ich mich. Doch er hat mich gezwungen. Ich kann mich genau erinnern, wie er meinen Kopf mit Gewalt festhielt und ihn nach unten drückte. Das ist auch heute noch eine sehr schmerzliche Erinnerung. Ich glaube, von diesem Zeitpunkt an war für mich das große schwärmerische Verhältnis zu ihm endgültig zerstört.

Jetzt begann eine unendlich lange, quälende Zeit, in der ich es nicht schaffte, mich endgültig von ihm zu lösen.

Hanna schüttelt den Kopf: »Ein schmutziger Ort für ein schmutziges Verbrechen!« Ja, aber trotzdem war ich noch über eine lange Zeit zu hilflos und völlig machtlos, mich endgültig von ihm zu trennen.

21. März 1993

Der Musiklehrer erklärte einmal, wenn ich ihn verließe, nähme er sich das Leben. Dann gäbe es nämlich keinen Menschen mehr auf der Welt, der ihn verstehe. Dann sei für ihn das Leben wertlos.

Irgendetwas ist auch wirklich passiert. In einer Zeit, als seine Frau verreist war, bekam ich im Architekturbüro einen Anruf vom Krankenhaus. Man teilte mir mit, dass er dort eingeliefert worden sei, und ich solle ihn besuchen. Ich erinnere mich jetzt wieder daran und an die Angst, die ich damals ausgestanden habe, denn kurz vorher sprach er davon, sich das Leben zu nehmen. Ich weiß auch wieder, mit welch bangen Gefühlen und welchem Herzklopfen ich dort die Treppe hochgegangen bin. Das war schrecklich!

Er lag allein im Zimmer in wirklich schlimmem Zustand – nicht gewaschen, unrasiert – und sah völlig verwahrlost aus. Was genau geschehen war, weiß ich nicht, nur, dass er mir dafür die Schuld gab und ich ein entsetzlich schlechtes Gewissen hatte. Diese Situation, in der ich mich außerdem noch von seinem verwahrlosten

Äußeren angeekelt fühlte, hat er ausgenutzt und mich ein zweites Mal zum oralen Verkehr gezwungen. Er lag im Bett, hat meinen Kopf heruntergedrückt und mich an den Haaren festgehalten. Ich empfand nur noch Abscheu und Ekel. Vor Angst und Grauen war ich wie gelähmt und wagte es nicht, mich zu wehren – eine furchtbare Erinnerung!

Die Drohung, sich umzubringen, wenn ich Schluss machte, wurde später durch eine neue Drohung ersetzt. Er sagte, ohne mich könne er nicht mehr leben, dann müsse er irre werden. Mir war sein Zustand im Krankenhaus schon so vorgekommen, als sei er nicht mehr ganz normal. Danach begann die lange Zeit, in der er mich ständig mit dem Fahrrad verfolgte und einen sehr wirren Eindruck machte. Jetzt fühlte ich mich mehr und mehr schuldig. Diese Schuld hat er durch Gespräche immer weiter vertieft. Ich sah das jetzt so: Zuerst hatte ich alles mitgemacht. Nun wollte ich ihn plötzlich fallenlassen und damit in die Verdammnis stürzen. Das konnte ich nicht! Vor diesem Gedanken gab es kein Entrinnen mehr.

Ich erinnere mich an diese Zeit, Gedankenblitze durchfahren mich: Niemals mehr ein Entrinnen? Ich zerbrach mir den Kopf – Kopfzerbrechen – Kopfschmerzen – Angst – Druck in der Brust. Wie kann ich da herauskommen?

Ich ging nicht mehr darauf ein, mich mit ihm allein zu treffen. Aber er tauchte unerwartet immer wieder irgendwo auf, denn über meinen Tagesablauf war er genau orientiert, etwa wann ich Feierabend hatte und wohin ich dann ging. Plötzlich stand er hinter einer Ecke oder einem Baum, und ich sah ihn wieder. Das bereitete mir Angst, es war bedrohlich, mein Kopf schmerzte. Genau in dieser Zeit begannen die Kopfschmerzen, die 35 Jahre lang immer wieder auftauchen sollten.

Schließlich nahmen diese unheimlichen Verfolgungen zu. Mehr und mehr machte er dabei den Eindruck, irre zu sein. Er tauchte immer plötzlich irgendwo auf und verfolgte mich quer durch die Stadt – egal wohin ich fuhr. Manchmal nahm ich extra irgendwelche Umwege, weil ich dachte, ihn dann abzuschütteln. Wenn ich vom Fahrrad abstieg und wartete, blieb er in einiger Entfernung stehen, sah mich mit wirrem Gesichtsausdruck an oder schüttelte auch nur sehr traurig den Kopf. Manchmal fuhr er bis zu mir, um mir etwas zu sagen. Einmal meinte er: »Der Mohr hat seine Schuldigkeit getan, der Mohr kann gehen« und fuhr weiter. Ein anderes Mal sprach er davon, er fühle sich wie Bajazzo – nach außen hin fröhlich, aber im Innern sähe es furchtbar aus, und ich könne doch sehen, was ich angerichtet habe. Er wirkte tatsächlich furchterregend, verkommen und irre oder krank.

Dieser wahnwitzige Musiklehrer brachte es sogar fertig, bei einem Jungen aus der kirchlichen Jugendgruppe anzurufen. Manchmal ging ich zusammen mit ihm nach Haus, weil wir ein Stück gemeinsamen Weg hatten. Eines Tages erzählte mir dieser Junge, ein unbekannter Mann habe mit ihm telefoniert, um sich nach mir zu erkundigen und dabei ziemlich unsinniges Zeug geredet. Jetzt wurde meine Angst immer größer, diesen Musiklehrer nie mehr im Leben loszuwerden.

»Kannst Du Dir vorstellen, welche Höllenqualen das waren? Diese unheimliche Angst musste ich jeden Tag neu überstehen. Irgendwann habe ich es doch geschafft, mich von ihm zu lösen – endgültig zu lösen?«

Eines Tages nahm ich alle mystisch religiösen Schriften über Maria, über Heilige und Wunder, die ich jemals von ihm bekommen hatte, mit. Als er dann hinter mir herkam, bin ich plötzlich um eine Ecke gebogen und habe dort angehalten. Das konnte er nicht sehen. Ich tauchte unerwartet nach der Ecke direkt vor ihm auf.

Nun habe ich ihm alle Bücher vor die Füße geworfen und laut, wütend und recht ausfällig geschimpft. Dann setzte ich mich auf mein Fahrrad und fuhr los. Ich ließ ihn einfach stehen. So habe ich es jedenfalls in Erinnerung, ohne dass ich genau weiß, was ich gesagt habe. Plötzlich war die emotionale Bindung verschwunden, er tat mir nicht mehr leid, ich hatte kein schlechtes Gewissen mehr – aber nur für den Augenblick. Später kam mir der Gedanke, dass es doch nicht ganz richtig sei, ihn so fortzuschicken. Wenn es mit ihm ein schlechtes Ende nähme, sei ich schließlich dafür verantwortlich – also doch ein schlechtes Gewissen!

1. August 1993

Ich kann endlich die Angst, die mich immer wieder während der letzten Wochen befallen hat, einordnen. Das waren Erinnerungen der damaligen Zeit.

Heute kamen erneut die Bilder. Er tauchte auf und machte mir schreckliche Angst, denn seine Verfolgungen ließen nicht nach. Ich erinnerte mich jetzt wieder an eine Begebenheit, bei der er völlig durchnässt im Regen stand, sich nirgendwo unterstellte, sondern sich absichtlich nass regnen ließ. So gab er eine ziemlich traurige Gestalt ab – wie zum Vorwurf für mich: »Sieh her, das hast du aus mir gemacht!« Er versuchte immer wieder, mit mir ins Gespräch zu kommen. Manchmal stellte er plötzlich sein Fahrrad quer in den Weg, und ich musste absteigen. Seine psychische Situation verschlimmerte sich, und er machte mich für diesen desolaten Zustand verantwortlich. Ich fühlte mich wirklich schuldig. Ich hatte ja tatsächlich von mir aus Schluss gemacht, und diese Tatsache schien ihn völlig aus dem Gleis gebracht zu haben. Das versuchte ich zu verdrängen, aber er tauchte ständig wieder auf und erinnerte mich durch seine jammervolle Gestalt an meine Verantwortung dafür. Egal, wohin ich mit dem Fahrrad fuhr, ich lebte fortwährend in der Angst, ihm als lebendigen Vorwurf zu begegnen.

»Wirklich eine gemeine Art und Weise«, meint Hanna, »dir auch noch die Schuld zu geben.«

13. August 1993

Der Musiklehrer wollte unbedingt unsere Treffen neu beginnen. Schließlich bettelte er regelrecht darum, dass wir uns doch wenigstens hin und wieder sehen könnten. Mir tat er leid. Vor allen Dingen fühlte ich mich wirklich schuldig an seinem Zustand. Aber ich wollte seinem Drängen nicht nachgeben.

Dann erzählte er mir, dass er in eine psychiatrische Klinik müsse. Von da an habe ich nichts mehr von ihm gehört. Das war der endgültige Schluss – nur ging das nicht so einfach, wie es sich hier anhört. Er hat mir natürlich den Vorwurf gemacht: »So weit hast du es mit mir getrieben, dass ich jetzt in die Irrenanstalt muss. Dort werde ich nie wieder lebend herauskommen.« Und genauso sah ich das auch. Bis dahin wusste ich noch nichts über psychische Erkrankungen und deren Heilung. Ich kam mir vor wie eine Mörderin, so als hätte ich ihn als Person getötet. Panische Angst überfiel mich.

Oft lief ich voller Unruhe in meinem Zimmer hin und her, wie ein wildes Tier im Käfig. Dabei fühlte ich mich genau wie »Gretchen« in Goethes »Faust«. Ich hatte mich auf einen Mann eingelassen, ohne an die Folgen zu denken, und jetzt auch noch jemanden umgebracht – genau wie sie! In diesen Gedanken steigerte ich mich völlig hinein. Es war eine entsetzliche innere Unruhe in mir. Dabei bin ich nicht nur rastlos im Zimmer herumgewandert, sondern habe manchmal an der Tür gestanden und immer wieder mit dem Kopf dagegengehauen. Weil mein Zimmer oben lag, konnte das unten niemand hören. Und wenn es ganz schlimm wurde, bin ich in den Wald gegangen, der fast vor unserer Haustür lag. Diese Panik in meinem Inneren musste ich ganz allein mit mir abmachen, ich konnte doch mit niemandem darüber reden.

Außerdem hatte ich auch noch Angst, von den Ärzten des Krankenhauses entlarvt und gestellt zu werden. Ich befürchtete wirklich, von dort einen Anruf zu bekommen, und dass gar meine Eltern diesen Anruf entgegennahmen. Immer wieder musste ich nur daran denken, ihn getötet zu haben – in der Schule, im Freundeskreis, sogar beim Klavierspielen. Erst im Laufe einer längeren Zeit wurde ich ruhiger, als ich wirklich nichts mehr von ihm hörte.

Jetzt, wo ich diese panische Angst und Unruhe wieder genauso in mir spürte, musste ich Siegfried noch beim Kaffee trinken davon erzählte. Nur eine kurze Bemerkung von ihm ließ mich umdenken, und der ganze Spuk war vorüber. »Selbst wenn du ihn als Person getötet hast, hat er das denn nicht verdient?! Bedenke doch nur einmal, was er dir alles angetan hat.« Dadurch gerieten meine Gedanken auf eine völlig andere Bahn – ja, er hatte es wirklich verdient.

Die ganze Geschichte war damals wahrscheinlich an dem Punkt »er oder ich« angekommen. Er hätte vielleicht mein Leben wirklich zerstört. Dieser Gedanke ist für mich keine Genugtuung, und eigentlich will ich mich auch gar nicht rächen, aber dennoch hilft er mir. Immer, wenn in mir diese unbeschreibliche Angst und Unruhe wieder hochkommt – und sie taucht oft noch einmal auf, kann ich ruhig werden und wie von einer höheren, sicheren Warte aus denken: »Du schaffst mich nicht, im Gegenteil, ich habe dich geschafft!« Das hilft mir manchmal darüber hinweg.

Aber trotzdem kam dieses schreckliche Schuldgefühl, verbunden mit der Panik, in den folgenden Monaten immer wieder auf. Dann musste ich all diese schrecklichen Erinnerungen noch einmal durchmachen und mich auch wieder genauso verhalten. Dagegen konnte ich mich gar nicht wehren – es kam einfach von selbst.

28. Januar 1994

An manchen Tagen, wenn ich allein bin, ist es so, dass ich völlig unruhig im Zimmer rund gehe, und in mir hat nur ein Gedanke

Platz: »Wie komme ich da je wieder heraus?« Dabei werde ich immer hektischer. Manchmal trommele ich mit den Fäusten gegen die Wand. Ich weiß einfach nicht, wohin mit meiner Angst, und gerate in Panik. Es ist auch schon vorgekommen, dass ich vor der Wand stand und immer wieder die Stirn dagegen geschlagen habe. Genau das gleiche Verhalten hat es früher auch gegeben, als der Musiklehrer in die psychiatrische Klinik musste. Weil ich mich schuldig fühlte habe immer wieder gedacht: »Das wollte ich nicht!« Ich war damals einfach nicht fähig und bin es auch wohl auch heute noch nicht, zu denken, er hat mir so viel angetan, ich möchte ihn umbringen – oder zumindest ihm ins Gesicht spucken und ihn mit den unflätigsten Wörtern beschimpfen, ihn empfindlich in die Geschlechtsteile treten, ihn ernsthaft verletzen.

Eine Therapie – Hilfe oder Leiden?

Es gab Vorgänge, die mich erschüttert haben, oft auch in völlige Verzweiflung stürzten. Aber im nachhinein weiß ich, es war richtig so und auch unbedingt wichtig, die Emotionen von damals – Schmerz, Trauer und Angst – endlich zuzulassen. Sogar ein Teil der Pubertät war damals abgeblockt worden. Mir blieb gar nichts anderes übrig, als diese Entwicklung jetzt in meiner Erwachsenenwelt endlich nachzuholen.

So wie ich meinen Körper abspaltete, um die schrecklichen Dinge nicht zu spüren, habe ich auch alle damit zusammenhängenden Emotionen und Gedanken verdrängt. Das konnte natürlich nicht ohne Folgen für mein Leben bleiben, denn irgendwo hat mein Körper das Undenkbare unauslöschlich in sich gespeichert. Es ist leider nichts davon verloren gegangen. Ich konnte gar nicht anders, als alles wieder herauszuholen, um mich von den schlimmen Verletzungen zu befreien. Das ist wohl in jedem Fall nicht nur ein sehr schwieriger, sondern auch ein schmerzhafter Prozess, den ich nicht ohne die gezielt durchdachte Hilfe meines Therapeuten geschafft hätte.

In den ersten Therapiestunden stand allein das Erinnern der nackten Tatsachen im Vordergrund. Das war eine zeitaufreibende Tätigkeit, die vor allem viel Kraft kostete. Woche für Woche füllten sich die Gedächtnislücken weiter aus. Mir fiel immer ein Stück mehr ein, das ich erzählen konnte, und ich glaubte ganz naiv, wenn ich endlich – vielleicht nach einem halben Jahr – den letzten Erinnerungsbaustein erzählt hätte, sei die Therapie beendet und alles überwunden. Weit gefehlt!

Die körperlichen Schmerzen des Erinnerns

Zusammen mit den Erinnerungen musste ich furchtbare körperliche Schmerzen ertragen. Etwa acht Monate lang war mein Kopf fast ausschließlich mit den Erinnerungen an konkrete Erlebnisse beschäftigt. In ihm gab es kaum noch Raum für etwas anderes. Meine gesamte Energie und Kraft bot ich auf, möglichst alles Schreckliche aus dem Vergessen wieder herauszuholen. Ich glaubte, je schneller ich das schaffte, desto eher sei diese furchtbare Geschichte überwunden. Dabei setzte ich mich regelrecht einem Leistungszwang aus und fühlte mich enttäuscht und frustriert, wenn es einmal nach einer Woche in der Therapiestunde keine neuen Erinnerungen zu präsentieren gab. »Das ist schon ganz in Ordnung. Sie haben eine Menge geleistet. Mehr geht nicht.« beruhigte mich Dr. P. und fügte manchmal noch scherzhaft hinzu: »Sie liegen völlig in der Zeit.«

Ich wollte ihm ja glauben, aber in mir lief etwas ganz anderes ab – etwas, worauf mein Verstand nicht den geringsten Einfluss hatte, nämlich die furchtbaren Schmerzen, die möglichst schnell enden sollten. Sie quälten mich wochenlang Tag für Tag, Stunde um Stunde. Würde ich sie denn nie wieder los? Warum konnte ich mich nicht schneller erinnern? Ich wünschte mir nichts sehnlicher, als dass alle Erinnerungen plötzlich auf einen Schlag da wären. Vielleicht durch Hypnose? Aber das wagte ich nicht laut auszusprechen. Darauf wäre Dr. P. wohl auch nicht eingegangen. »Sie liegen wirklich in der Zeit. Mehr können Sie nicht verkraften.« Immer wieder brauchte ich seine Bestätigung. Wenn ich in mich hineinhorchte, musste ich zugeben, er hatte recht. Noch größere körperliche Schmerzen hätte ich gar nicht ausgehalten.

Zunächst ertrug ich sie, ohne überhaupt darüber zu reden. Sie füllten meinen gesamten Körper aus. Ich litt dumpf vor mich hin. Den ganzen Tag über, egal ob ich saß, mich bewegte, arbeitete, spürte ich sie. Mein Körper war mir eigentlich immer unwichtig gewesen. Damals hatte ich mir ja selbst beigebracht, ihn abzuspalten. Diese Schmerzen waren eben ganz einfach Schicksal – ich nahm sie hin. Außerdem musste ich wohl auch für diese große Schuld Buße tun.

30. März 1993

Ich vertiefte mich immer wieder in die Idee der Hände und in mein unangenehmes Gefühl dazu. Dabei verkrampfte ich meinen Unterkörper unbewusst so sehr, dass ich anschließend beim Aufstehen Unterleibsschmerzen spürte. Am Nachmittag, als sie sich noch verstärkten, erinnerte ich mich dann, solche Unterleibsschmerzen früher schon gehabt zu haben. Dabei fiel mir zwar noch immer nicht ein, was damals konkret geschehen war, aber ich wusste wieder, was ich gedacht hatte: Bei dem Musiklehrer quälte mich mein schlechtes Gewissen, und immer wieder traten die gleichen Bauchschmerzen auf. Ich glaubte, sie seien eine normale Folge des Geschlechtsverkehrs, die ich erdulden müsse – wohl auch als Strafe.

Ich konnte mich jetzt wieder genau in diese Lage versetzen, denn die Schmerzen hielten weiter an, ohne dass ich davon etwas sagen mochte. Es waren auch jetzt wieder heimliche Schmerzen – sozusagen als Strafe. Erst am nächsten Nachmittag habe ich darüber gesprochen und Siegfried alles erzählt. Es plagt mich zeitweise so schlimm, dass ich kaum auftreten kann. In den ersten zwei Nächten wurde ich auch bei jedem Umdrehen wach. Und immer wieder kam der Gedanke, ich muss es eben als Strafe erdulden.

»Wie sind die Schmerzen? Wie fühlen sie sich an?«, fragte Dr. P. Darüber hatte ich noch nicht nachgedacht – sie nur in die Ecke gedrängt und einfach erduldet. »Es fühlt sich wie ein Wundschmerz an, so als sei mein Inneres eine große offene Wunde – eine riesige Verletzung.« Seine verblüffende Antwort: »Ja, haben Sie denn nicht im Innern eine große Verletzung? Hat dieser Mann Sie denn nicht ganz tief verletzt?«

Er sagte das mit so viel Ernst und in einer solchen Eindringlichkeit, dass ich plötzlich wusste, genau das war es. Die Sprache drückt es ganz einfach aus. In mir ist tatsächlich alles wund, aber nicht, weil ich das bußfertig als Schicksal ertragen müsste, sondern weil dieser Musiklehrer mich verletzt hat. Genau diese Verletzung spürte ich jetzt, sie war es, die schmerzte.

Eine äußerliche Wunde wird gesäubert, mit Puder oder Creme behandelt und dann verbunden, um nicht durch äußere Einflüsse wieder neu verletzt zu werden. Der Körper besitzt so viel Selbstheilungskräfte, dass sie langsam wieder zuwächst und sich eine neue gesunde Haut darüber bildet.

Durch Dr. P. lernte ich, all diese körperlichen Dinge auf psychische Vorgänge zu übertragen. Auch meine Wunde musste zunächst gesäubert werden. Allen Schmutz, der damals hineingeraten war, wollte ich loswerden, mich an ihn erinnern und ihn laut aussprechen. Aber wie konnte dann diese Wunde behandelt werden? Dr. P. würde es schon machen! Ich hatte inzwischen absolutes Vertrauen zu ihm. Irgendwann würde auch meine Verletzung heilen.

Aber immer wieder brach die Wunde an irgendeiner Stelle auf, ohne dass ich auch nur den geringsten Einfluss darauf hatte, und dann war es plötzlich aus mit dem Vertrauen. Ich konnte ja meinen Körper nicht mehr einfach abspalten. Der Verstand arbeitete mit und erinnerte sich ganz deutlich an die Verletzung. Oft glaubte ich dann, nie wieder Ruhe zu finden, aber Dr. P. beruhigte mich: »Sie können die Verletzung zwar nicht ungeschehen machen, aber irgendwann werden Sie es schaffen, damit zu leben.«

Zum Jahreswechsel 1993/94 flogen wir nach Lissabon. In den Tagen vorher hatte ich mich gerade an den letzten Teil der unglaublichen Vorgänge in der Kirche erinnert. Die Erinnerung an diese tiefe Verletzung verfolgte mich lange, und wieder konnte ich nicht darüber sprechen.

6. Januar 1994

Am ersten Tag ging ich durch diese für mich neue Stadt, ohne viel davon aufzunehmen. Ständig quälte mich der Wundschmerz in der Brust, er hörte überhaupt nicht auf. Ständig »wuchs« mir der Hals regelrecht zu, das Schlucken und Lufthole fielen mir schwer. Und wieder war es so, dass ich nichts davon erzählen konnte. Erst als Siegfried abends von sich aus anfing, weil ihm meine Art, durch die Stadt zu eilen, missfiel, konnte ich erzählen und fühlte mich anschließend ziemlich erleichtert. Dann war auch endlich der Weg in mir frei, weiter über alles nachzudenken, auch wenn der Schmerz nicht nachließ.

Am nächsten Nachmittag wurde mir entsetzlich übel. Es ging bis zum Abend so, ohne dass dafür eine erkennbare Ursache bestand. Dabei hatte ich ständig den Wunsch, nun sollte doch bitte das ganz große Erbrechen kommen. Ich wollte allen Schmutz endlich und endgültig herauswürgen.

Das war eine ganz andere Art von Schmerzen, als ob mein Körper mir auf seine Art Botschaften sandte. Durch die Therapie lernte ich, immer besser in mich hineinzuhorchen und zu verstehen, was mein Körper mir sagen wollte.

Ein Körpersignal tritt bei mir sehr häufig auf. Ich kenne es seit meiner Kindheit genau, aber deuten konnte ich es bisher nicht. Gemeint sind die Halsschmerzen, die immer dann auftauchen, wenn ich reden möchte, es aber nicht kann. Manchmal handelt es sich um Dinge, die ich nicht aussprechen mag. Außerdem spüre ich hin und wieder auch deutlich, in mir gibt es etwas, von dem ich noch nichts weiß – eine Erinnerung, die nach draußen will. Diese psychischen Vorgänge lässt mich mein Körper deutlich fühlen: Dann ist die Kehle wie zugeschnürt. Es kommt nichts heraus. Hinunterschlucken geht auch nicht, denn ich kann gar nicht mehr richtig schlucken.

Immer wieder zeigten mir die Halsschmerzen, es müsse noch etwas herauskommen.

16. Januar 1994

Manchmal glaube ich, mich immer tiefer in eine Hysterie hineinzuspinnen. Vielleicht stimmt gar nicht alles so, wie ich mich zu erinnern glaube. Die wichtigsten Teile meiner Geschichte sind sicherlich richtig, aber das furchtbare Geschehen in der Kirche – oft sehe ich nur Bruchstücke vor mir, die z. T. dann auch wieder verschwinden. Bilde ich mir das nur ein? Kann ich mir selbst wirklich trauen? Nachdem ich so viele Jahre lang nichts davon wusste, ist das jetzt wirklich die Wahrheit?

Doch dann spüre ich es wieder ganz deutlich in den Beinen und krampfe sie zusammen. Ich merke, wie sich mein Hals zusammenschnürt, fühle die Halsschmerzen, die den ganzen Tag über anhalten und gerade jetzt beim Schreiben immer stärker werden. Aber es gibt ja sogar Scheinschwangerschaften, die ganz deutlich ausgeprägt sind. Vielleicht kann man sich dann auch in eine solche Geschichte derart hineinsteigern, dass deutlich körperliche Schmerzen zu spüren sind. Mir kommt es so vor, als ob mich meine eigenen Gedanken nur noch geißeln und foltern.

Aber nicht nur mein Halsweh, sondern alle möglichen Schmerzen verfolgten mich über eine sehr lange Zeit des Therapieprozesses.

16. Januar 1994

Fast jeden Tag spielt sich das gleiche ab. Morgens geht es noch. Egal ob ich zur Schule muss oder ob es ein Wochenende ist, ich wache zwar mit Halsschmerzen auf, aber denke, die Sache lässt sich ertragen. Ich kann dem Leben auch positive Seiten abgewinnen. Doch wenn es dann am Nachmittag anfängt, dämmerig zu werden, beginnt das furchtbare Brennen in der Brust. Und je später der Abend wird, desto unerträglicher quält es mich. Manchmal mag ich meine Haut gar nicht berühren, weil ich den Eindruck habe, in eine offene Wunde zu fassen. Dann wird auch meine Stimmung immer trüber und dunkler. Wann sind diese Wunden von damals endlich verheilt, damit sie mich nicht mehr so entsetzlich schmerzen?

Hier taucht schon ein anderes Körpersignal auf, das in meinen Tagebuchaufzeichnungen weitaus häufiger vorkommt. Das war der schreckliche Wundschmerz in meiner Brust, der mich manchmal kaum Luft holen ließ. Immer fühlte ich dabei eine tiefe Angst und Beklemmungen. Es schien wie ein Brennen, das bis zum Hals hochzog und manchmal richtige Herzstiche und Herzklopfen verursachte.

Das waren zwar die Schmerzen, die in den nächsten Monaten am häufigsten auftraten, aber erklären konnte ich sie mir nicht. Irgendwann fiel mir allerdings ein, dieses Gefühl zu kennen. Genau das hatte mich seit Jahren in allen bedrohlichen Situationen ergriffen. Zuerst fasste ich mir dann an die Brust und schließlich an die Kehle. In mir war eine Angst hochgestiegen, die mich kaum atmen ließ. Immer wieder versuchte ich, in mich hineinzuhorchen, um den Schlüssel dazu zu finden, aber es ging nicht. Ich war wie blockiert, und die angstvollen Schmerzen quälten mich weiter. Es musste auch damals viele Situationen gegeben haben, in denen ich furchtbare Angst spürte. Das alles erlebte ich jetzt noch einmal – über Monate hinweg.

27. Januar 1994

In mir brennt etwas, und ich habe den Eindruck, es wird immer stärker. Ich kann mich nicht dagegen wehren. Wenn morgens die Schule anfängt, denke ich, ein normaler Tag könne beginnen. Dann muss ich mich auf den Unterricht konzentrieren, und das klappt jetzt auch im allgemeinen. Aber ganz plötzlich, ich habe eine Freistunde oder gehe ohne eine bestimmte Aufgabe über den Flur, schon ist es wieder da, genau in dieser Reihenfolge. Zuerst kommt der Schmerz und dann der Gedanke: »Er verfolgt mich schon wieder!« Im Laufe des Nachmittags und vor allem am Abend wird es dann immer schlimmer. Ich versuche, mich abzulenken – manchmal sogar mit idiotischer Arbeit. Aber es hilft alles nichts. Mir scheint fast, der schreckliche Wundschmerz wird von Tag zu Tag stärker.

Es ist so, als ob mich dieses Brennen von innen zerfrisst. Ich stehe plötzlich neben mir, sehe mich in meinem Elend und fühle mich erschlagen. Dann bin ich gar nicht mehr ich selbst. Manchmal kann ich für einige Momente nicht mehr an einer Unterhaltung teilnehmen. In mir läuft ein anderer Film ab. Wann hört diese Verfolgung endlich auf? Es ist wie damals. Dieser Musiklehrer verfolgt mich ständig; ich werde ihn nicht los. Er taucht immer wieder irgendwo auf.

Über viele Monate beherrschte die brennende Angst meine Gefühle so sehr, dass sich die Gedanken gar nicht ordnen wollten. Erst Monate später fiel mir endlich der letzte Baustein der Erklärung ein. Ich steckte viel zu tief in meinen quälenden Gefühlen, als dass ich vorher die deutlichen Hinweise darauf überhaupt hätte registrieren können.

Dabei hatte ich gleich zu Anfang in der Therapie gelernt: »Was fällt Ihnen noch dazu ein? Welche Begriffe gehören dazu?« Aber ich konnte meine Erinnerungen nicht rational ordnen.

Mit der ersten Erklärung der »Beklemmung« war ich verbal schon dicht an der Wahrheit, und heute weiß ich, es handelt sich um eine panische Angst vor dem ausweglosen »Eingeklemmtsein« auf der Orgelbank. Also war ich in der Kapelle völlig eingeklemmt und konnte mich nicht befreien. Außerdem hatte er ja noch die Tür abgeschlossen.

Wenn der Musiklehrer mich später immer wieder mit dem Fahrrad verfolgte, konnte ich noch so oft versuchen, verschlungene Wege und Pfade zu finden, meine Situation schien absolut ausweglos. Ich war vollkommen eingeklemmt, wie in einer Falle, aus der es kein Befreien gibt. Welche abgrundtiefe Angst habe ich dann gefühlt!

Während der Therapie musste ich wieder und wieder genau diese Momente panischer Angst schmerzvoll nacherleben. Unentrinnbar hinter der Orgel eingeklemmt zu sein und genau zu wissen, gleich passiert etwas Schreckliches, das war damals wohl die schlimmste aller Verletzungen. Deshalb riss diese Angst in meiner Brust jetzt auch immer wieder die alten Wunden auf, die so furchtbar schmerzten und mich ängstigten.

Gefühle zulassen

Inzwischen ist die frühe Herbstdämmerung hereingebrochen. Wir sitzen mit unserem Tee bei einer Kerze und kommen in dieser wohligen Stimmung automatisch auf das Thema Gefühle zu sprechen.

»Zunächst habe ich die Gefühle, die zu den Erinnerungen gehörten, unbewusst gar nicht zugelassen. Das war mir offensichtlich noch unmöglich. Ich merkte überhaupt nicht, wie fremd die Erzählungen in den ersten Monaten der Therapie ausfielen, fast so, als ob ich über einen Film mit einer fremden Geschichte berichtete. Das war nicht wirklich ich, sondern eine andere Person, von der ich erzählte.«

20. März 1993

Was wirklich beim ersten Mal geschah, weiß ich nicht mehr. Ich kann mich schemenhaft an einige Vorgänge erinnern – und das auch nur unvollständig. Es ist so, als ob ich hinter ihm stehe und uns beiden zusehe, sozusagen auf der anderen Seite als Beobachterin. Das bin nicht wirklich ich, die da handelt. Und ich glaube, in meiner ver-

drängten Erinnerung war das auch so vorhanden, als ob eine andere das alles gemacht hat. Dabei kann ich mich nicht mehr an sein Gesicht, an seine Bewegungen oder seine Stimme erinnern.

Ich wusste wohl wieder, dass mich die ersten körperlichen Kontakte verunsichert hatten, ich Abscheu empfand und mich elend fühlte. Davon konnte ich jetzt zwar berichten, aber nur wie eine erschütterte Beobachterin der schrecklichen Geschehnisse. Die Gefühle von damals wieder neu für mich zuzulassen, schaffte ich über eine lange Zeit noch nicht.

Ganz deutlich erinnerte ich mich wieder, irgendwann den unteren Teil meines Körpers einfach abgeschaltet zu haben. »Darin bestand für Sie die einzige Möglichkeit, eine solche Verletzung überhaupt zu überstehen«, erklärte Dr. P.. Ich begriff für kurze Zeit, dass ich es wirklich war, von der hier erzählt wurde. Es handelte sich nicht um irgendeine oberflächliche Geschichte, sondern um eine sehr tiefe Verletzung, die wirklich mir geschehen war. Dann fühlte ich den Schmerz da drinnen ganz deutlich. Doch dieser Eindruck blieb zuerst immer nur für kurze Zeit, und schon wurde es wieder die scheinbar fremde Geschichte.

»Hast du das Erinnerte auch genau in diesem sachlichen Ton dem Therapeuten berichtet?«, wundert sich Hanna. Im Gegenteil! Bei einem Film kann man doch auch traurig das Geschehen verfolgen oder sogar Angst fühlen. Viele Therapiestunden lang musste ich immer wieder weinen, ohne mich dagegen wehren zu können. So manches Mal erstickten die Tränen meine Stimme. Ich stand dem unfassbaren Geschehen mit einer tiefen Trauer und vor allem hilflos gegenüber – nicht mittendrin. So weit ließ mein Körper mich noch nicht vordringen. Meine Gefühle stammten aus der Gegenwart – die aus der Vergangenheit konnten mein Inneres noch nicht erreichen. Ich fühlte zwar deutlich, dass mir hier etwas Entscheidendes fehlte, aber anders ging es einfach noch nicht.

Trotzdem brachten die Tränen mir eine große Erleichterung. Ich traute mich schon, die Gefühle der Trauer, der Hilflosigkeit, der Erschütterung zuzulassen. Das alles hatte ich so viele Jahre verdrängt. Es kam mir vor, wie eine über längere Zeit verstopfte Quelle, in der sich viel Dreck angesammelt hatte. Jetzt endlich konnten die Tränen frei fließen und allen Schmutz mit herausspülen.

»Sie müssen damals auch sehr hilflos und allein gewesen sein.« Damit hatte Dr. P. sicher recht. Immer wieder unterstützte er mich durch kurze Emotionsäußerungen, schüttelte manchmal fassungslos den Kopf oder gab mir ganz deutlich sein Gefühl der Traurigkeit, des Abscheus und dann auch der Wut zu erkennen. Und jedes Mal war es für mich wie ein Aufwachen. Ich fühlte wenigstens kurzfristig: »Das ist wirklich meine Geschichte – und es hat in der Tat so schrecklich weh getan. Ich bin es, die verletzt wurde.« Doch allein war es mir noch nicht möglich, an diese Gefühle heranzukommen, ich brauchte die behutsame Hilfe des Arztes.

Diese unendliche Trauer und Hilflosigkeit dem Geschehen von damals gegenüber überfiel mich nicht nur während der Therapiestunden. Wie oft habe ich einfach nur zu Haus gesessen und geweint, bin abends schluchzend ins Bett gegangen oder, von einer unendlichen Trauer erfasst, lautlos weinend eingeschlafen! Aber dennoch wollte ich mich mit aller Energie weiter daran erinnern.

Dazu bin ich sogar mit Siegfried nach Osnabrück gefahren, um die Stätten aufzusuchen, die früher so verhängnisvoll bedeutsam für mich waren. Ein schlimmer Tag! Aber er hat mir geholfen, weiterzukommen. Zunächst sind wir ganz sachlich von Ort zu Ort gefahren, dort herumgegangen und haben die Erinnerungen wirken lassen. Dabei erzählte ich, was mir wieder einfiel. Schließlich kamen wir dahin, wo ich es endlich geschafft hatte, diese widerwärtige Beziehung zu beenden. Erst hier kamen alle Emotionen dieses Tages auf einmal heraus.

3. Mai 1993

Jetzt stand ich wieder mit Herzklopfen und einem furchtbaren Gefühl der Angst an dieser Stelle und konnte mich genau erinnern. Hier habe ich ihm seine theologischen Bücher vor die Füße geworfen, kurz aber deutlich meine Meinung dazu gesagt und bin weggefahren. Auf jeden Fall war dann – wie bei einem Spuk – alles vorbei.

Es war gut, diesen Schluss noch einmal nachzuerleben. Trotzdem hat es mich so erschüttert, dass ich fassungslos schluchzen musste und das Gefühl hatte, mir versagten gleich die Knie. Siegfried nahm mich wortlos in die Arme und hielt mich fest. Wie froh war ich, jetzt einen mitfühlenden, liebenden Menschen bei mir zu haben! Ohne ihn hätte ich das gar nicht durchgehalten.

Auch hier erfüllte mich wieder nur die Fassungslosigkeit einem solchen Geschehen gegenüber – Gefühle der Gegenwart. Erst sehr viel später wurde mir klar, dass ich das Mädchen von damals mit all seinen Empfindungen in mir wiederfinden musste. Nur dann

– egal wie schrecklich es würde – ließe sich diese Verletzung wirklich überwinden. Aber mit meinem üblichen »Ich will!« konnte ich meinen Körper nicht kommandieren. Er war noch nicht so weit, diese Gefühle zu verkraften.

»Es scheint mir doch auch völlig klar zu sein«, ergänzt Hanna, »so schreckliche Gefühle aus der Vergangenheit kann niemand plötzlich und auf einmal über sich hereinbrechen lassen.«

Ja, es tut gut, sich mit einer verständnisvollen Freundin noch einmal über alles zu unterhalten. Mir ist, als streichele jemand behutsam und liebevoll meine Seele. Ich halte inne, um das in mich aufzusaugen. Erst nach einer kleinen Pause fahre ich fort.

Im ersten Teil meiner Therapie, seinem großen Auf und Ab, gab es Tage, an denen ich mir absolut im Weg stand, oder solche, an denen ich an mir selbst verzweifelte. So brachte ich eines Tages die Konzertkritik aus der damaligen Zeit mit in die Therapiestunde. Ich wollte zeigen, wie der Musiklehrer den Chor geleitet hatte, und damit erklären: Genauso geschickt, wie er den Chor mit seinen Händen dirigierte, hatte er auch mich völlig in der Hand. Er besaß eine dämonische Fähigkeit, Menschen zu beeinflussen; ich fühlte es plötzlich wieder ganz direkt.

Ging es mir wirklich darum, das zu zeigen? Am nächsten Tag schon stürzte mich diese Tatsache in tiefe Selbstzweifel. Was spielte sich in mir ab? Gerade war ein Gefühl von damals in mir hochgekommen – dieses ausweglose »In-der-Hand-eines-anderen-Sein«. Das alte hilflose Gelähmtsein hatte ich wirklich jetzt erneut gespürt – und schon glaubte ich meinem Gefühl nicht.

20. Mai 1993

Warum habe ich genau diese Kritik herausgesucht und gezeigt? Wollte ich vielleicht demonstrieren, dass der Musiklehrer ein toller Kerl war? Das kann eigentlich nicht sein – hoffentlich nicht – aber dennoch traue ich mir oftmals selbst nicht. Wenn ich die Sache so lange verdrängt habe, wer weiß, welche Gefühle und Vorstellungen wirklich in mir stecken?

Aber später gab es Tage, an denen mich diese Emotionen völlig übermannten. Dann saß ich passiv da, wusste nicht, wie ich damit umgehen sollte und konnte sie nur still erleiden, obwohl ich mich eigentlich dagegen wehren wollte. Mir war gar nicht klar, dass ich mich wehrlos mitten in den Gefühlen von damals befand!

14. Juli 1993

Zunächst bin ich sehr deprimiert in den Urlaub gefahren. Ich fühlte mich völlig hilflos, ohne dagegen angehen zu können. Mir war durchaus klar, woher diese Stimmung kam, nämlich aus dem Bewusstsein der furchtbaren Vorgänge in der Kirche. Vor einiger Zeit noch konnte ich mich gegen die Vergangenheit auflehnen. Das geschah zwar nicht immer sofort, wenn mich diese Stimmung überkam, aber spätestens nach einem Tag sagte ich mir: »Musiklehrer, du kriegst mich nicht mehr unter – du machst mich nicht mehr kaputt.«

Jetzt fühlte ich mich völlig passiv und sah überhaupt keine Abwehrmöglichkeit mehr. Dr. P. meinte, es sei das Gefühl von damals, das wieder in mir auflebe. Anders kann ich es mir auch nicht erklären. Aber trotz aller Versuche zu sagen: »Er kann gar keine Macht mehr über mich haben«, gelang es mir diesmal nicht, mich daraus zu befreien.

Am zweiten Urlaubsabend konnte ich Siegfried alles erzählen. Ich musste zwar weinen, aber dadurch löste sich vieles in mir. Schließlich nahm er mich in seine Arme und sagte: »Ich helfe dir; gemeinsam schaffen wir es.« Natürlich wusste ich immer, dass er mir hilft, aber einfach das Aussprechen tat mir so gut, dass ich wieder neuen Mut schöpfte. Endlich fühlte ich mich wieder fähig zu sagen: »Musiklehrer, du kannst mir nichts mehr – du hast keine Macht mehr über mich.« Ich war aus dieser Depression befreit.

Zwischendurch kam zwar wieder der brennende Schmerz in der Brust, die beklemmende Angst. Aber jetzt kann ich mich davon losmachen. Auch wenn der Schmerz bleibt, die Angst ist weg.

»Manchmal klingen deine Tagebuchaufzeichnungen recht widersprüchlich, wie diese letzten Sätze«, meint Hanna, »oft so zuversichtlich wie ›Ich habe es überwunden‹ und andererseits wieder so verzagt.«

Ja, so ging es auch in Wirklichkeit zu, denn die Angst kam immer wieder. Dennoch war es für mich sicher wichtig, die verzweifelten Stimmungen von früher noch einmal zu durchleiden, auch wenn sie mich in so abgrundtiefe Depressionen stürzten. Mir war der Mechanismus ja gar nicht klar, der dahintersteckte. Ich hielt es für Stimmungen der Gegenwart und nicht der Vergangenheit.

Deshalb verstand ich auch die Äußerung meines Therapeuten gar nicht richtig, wenn er sagte: »Sie haben es damals überlebt, als es viel schlimmer war; dann werden Sie es auch jetzt schaffen.« Er meinte kein oberflächliches Trösten, sondern stellte einfach eine Tatsache fest. Ich musste ja unweigerlich nicht nur die Gefühle noch einmal durchleiden, sondern dem musste auch wie damals das Überwinden folgen. Also konnte ich mich immer wieder aus diesen Stimmungen befreien und ging nicht darin unter. Und genau dann kam ich mit meinen Erklärungen ein Stück vorwärts. Aber mich überfielen immer wieder die Emotionen, die ich nicht einordnen konnte, und meine Stimmung änderte sich manchmal von einem Tag auf den anderen völlig.

26. Juli 1993

Als erstes merke ich dann das Brennen in der Brust. Ich habe versucht, dieses Gefühl sprachlich zu fassen, um es in den Griff zu bekommen, aber das geht nicht. Manchmal ist es so, als müsse dort etwas herausbrennen.

Wenn ich so empfinde, sitze ich wie gelähmt da, und mich überfällt eine abgrundtiefe Furcht, ohne dass ich mich dagegen wehren könnte. Ich hänge dann regelrecht im Stuhl und fühle mich wie ein flügellahmer Vogel. Dabei laufen dann die Tränen, und meine Angst wird immer größer. Ich kann nicht einmal erklären, wovor ich Angst habe. Selbst wenn ich mir sage: »Vor diesem Verbrecher brauche ich mich heute nicht mehr zu fürchten. Er hat keine Macht mehr über mich«, hilft das überhaupt nicht. Ich bin vollkommen von dieser unheimlichen Angst eingenommen. Erst wenn mich äußere Umstände zwingen, werde ich herausgerissen, etwa wenn sich jemand mit mir unterhalten will oder ich eine Tätigkeit unbedingt gleich erledigen muss. Dann funktioniere ich einfach so, wie es meine Umwelt von mir erwartet und wie ich es immer gemacht habe. An meiner Grundstimmung ändert das allerdings nichts.

Jetzt im Nachhinein fällt mir auf, dass ich die Schmerzen sehr bald allein richtig deuten konnte. Damals hat mich der Musiklehrer tief in meinem Innern verletzt. Natürlich war ich dort nun wund und spürte es auch ganz deutlich als körperlichen Schmerz. Früher habe ich das unterdrücken müssen, um damit leben zu können. Jetzt endlich kam es heraus. Die tiefe Angst dagegen war mir unerklärlich, die wollte ich nun unbedingt unterdrücken, weil sie mich so quälte. An manchen Tagen konnte ich sie kaum ertragen. Dabei merkte ich überhaupt nicht, wie sich das Blatt gewendet hatte. Ich befand mich jetzt mitten in den Gefühlen von früher, war nicht mehr die Beobachterin, als die ich mir selbst lange Zeit gegenüber gestanden hatte.

»Auch wenn die Emotionen von damals als solche zunächst unbewusst vorhanden waren, so ist dieser Entwicklungsprozess wohl unbedingt nötig, die schlimmen Verletzungen wieder heilen zu lassen«, ergänzt Hanna. »Deshalb bin ich auch heute froh«, erkläre ich, »keine Psychopharmaka genommen zu haben, die diese furchtbaren Gefühle nur in gedämpfter Form zulassen – auch wenn mich das alles so sehr quälte, dass ich manchmal glaubte, es nicht mehr aushalten zu können.« Das gelang mir aber nur, weil ich die tägliche Hilfe meines Mannes spürte. Ganz allein wäre es mir wohl nicht möglich gewesen, alles ohne Tabletten durchzustehen.

Immer wieder habe ich in der Therapiestunde von meiner Angst gesprochen und konnte oft nicht konkret angeben, wovor ich mich fürchtete. Dr. P. ließ mich einfach reden. Er gab mir so die Chance, diese Gefühle nicht nur noch einmal zu durchleben, sondern sie auch herauszulassen. Damit konnte ich mir nach und nach regelrecht die Angst von der Seele reden, auch wenn ich nicht merkte, was in mir vorging.

Irgendwann fühlte ich dann, dass es mir half, mich in die Stimmungen von früher hineinzuversetzen. Nicht etwa, weil ein fester Gedanke dahintersteckte! Nein, klar war mir das alles noch nicht. Aber dennoch versuchte ich jetzt manchmal, mich bewusst in meine damalige Gefühlswelt zurückzuversetzen, so wie ich es vor Monaten mit dem Erinnern der schrecklichen Vorgänge gemacht hatte. Das wurde eine genau so harte und kraftraubende Arbeit, die ich mit der gleichen Energie verfolgte wie die Erinnerung. »Die furchtbaren Gefühle noch einmal zu verkraften war weitaus härter als die Erinnerung an die Tatsachen«, meint Hanna.

Deshalb hat wohl auch irgendwann mein Geist ganz einfach gestreikt und sich abgeschaltet. Man könnte es vielleicht besser so ausdrücken: Als die Gefühle so furchtbar wurden, dass ich sie nicht mehr ertragen konnte, schaltete ein sehr hilfreiches und natürliches Regulativ in meinem Körper für etwa eine halbe Stunde mein Bewusstsein völlig aus.

Es geschah, nachdem ich mir die Noten der »Deutschen Messe« von Schubert wieder besorgt hatte. In mir war zunächst nur ein Gefühl, als müsse gerade mit dieser Musik früher einmal eine besondere Bedeutung verbunden gewesen sein. Wirklich erklären konnte ich es nicht. Um das zu ergründen, spielte ich sie tagelang wieder und wieder – wie ein Zwang, eine Manie.

16. Januar 1994

Es ist gleich das Eingangslied »Wohin soll ich mich wenden, wenn Gram und Schmerz mich drücken?« Ich meine, genau das immer und immer wieder gespielt zu haben, als damals die Dinge in der Kapelle geschahen. Auch der Text war für mich wichtig. Wohin sollte ich mich denn wenden? Niemand wollte mir helfen – auch Gott nicht. Ich wusste nicht, an wen ich mich wenden sollte. Es war etwas Schreckliches geschehen, und niemand konnte mir helfen.

Nicht nur, dass ich nicht wusste, an wen ich mich wenden sollte, ich dachte auch, mich selbst so mit Schuld beladen zu haben, dass ich mich tatsächlich niemandem anvertrauen könne. Ich selbst hatte ja mitgemacht. In diesem Lied heißt es weiter, dass niemand vor Gottes Augen rein sei, sondern mit mancher Schuld beladen. Aber mit kindlichem Vertrauen könne man in Gottes Arme eilen. Genau das hatte der Musiklehrer auch immer gesagt: Gott, der liebende Vater, der alles verzeiht, und Maria, die große Mutter, die für alles Verständnis hat und bei Gott für uns um Vergebung bittet. Aber ich wurde mit diesen Gedanken nicht fertig.

Später, im 5. Teil der »Deutschen Messe«, geht es darum, dass Gott heilig ist. Diese Heiligkeit wird durch »Allmacht, Wunder, Liebe, Alles ringsumher!« beschrieben. Ich weiß, dass ich damals dachte, wenn er so allmächtig ist, warum hilft er mir nicht aus dieser Situation heraus? Andererseits glaubte ich, es sei ja auch meine eigene Schuld und ich müsse deshalb selbst herausfinden.

Diese Zeit der Gewissenskonflikte in der Kapelle erlebte ich wohl als die furchtbarste in meinem Leben. Warum habe ich nicht laut geschrien? Ich konnte nicht, ich war so abhängig! Dass ich nicht mitmachen wollte, weiß ich genau. Entsetzlich! Während ich das schreibe, spüre ich deutlich das Brennen in der Brust. Man muss doch wirklich verbrecherisch sein, einen jungen Menschen in solche Qualen zu stürzen.

Damals in der Kapelle fühlte ich mich gefangen und sah keinen Ausweg. Genauso empfinde ich manchmal auch jetzt wieder. Ich spiele auf dem Keyboard mit Orgelklang diese Stücke, steigere mich immer tiefer hinein, stehe auf, trete immer wieder gegen etwas, schlage mit geballter Faust gegen die Wand – aber es ändert sich nichts. In mir ist zwar diese Wut, aber sie kann nicht hinaus. Wohin soll ich mit ihr? Wohin soll ich mich wenden?

Manchmal haue ich mit dem Kopf gegen die Wand, aber auch das nützt nichts. Neulich, als ich allein war, habe ich versucht, laut zu schreien, doch das erschreckte mich nur. Oft spiele ich mit offener Tür, weil ich das Abgeschlossensein nicht ertragen kann. Aber das ist ja nur äußerlich. Wenn es mir bewusst wird, kann ich die Tür auch wieder schließen.

Den absoluten Tiefpunkt hatte ich am Freitag erreicht. Ich war allein zu Haus und habe auf dem Keyboard wieder diese zwei Lieder gespielt – mit der allergrößten Lautstärke. So fühlte ich mich von der Musik völlig eingehüllt. Die Schmerzen in der Brust und im Hals wurden immer größer. Und genau das wollte ich. Ich glaube, dabei habe ich mich immer tiefer in die damalige Situation gesteigert, bis ich tatsächlich wieder darin war.

»Setzt du dich noch zu uns?«, fragte Siegfried, als er mit unserem Sohn zusammen nach Haus kam. Dem fiel wohl etwas auf, aber ich habe nur kurz von den Schmerzen erzählt und bin dann hinuntergegangen. Auf der Treppe konnte ich nicht mehr richtig atmen, so, als schnüre mir jemand die Luft ab. Siegfried kam mir entgegen, weil ich seltsame Geräusche von mir gab, wie er später sagte. Er nahm mich in die Arme, drückte mich ganz fest an sich und streichelte mich. Ich musste nach Luft schnappen und atmete so unregelmäßig, als bekäme ich wirklich keine Luft. Überhaupt hatte ich völlig die Fassung und die Kontrolle über mich verloren.

Aber davon weiß ich nichts mehr. Mein Bewusstsein konnte wohl diese schrecklichen Gefühle nicht mehr ertragen und hat sich einfach ausgeblendet. Mir fehlt etwa eine halbe Stunde, die ich nur aus der Schilderung meines Mannes kenne. Irgendwann merkte ich, dass mich noch jemand von hinten streichelte. Ich habe nicht gefragt, wer es sei. Mir war alles egal. Später erst spürte ich unseren Sohn. Dann fühlte ich die Wärme, die von beiden ausging. Sie umarmten und streichelten mich. Ich glaube, wir haben recht lange so dagestanden, bis ich mich nach und nach wieder beruhigte, ganz langsam zu mir kam und in die Wirklichkeit zurückfand.

Ein so erschütterndes Erlebnis hatte es bis dahin im Verlauf meiner Therapie noch nicht gegeben. Ich hatte mich so sehr in meine Gefühle von damals versetzt dass ich mich offensichtlich gar nicht mehr in der Gegenwart befand. Diese halbe Stunde ist auch bis jetzt ganz und gar aus meinem Bewusstsein gestrichen. Siegfried sagte, für ihn sei es gewesen, als habe ich eine so unendliche Angst gehabt, wie er sie noch nie vorher bei einem Menschen sah: »Es war wie ein Weinen ohne Tränen, eine unendlich tiefe Trauer und Hilflosigkeit.«

Dieses Geschehen hatte mich so erschüttert, dass ich überhaupt nicht rational darüber nachdenken konnte. Stellten sich jetzt auch noch Bewusstseinsstörungen ein? Ich hatte eine panische Angst, noch einmal diese Musik zu spielen, aber dennoch zog sie mich magisch an – ich spielte sie wieder und wieder. »Müssen Sie nicht damals eine genau so große Angst gehabt haben?« Dr. P. tippte nur leise an. Ja, ich musste wohl die Qualen von früher jetzt noch einmal durchstehen.

»Wohin soll ich mich wenden, wenn Gram und Schmerz mich drücken?« – diese Schmerzen drückten mich wahrhaftig immer weiter nach unten. Ich glaubte, irgendwann vollends erdrückt zu werden. »Heilig, heilig, heilig, heilig ist der Herr« – aber dennoch hatte er mir damals nicht geholfen! Immer wieder musste ich diese beiden Lieder spielen. Dann setzte ich die Kopfhörer auf und stellte beim Keyboard den vollen Orgelklang ein, oft in einer Lautstärke, die in den Ohren schmerzte. Hin und wieder wechselte ich das Register und lauschte in den anderen Orgelklang hinein. Vielleicht könnte ich etwas Neues entdecken, eine Hilfe. Nein, ich musste weiter leiden, saß da, spielte und weinte. Es ist doch völlig irrational, sich immer wieder solcher Folter auszusetzen! Aber ich konnte nicht anders. Manchmal war die Qual so schlimm, dass ich glaubte, irre zu werden. Deshalb mochte ich überhaupt niemandem von diesen zwanghaft immer wiederkehrenden Selbstpeinigungen am Keyboard erzählen. Ich wollte nicht verrückt werden! Niemand sollte das merken.

Auch in der Therapiestunde beließ ich es bei kurzen Andeutungen. Aber dennoch las Dr. P. offenbar in meinem Gesicht: »Sie sehen mich so an, als wollten Sie sagen: ›Warum hilft mir denn keiner?‹ Genau das müssen Sie damals oft gedacht haben.« Ja wirklich, das traf den Kern der Sache viel genauer, als ich es zu diesem Zeitpunkt bemerkte. Dazu steckte ich viel zu tief in meinen Gefühlen, ich konnte gar nicht mehr aufsehen, sondern schwieg in dieser Therapiephase – wie damals. Ich musste das alles noch einmal erleben und genau wie damals mit der Musik all das Schreckliche erneut durchleiden.

Beim nächsten Mal meinte Dr. P. wieder: »Ihr Gesicht sagt: ›Warum hilft mir denn keiner?‹« Aber dennoch brachte ich über eine lange Zeit nicht über die Lippen, welche täglichen Qualen dahinter steckten, und vor allem, dass ich glaubte, verrückt zu werden. Dabei hatte ich schon in den Monaten vorher gelernt, man befinde sich emotional immer wieder in der früheren Zeit. Nur war ich mit genau diesen Gefühlen zu stark beschäftigt und bemerkte es gar nicht. Nicht einmal die vorsichtigen Andeutungen des Therapeuten ließen mich die Situation begreifen.

Dieses »Noch-einmal-Durchleben« ging so weit, dass ich auch noch das Leiden des Schweigens nachvollzog – ständig den heimlichen Hilferuf: »Bitte, hilf mir doch, auch wenn ich nichts sagen kann!« noch einmal zu empfinden und wieder zu glauben, verrückt zu sein. Genau das habe ich damals wohl auch gedacht. Deshalb konnte ich es nicht laut sagen – das sollte niemand merken! Jetzt musste ich alles noch einmal durchleben und – genau wie damals – mit der Musik wieder durchleiden.

Abhängig vom Therapeuten?

Ich kann nicht mehr weitersprechen. Deshalb beschäftigen wir uns für einige Zeit mit anderen Dingen. Hanna holt ein Fotoalbum mit Bildern aus ihrer Schulzeit. Sie stellt mir ihre Familie und ihr Leben vor.

Nachdem mir Hanna viel Persönliches erzählt hat, fragt sie plötzlich: »Wie bist du eigentlich damit klar gekommen, über einen so langen Zeitraum einem Menschen wie dem Therapeuten Einblick in dein Inneres zu gewähren? Dazu musstest du dich ihm doch ganz und gar öffnen. Soviel Vertrauen könnte ich einem fremden Menschen gegenüber nie aufbringen.«

»Dabei übersiehst du aber etwas«, antworte ich, »früher hätte ich so gedacht wie du, doch als die ersten schlimmen Erinnerungen hochkamen, hatte ich ja schon mehr als ein halbes Jahr Therapie hinter mir, um meine Kopfschmerzen zu bekämpfen. In dieser Zeit war mein Vertrauen zu Dr. P. bereits so weit gewachsen, dass ich die ersten Erinnerungen tatsächlich aussprechen konnte, und durch seine Reaktion darauf wuchs mein Vertrauen weiter.

Aber du hast schon recht, die Beziehung zu einem Therapeuten ist wirklich von einer ganz besonderen Art. Bei einem anderen Arzt zeige ich meinen gebrochenen Arm, er röntgt meinen Magen oder sieht mir in den Mund. Das sind Dinge, die nur mein Äußeres betreffen, nicht mein inneres Ich. Sobald dieses Ich geöffnet wird, und sei es nur in einem kleinen Bereich, kennt mein Gegenüber wirklich einen Teil von mir. Damit bin ich aber sehr viel verletzbarer geworden, und ich weiß von früher genau, wie weh solche Verletzungen tun können. Sie treffen tief und wirken so lang andauernd, dass sie in keiner Weise mit den körperlichen Schmerzen zu vergleichen sind, die eventuell bei der Untersuchung oder Behandlung durch einen anderen Arztes entstehen.«

Diese Gedanken konnte ich mir aber erst nach zwei Jahren Therapie machen. Ich habe mich zu Anfang automatisch geöffnet, ohne darüber nachzudenken. Dr. P. hatte eine Vertrauensbasis geschaffen, und ich brauchte seine Hilfe. Meine Probleme im Verhältnis zu ihm waren ganz anderer Natur. Manchmal wühlten sie mich schrecklich auf und erschienen mir lange Zeit völlig unerklärlich. Oft hatte ich den Eindruck, diese sonderbare Beziehung nicht auf den Boden der Normalität bringen zu können. Schon recht früh tauchte dieses unbestimmte Unwohlsein dem Therapeuten gegenüber auf. Immer wieder versuchte ich zu ergründen, was dahinterstecken könnte.

19. März 1993

Nach der letzten Therapiestunde fühlte ich mich völlig frustriert, ohne zu wissen, warum. Hatte ich mich falsch verhalten, so dass Dr. P. anders reagierte als sonst? Vielleicht ist es für einen Zuhörer ja wirklich langweilig, ständig das Gleiche zu hören, auch wenn es mich selbst immer wieder beschäftigt. Ich hatte wohl eine Menge erzählt, weil in der Woche extrem viel geschehen war, und dabei alles so schnell »abgehandelt«, dass ich vielleicht unglaubwürdig wirkte.

Später kam ich auf eine andere Idee. Das Gespräch verlief zu sachlich – ohne persönliche Zuwendung. Und je mehr ich darüber nachdachte, desto bewusster wurde mir, wie sehr ich persönliche Zuwendung, persönliches Lob, persönliche Äußerungen brauche. Zu diesen Dingen ist meine Haltung wirklich gespalten. Einerseits kann ich mit Lob und Anerkennung nicht umgehen und so habe ich es auch in der Therapiestunde geäußert. Eigentlich muss ich mich dann nicht wundern, wenn Dr. P. genau das anschließend mir gegenüber vermeidet. Aber andererseits weiß ich genau, dass auch für mich persönliche Zuwendung und Anerkennung wichtig sind.

»Persönliche Zuwendung von einem Therapeuten?«, fragt Hanna, »das halte ich für absolut unmöglich.«

Genau hier beginnt das Thema der Abgrenzung zwischen mir als Patientin und dem Therapeuten. Heute weiß ich, wie wichtig es ist, diese Grenze zu wahren. Gerade in der ersten Zeit, als ich mich wieder an die schrecklichen Geschehnisse erinnerte und manchmal völlig fassungslos weinte, habe ich oft im Innern gewünscht: Wenn er mich doch nur tröstend in den Arm nähme oder wenigstens helfend die Hand um meine Schultern legte! Aber ich glaube, dann wäre ich erschrocken und verunsichert zusammengefahren. Im Laufe der Therapie lernte ich, wie oft man den Täter oder die Tatsituation auf den Therapeuten überträgt. Genau das hätte ich dann wohl auch gemacht, und es wäre für mich wieder eine Grenzüberschreitung gewesen, die ich nicht verkraftet hätte.

Wirklich helfen konnte mir Dr. P. nur, weil er in jeder Situation diese Grenze wahrte. Natürlich brauchte ich auch körperliche Zuwendung, ein Streicheln und Trösten. Das war für mich genauso wichtig wie die Therapie, sonst hätte ich das alles gar nicht durchgestanden. Aber das gab mir Siegfried. Bei ihm fühlte ich mich geborgen und sicher, also war es keine erneute Grenzüberschreitung.

Ein weiteres Problem, das mir lange Zeit zu schaffen machte, war das Gefühl der Abhängigkeit. Ich suchte unbewusst selbst diese Grenze, die ich aber so schnell noch nicht finden konnte.

1. August 1993

Ich weiß, es kann zu seltsamen Abhängigkeiten zwischen Patientin und Therapeuten kommen. Jetzt fühlte ich wirklich eine Abhängigkeit, und zwar nicht nur weil ich mit meiner Angst nicht allein fertig wurde. Ich stellte fest, dass ich mich während des Tages gedanklich immer wieder mit seiner Person und seinem Leben beschäftigte. Das würde mir bei einem praktischen Arzt sicher nie passieren. Ich fühlte mich abhängig von der Verbindung zu ihm. Einerseits fürchtete ich diese Abhängigkeit, andererseits genoss ich die positive Verbindung zu ihm. Als mir diese ambivalente Haltung deutlich wurde, wusste ich, dass ich das unbedingt ändern musste. Ich brauchte wieder das sachliche Verhältnis vom Beginn der Therapie, denn nur auf dieser Grundlage konnte er mir wirklich helfen.

10. September 1993

Der Kampf in mir bezog sich dieses Mal auf Dr. P. Ich spüre die Abhängigkeit und wollte doch nie im Leben wieder von jemandem abhängig sein! Das äußert sich so, dass ich häufig am Tag innere Zwiegespräche mit ihm führe. Ich erzähle ihm, was mich gerade bedrückt oder beschäftigt. Mir kommt es so vor, als ob er den gesamten Tag über in meinem Kopf gegenwärtig sei.

12. November 1993

Ich habe bei Dr. P. eigentlich immer nur gejammert, geweint und erzählt, wie schrecklich doch alles sei. Und da beginnt auch meine Verzweiflung. Mehrmals am Tag kommt mir der Gedanke, dass ich ihm das, was ich gerade mache, zeigen möchte – ihn daran teilhaben lassen will. Immer handelt es sich um Dinge, bei denen ich in einem positiven Licht erscheine, so als ob ich demonstrieren möchte: »Ich kann auch etwas. Ich bin nicht nur die ständig jammernde Frau aus den Therapiestunden – die schlechte Frau, die bei diesen furchtbaren Dingen damals mitgemacht hat.«

Wenn mir dieses Verhalten bewusst wird, bin ich verzweifelt. Dann versuche ich zu denken, er sitzt mir als Arzt gegenüber – es handelt sich also nur um eine von vornherein klar definierte, berufliche Beziehung und keinesfalls um eine menschliche Beziehung, bei der Emotionen eine Rolle spielen. Andererseits weiß ich um das Phänomen der Übertragung. Kann es sich hier auch um eine Übertragung handeln? Natürlich lässt sich das in mein Verhalten hineininterpretieren, aber wie soll ich wissen, ob es stimmt?

Ich denke mir, damals habe ich irgendwann gespürt, dass mich dieser Musiklehrer nur benutzte. Alles, was er an Lob und positiven Dingen aussprach, diente nur als Mittel zum Zweck. Er hat nie den Menschen in mir sehen wollen. Ich war für ihn zum Sexualobjekt degradiert, dabei hätte ich mir so sehr gewünscht, dass der Mann, für den ich einmal schwärmte, in mir einen positiven, liebenswerten Menschen sieht. Übertrage ich jetzt diesen Wunsch auf meinen Therapeuten, der sich logischerweise nur mit dem einen Ausschnitt aus meinem Leben beschäftigt?

Aber ich möchte dieses zwanghafte Denken abschütteln, denn es ist ja normal, dass hier nur immer der eine Bereich zur Sprache kommt. Bei einem praktischen Arzt würde ich ja auch nie auf die Idee kommen, wenn ich einen Finger gebrochen habe, ihm meinen ganzen Körper zu zeigen, um ihm zu beweisen, dass der Rest von mir in Ordnung ist. Aber vielleicht hinkt dieser Vergleich auch, weil das persönliche Verhältnis zu einem Therapeuten von anderer Art ist. Nur, ich möchte nicht von dieser fixen Idee abhängen, mich Dr. P. gegenüber beweisen zu müssen. Ich möchte dieses Verhältnis wieder auf eine rationale Ebene bringen können, aber wie?

Die Abhängigkeit hat mir sehr zu schaffen gemacht. Der Arzt erklärte: »Sie meinen nicht mich als Person. Von meiner Hilfe sind Sie im

Moment vielleicht abhängig, aber das wird nur eine begrenzte Zeit der Fall sein. Danach werden Sie wieder völlig unabhängig von mir leben.« Auch wenn ich mir noch nicht vorstellen konnte, dass er recht hatte, so hoffte ich doch darauf. Das Problem beschäftigte mich aber weiter.

23. Mai 1994

Ich habe regelrecht verlernt, meine Gefühle differenziert wahrzunehmen und sie entsprechend zu artikulieren. Wenn ich ein Gefühl äußere, stelle ich oft fest, dass mein Gegenüber mich falsch versteht, aber ich kann das nicht richtigstellen. So ging es beispielsweise mit meiner Vorstellung »ich möchte nicht abhängig werden«. Das habe ich zwar Dr. P. gegenüber geäußert, konnte mich aber nicht wirklich verständlich machen, weil ich mein eigenes Gefühl nicht richtig registriert habe.

Ich meinte nicht, von ihm abhängig zu werden, indem ich dann ein Leben lang zu ihm gehen muss. Meine Befürchtung war eigentlich die, dass er mich nach seiner Vorstellung formt und ich dann nicht mehr ich selbst bin. So tief hat sich die Auswirkung des Musiklehrers eingegraben, dass ich zwar wusste, ich wollte nie mehr von irgendjemandem oder irgendetwas abhängig sein, aber ich wusste nicht, welches Gefühl eigentlich dahinter steckt. Es ist genau die Angst vor dem, was damals mit mir geschehen ist: Ich möchte nicht, dass meine Person noch einmal so zerstört wird.

Aber in dem Maße, in dem ich mir selbst durch eigene Initiativen ganz aktiv weitere Hilfen geschaffen hatte, schwand auch das Gefühl der Abhängigkeit. Da waren zuerst immer wieder die aufbauenden Gespräche mit Siegfried. Dazu kam dann, dass ich eine kleine Selbsthilfegruppe gründete. Davon werde ich dir noch erzählen. Und genauso bedeutend für mein Selbstbewusstsein war, dass ich in Hanna eine Freundin gefunden hatte. Schließlich kamen auch das Schreiben meiner Texte und die Beschäftigung mit der Musik dazu. Ich dachte zwar noch manchmal über diese besondere Form der Abhängigkeit nach, aber die Angst davor schwand, weil ich mir immer mehr zutraute, mich zu gegebener Zeit davon zu lösen.

Das bedeutete aber noch nicht, dass damit alle Probleme gelöst worden wären. Über längere Phasen prägten allein Emotionen meine Beziehung zu Dr. P. Also gab es auch in diesem Verhältnis keine klare Linie. Einmal war ich tief erschüttert und traurig oder auch ablehnend, ein anderes Mal wütend auf ihn und dann wieder unendlich dankbar.

22. November 1993

Einerseits ist es sicher so, dass ich die Rolle des Musiklehrers auf Dr. P. übertrage. Aber steckt nicht noch etwas anderes dahinter? Gerade in den letzten Tagen habe ich oft gedacht, wäre doch die gesamte Geschichte mit dem Musiklehrer nicht wieder hochgekommen! Vielleicht ginge es mir dann jetzt besser. Ich lebte zwar bis dahin mit Einschränkungen, aber mir war die Ursache nicht bewusst und manche Einschränkung als solche nicht einmal. Ich hatte mich damit arrangiert. War ich nicht fast zufrieden mit meinem Leben? Von dem entbehrten Lebensglück wusste ich doch kaum etwas. Im Moment bin ich wirklich unglücklich. Jetzt weiß ich davon und sehe kaum einen Weg, das noch zu erreichen. Ohne diesen Arzt wäre ich wahrscheinlich gar nicht erst in die Lage gekommen.

Zu diesem Zeitpunkt war ich richtig wütend auf Dr. P.. Ihm allein gab ich die Schuld an meiner schlimmen Lage. Aber das änderte sich bald wieder.

20. Dezember 1993

Ich muss noch unbedingt aufschreiben, wie unendlich dankbar ich Dr. P. für meine neue positive Lebenseinstellung bin. Das habe ich in den letzten Tagen sehr oft gedacht. Ohne ihn und sein großes Geschick wäre dieser glückliche Wandel in meinem Leben nie zustande gekommen.

Und genau daraus ergibt sich wieder ein Problem. Ich hatte nämlich den Gedanken, ihm als ehrlich gemeintes Dankeschön einen selbst gestalteten Blumenstrauß mitzubringen. Aber ich hatte Hemmungen, das wirklich auszuführen. Die Sache mit der Übertragung ist wohl doch noch nicht ganz ausgestanden. Irgendwie kam ich auf die verrückte Idee, er könnte das als Annäherungsversuch verstehen. Natürlich ist das nicht so gemeint, und ich glaube auch, dass er das nicht so auffassen wird. Aber irgendwie steckt diese Angst noch in mir. Absolut verrückt!

»Na«, fragt Hanna, »hast du ihm diesen Blumenstrauß tatsächlich mitgebracht?« »Ich habe es zwar geschafft, doch zu dieser Entscheidung brauchte ich die Unterstützung meines Mannes. Erst als er versicherte, das sei doch eine gute Idee, habe ich es gewagt. Aber obwohl ich mich eigentlich ziemlich sicher und vor allem sehr glücklich in dieser Therapiestunde fühlte, gab es danach wieder neue Zweifel.«

6. Januar 1994

Zum Schluss der Therapiestunde bat Dr. P. mich um einen persönlichen Gefallen. »Ich habe einen alten Flügel erworben. Könnten Sie mir den Gefallen tun und einmal darauf spielen?« Ich stimmte sofort zu, aber schon auf dem Weg überkam mich ein unangenehmes Gefühl. Als ich schließlich an diesem Flügel saß, brachte ich nur ein paar Takte heraus, hörte auf und redete dummes Zeug – wieder ein paar Takte und wieder Geschwafel, dann noch ein drittes Mal. Wie von einem inneren Zwang getrieben, musste ich schnell aufstehen, mich verabschieden und gehen.

Mir war nicht klar, warum ich hier nicht spielen konnte, aber ich fühlte mich absolut blockiert. Zunächst dachte ich, es läge am Flügel, der zwar gestimmt, aber doch recht altersschwach wirkte. Dann musste ich mir sagen, dass ich schon auf etlichen Uraltklavieren ohne besondere Probleme gespielt hatte. Erst nach etwa einer Woche begriff ich die Ursache dafür.

Das unangenehme Gefühl auf dem Weg zum Flügel war wie damals bei dem Musiklehrer. Auch hier ging ich mit einem Mann allein irgendwohin ins Ungewisse, und es handelte sich um Musik. Dann saß ich allein mit ihm vor dem Flügel und sollte spielen. Eine innere Angst trieb mich dazu, diese Situation möglichst schnell zu beenden. All das waren Gefühle, die unbewusst in mir steckten, denn bewusst würde ich Dr. P. niemals irgendwelche unlauteren Motive unterstellen. Aber dennoch bestimmte mich dieses unheimliche Gefühl stärker als mein Verstand.

Ein weiteres Thema im Verhältnis zu meinem Therapeuten war das »Sich-schämen-Müssen«. Diese Vorstellung entwickelte manchmal geradezu ein Eigenleben und ließ seltsame Auswüchse sprießen.

12. November 1993

Ich geniere mich, Dr. P. gegenüber alles klar auszusprechen. Dahinter steckt eine ganz verquere Idee: Ich befürchte, er könnte vermuten, ich strebte ein näheres Verhältnis zu ihm an. Natürlich bin ich mir sicher, dass ich das auf keinen Fall wünsche; es wäre ja absurd. Wenn ich mir die Sache überlege, ist das vielleicht auch wieder eine Übertragung. Damals bin ich ausgesprochen gern in den Unterricht dieses Musiklehrers gegangen und habe mich schwärmerisch in Gedanken mit seiner Person beschäftigt. Ein intimes Verhältnis wollte ich zu keiner Zeit, doch eben das wurde mir dann zum Verhängnis. Jetzt sind es meine Gedanken, die mich schrecklich quälen. Ich weiß genau, ich will nur eine Therapie – aber warum denke ich so oft am Tag an diesen Arzt und will ihm meine positiven Seiten zeigen?

Die Idee, ich machte etwas Verbotenes und hätte unlautere Gedanken, verfolgte mich über längere Zeit. Es war wirklich schrecklich, immer wieder dem Mechanismus zu erliegen, ich allein sei schuld, in diesem Fall daran, dass mein Verhältnis zu Dr. P. nicht problemlos klappt. Eine furchtbare Übertragung! Schwer zu beschreiben, wie ich mich mit diesen Gedanken geplagt habe! Manchmal kam es mir vor, als ob ich mich in meinen fast täglichen Tagebuchaufzeichnungen gedanklich stundenlang abstrampele, um am Ende festzustellen, es war alles umsonst.

17. Februar 1994

Schon lange weiß ich, dass die Übertragung mir mehr zu schaffen machte, als ich zuzugeben bereit war – sogar vor mir selbst. Oft habe ich versucht, diesen Gedanken zu verdrängen, weil ich mich schämte und schuldig fühlte. Es liegt ein irrwitziger Mechanismus in der Übertragung. Das ist mir erst heute klar geworden.

Ich will mich nicht mehr schämen, denn ich weiß genau, ich habe keine Schuld! Das kann ich zwar meinen Verstand sagen lassen und es dann auch besonders hervorheben, aber meine Gefühle machen da nicht mit. Hoffentlich hinken sie nur etwas hinterher und begreifen diese Realität bald!

Allein die Tatsache, dass ich immer wieder zu Dr. P. gehe und ihm gegenübersitze, bringt mein Gefühl zu der Überzeugung, ich wolle mehr – ich, nicht er. Das stimmt nicht. Dennoch schäme ich mich dieser Gedanken und fühle mich schuldig – auch wenn ich weiß, das ist absolut unsinnig. Es kommt mir vor, als sei allein meine ständige Gegenwart ein Beweis dafür, dass ich etwas ganz anderes vorhabe. Ein zwiespältiger Gedanke! Mein Gefühl zwingt mir dieses immer wiederkehrende Schuldbewusstsein auf, und ich schäme mich. Doch mein Verstand sagt mir, das alles stimmt gar nicht. Ich weiß genau, ich suche nur therapeutische Hilfe. Ist damals denn mein

Unterbewusstsein so stark geprägt worden, dass ich meine Erinnerungen immer wieder auf die Gegenwart übertrage? Warum können sich meine Gefühle nicht am Jetzt orientieren? Ich weiß schließlich genau, dass ich jetzt keine »unerlaubten« Gedanken oder Gefühle hege. Manchmal glaube ich, verrückt zu werden, weil ich mit dem Missverhältnis zwischen Verstand und Gefühl nicht klarkomme.

Die Situation von damals lässt sich wirklich übertragen. Nicht zu Beginn dieser schlimmen Beziehung, aber nachher ging ich immer wieder in die Kapelle. Eigentlich wollte ich gern Orgel spielen, vielleicht auch mich mit jemandem unterhalten und Verständnis finden. Aber dann, und das habe ich ja erst jetzt begriffen, hat mich dieser Mensch auf sehr subtile Art dazu gebracht, mich an der ganzen Misere schuldig zu fühlen.

Genau dieses Schema steckt auch jetzt dahinter. Dr. P. ist nur dazu da, mir zu helfen. Ich allein bin es, die auf solch abstruse Gedanken kommt. Also der gleiche Mechanismus: Ich fühle mich schuldig und schäme mich.

Ich habe mich wegen dieser Gedanken sogar so geschämt, dass ich sie immer wieder wegdrängte und auf gar keinen Fall laut sagen mochte. Aber ich will mich jetzt nicht mehr schämen! Ich will nicht! Ich will nicht! Ich will nicht! Und es ist auch ganz sicher, dass nicht ich die Schuld trage, sondern der Lehrer von damals, der mich noch jetzt verfolgt.

Dabei sind mir zwischendurch seltsame Ideen gekommen. Ich will sie jetzt unbedingt aufschreiben und nicht wieder aus Scham verdrängen. Neulich dachte ich, mir beweisen zu müssen, dass ich wirklich nichts anderes als die Therapie wolle. Ich meine aus Äußerungen und Beobachtungen schließen zu können, Dr. P. verstehe sich mit seiner Frau recht gut. Ich war ausgesprochen erleichtert, als ich feststellte, das gut zu finden. Dann konnte ich ja auf gar keinen Fall eine nähere Beziehung zu ihm wollen, denn der Musiklehrer damals verstand sich nicht mit seiner Frau. Also würde sich das Ganze gar nicht wiederholen. Mit welchen absurden Gedanken ich mich ständig herumgequält habe, ohne sie wirklich zu klären! Manchmal denke ich, ich möchte meinen Kopf verbannen – ihn erst dann wieder herausholen, wenn er mit den bohrenden Gedanken aufhört.

Wie kann ich es nur schaffen, diese Übertragung zu beenden, damit ich mich nicht nach jeder Therapiestunde mit irgendwelchen Schuld- und Schamgefühlen herumquälen muss?

Diesen Tagebucheintrag habe ich Dr. P. sogar zugeschickt, weil ich mit aller Kraft aus diesem Teufelskreis des »Sich-schämen-Müssens« ausbrechen wollte, obwohl ich mich andererseits solcher Gedanken schämte. Es war für mich wirklich eine Überwindung, ihn diese Gedanken wissen zu lassen. Aber ich muss wohl auch genug Vertrauen zu ihm gehabt haben, es zu wagen.

Dennoch sah ich noch recht lange in Dr. P. unbewusst die Person des Musiklehrers. Mir war zwar klar, dass sich in meinen Vorstellungen etwas Falsches abspielte, aber diesen teuflischen Mechanismus konnte ich trotzdem so schnell nicht abstellen.

8. März 1994

Zufällig traf ich heute Dr. P. beim Einkaufen im Großmarkt. Als ich ihn von weitem sah, drehte ich zunächst um, nur um ihm nicht begegnen zu müssen. Später liefen wir zufällig aufeinander zu. Es war mir geradezu peinlich, ihm Guten Tag sagen zu müssen. Aber warum?

Im Moment fällt mir nur eine Erklärung ein. Er ist die einzige fremde Person, die so viele Einzelheiten von dem sexuellen Missbrauch weiß und die mich ständig in dieser depressiven Stimmung sieht. Ich schäme mich vor ihm und komme mir wirklich schlecht vor. Vielleicht habe ich auch unbewusst Angst davor, er könne dieses Wissen und damit mich missbrauchen, obwohl ich eigentlich ganz sicher bin, dass er das nie machen würde.

Warum verursacht mir ein Zusammentreffen mit ihm ein so ungutes Gefühl? Ist das vielleicht wieder die Übertragung? Ich weiß es nicht und werde auch nicht damit fertig.

Dr. P. war immer sehr vorsichtig und darauf bedacht, Grenzen zu wahren, verständnisvoll zuzuhören und mir zu helfen. Es lag ganz einfach in meiner verrückten Missbrauchssituation begründet, dass ich ein solches Verhältnis nicht geraderücken konnte. Aber andererseits war damit Dr. P. auch für mich die Person, an der ich ohne Gefahr ein neues, sicheres Verhältnis zu anderen Menschen üben konnte.

Schließlich wurde ich ihm gegenüber sicherer und begriff, dass ich all diese Übertragungen nicht nötig hatte – ich sah, dass ich als Mensch wirklich ernst genommen wurde. Aber ich brauchte lange, um wirklich für mich zu übernehmen und immer wieder neu festzustellen: Dr. P. will mir ohne Hintergedanken helfen, und er meint mit seiner Hilfe wirklich mich als Person und nicht mich als Sexualobjekt wie damals der Musiklehrer.

30. April 1994

Das Verhältnis zu einem Therapeuten ist wirklich seltsam. Was legt man da nicht alles hinein! Mir ist schon lange klar, dass ich die kleinste Nuance seines Mienenspiels, seiner Bewegungen, seiner Körperhaltung, seiner Stimme und Sprache wahrnehme. Auf das alles reagiere ich sehr heftig, aber nur im Innern, ohne es zu zeigen, und bin unendlich verletzbar. Ich denke, es ist so, dass ich einen Menschen suche, dem ich vertrauen kann, der mich als Person akzeptiert und nicht als Sache, die man ausbeuten, missachten und mit Füßen treten kann. Es ist ein langsames Ausloten, um vielleicht auch wieder Vertrauen zu lernen.

Nur habe ich mir diesen Lernprozess selbst immer unnötig schwer gemacht. Wenn ich manchmal traurig oder enttäuscht aus der Therapiestunde nach Haus ging oder mich alleingelassen fühlte, wagte ich es nie, diese Gefühle und die Ursachen dafür zu äußern. Erst in der letzten Zeit konnte ich das manchmal andeuten. Dann stellte ich fest, ich werde nicht alleingelassen, ich kann Vertrauen haben. Dr. P. ruft zurück, nimmt sich am Telefon Zeit, meine Probleme ernsthaft zu besprechen. Ich bin also wirklich ein Mensch und keine Sache. Aber noch immer weiß ich nicht sicher, ob ich es auch in Zukunft wagen werde, meine Gefühle zu äußern.

Es hat Wochen und Monate gedauert, bis ich schließlich spürte, dass hier etwas in meinen Gefühlen zurechtgerückt war. Dr. P. hat in der Tat unendlich viel Geduld investieren müssen, bis ich endlich seine hilfreiche Hand ohne selbstquälerische Hintergedanken annehmen konnte und mich darin sicher fühlte.

Jetzt ist das Verhältnis zu ihm zwar noch ein wenig, aber nicht mehr ausschließlich von Emotionen geprägt, und abhängig fühle ich mich von ihm schon gar nicht mehr. Es hat sich mehr und mehr versachlicht. Ich nehme seine Hilfe als Fachmann in Anspruch, und er gibt sie mir auf sehr gute und kompetente Art und Weise. Damit macht er mich selbstständig, mir selbst zu helfen. Meine Tochter meinte dazu: »Der Therapeut ist ja mehr eine Hebamme, die das gesunde Kind aus dir herauszuholen hilft.«

Kann eine Erwachsene die Pubertät nachholen?

»Ach, Hanna, Du kannst Dir gar nicht vorstellen, wie schlimm vor allem die beiden ersten Jahre der Therapie manchmal waren. Ich fühlte mich nicht allein Dr. P. gegenüber unsicher, sondern glaubte manchmal, nur noch zu schwimmen. Im ersten Jahr war ich das gesamte Frühjahr und auch den Sommer über mit dem Erinnern beschäftigt. Dabei fühlte ich mich bald vollkommen verändert und kannte mich selbst nicht wieder.«

18. März 1993

Gestern verzweifelte ich so endgültig an mir, dass ich mir selbst nicht mehr geglaubt habe. Durch das Verdrängen dieser ungeheuerlichen Vorgänge behauptete ich über viele Jahre Dinge, die nicht der Wahrheit entsprachen. Wie soll ich da heute wissen, ob meine Erinnerungen Wahrheit sind? Vielleicht täusche ich mir wieder irgendetwas vor, weil ich die Wahrheit nicht wahr haben will, denn nichts anderes war doch die Verdrängung der Tatsachen über eine so lange Zeit!

Bisher habe ich nicht gewusst, dass es möglich ist, sich selbst nicht zu glauben. Aber es ist möglich: Ich habe das Vertrauen zu mir selbst verloren. Nun bin ich dabei, mich zu kontrollieren. Deshalb habe ich mir heute die theologischen Bücher aus der Diözesanbibliothek besorgt; ich zweifelte an meiner Erinnerung. Irgendwie sah ich das Erinnerte zwar genauso, wie ich es dann auch in der Literatur fand, aber wirklich glauben konnte ich mir nicht. In mir setzte sich der Gedanke fest, ich biege mir etwas zurecht, nur um nicht gar zu schlecht dazustehen.

Und genau wie ich mit mir, meinen Gedanken und Empfindungen völlig verunsichert bin, geht es im Moment auch mit allen zwischenmenschlichen Beziehungen. Einerseits kann ich ein Lob oder einen Wunsch wie »Kommen Sie gut nach Hause« nicht als normal und ehrlich gemeint annehmen, doch andererseits fehlt mir etwas oder es verunsichert mich, wenn ein anderer Mensch mir ohne jede Gefühlsäußerung sachlich gegenüber tritt.

25. April 1993

Ich verkrieche mich immer wieder in mich ganz allein, grüble und bin passiv, mag keinerlei Tätigkeit beginnen, mich nicht einmal mit Freunden treffen. In der letzten Zeit blieb so viel Arbeit liegen wie noch nie. Solange ich Lehrerin bin, ist es noch nie vorgekommen, dass ich morgen eine Klassenarbeit schreiben lassen will und heute – obwohl Wochenende ist – noch nicht einen Strich zu ihrer Vorbereitung getan habe. Auch alle möglichen anderen Arbeiten türmen sich bei mir. Hin und wieder beginne ich völlig unsystematisch irgendetwas, dann bleibt der Rest wieder liegen. Dabei handelt es sich nicht nur um Arbeit, bei der mir bewusst ist, dass ich sie liegen lasse. Nein, ich vergesse sogar ganz banale Pflichten wie Einkaufen, als ob in mir kein Platz wäre, daran zu denken.

Auch andere Dinge stehen hintenan. Ich lese kaum noch. Telefongespräche schiebe ich hinaus. Heute unternahmen wir bei schönem Wetter eine Radtour. Unterwegs weinte ich manchmal vor mich hin: über den Frühling konnte ich mich sowieso nicht freuen. Dann haben wir uns, wie im letzten Jahr oft, zu einem Eiskaffee draußen in das kleine Café am Marktplatz gesetzt. Ich bestellte nur ein Mineralwasser. Es war so, als müsse ich unbedingt leiden. Oder wollte ich mich selbst bestrafen? Wofür? Siegfried sagte, er habe sich schon die ganze Zeit auf diesen Eiskaffee gefreut; doch ich hatte den Eindruck, mich über nichts mehr freuen zu können.

Dieses Auf und Ab meiner Gefühle hielt sehr lange an und verunsicherte mich zunehmend mehr. Aber nach und nach nahmen die Unsicherheiten Konturen an. Und irgendwann ließen sie sich einsortieren.

12. November 1993

Ich fühle mich ganz am Boden zerstört. Dabei kann ich nicht einmal meine ständig wechselnde Stimmung charakterisieren: Manchmal bin ich traurig oder missmutig, deprimiert, ärgerlich, etwas wütend, verzweifelt, lethargisch – auf jeden Fall fühle ich mich so überhaupt nicht wohl. Ich komme mit mir und meiner Identität nicht klar. Ich finde mich nicht.

Dr. P. sagte: »Sie befinden sich jetzt in der Pubertät, in der Zeit, in der damals alles geschah.« Ich wusste nicht, dass so etwas möglich oder gar normal ist, sich unbewusst vollkommen in eine Lebensphase zurückzuversetzen, die lange her ist, und damit eine Entwicklung noch einmal zu durchleben. Deshalb konnte ich lange Zeit die Bedeutung dieser Aussage nicht begreifen. Ich, eine erwachsene Frau, befinde mich in der Pubertät? Das war für mich völlig unmöglich.

»Aber stimmt es nicht wirklich«, fragt Hanna, »dass ein junger Mensch den schwierigen Prozess der Pubertät zunächst durchleben muss, um seine Rolle in der Erwachsenenwelt zu finden? Und musstest du nicht jetzt neu deine Rolle suchen?«

Das stimmt sicher, und wenn ich ehrlich sein soll, begreife ich erst jetzt, dass ich hier in meinem Tagebuch dieses Suchen aufgeschrieben habe. Während dieser Therapiephase konnte ich den Sinn noch nicht verstehen. In der Zeit meiner wirklichen Pubertät hatte ich nicht die Chance, die Entwicklung der Selbstfindung zu durchleben. Ich musste sofort erwachsen sein und mich genau so verhalten, wie es der Musiklehrer wollte. Eine eigene Identität durfte ich überhaupt nicht entwickeln.

So wie ich die Gefühle von damals jetzt wieder zulassen und sie noch einmal durchleiden musste, war es wohl auch mit dem Entwicklungsprozess der Pubertät. Nun konnte ich nachträglich eine Entwicklung durchleben, die gar nicht mehr in mein Erwachsenendasein hineinpasste. Das musste mich unweigerlich verunsichern. Zum Glück dauerte es nicht die langen Jahre der Pubertät, aber es hielt doch immerhin einige Monate an.

21. Juni 1993

Lange war kein Raum in mir, sinnvoll über die Vergangenheit nachzudenken. Ich fühlte nur dumpf ein furchtbares Durcheinander.

Gestern fand das letzte unserer Wohltätigkeitskonzerte für den St. Petersburger Chor statt. Bei den Proben dafür und der gestrigen Aufführung fühlte ich mich ständig unsicher. Oft hatte ich das Gefühl, auf einer Wasseroberfläche dahinzuschwimmen und von den anderen Mitspielern einmal dahin und einmal dorthin geschubst zu werden. So war denn auch mein Spielen, besonders mein Tempo »schaukelnd«, wie eine Mitspielerin sich ausdrückte. Da ich aber meist den Part hatte, der das Tempo vorgibt oder durch eine gleichmäßige Begleitung den Rhythmus bestimmt, war das ungünstig. Manchmal fühlte ich mich wie ein Kind, dem von den Erwachsenen, in diesem Fall von den anderen Musikern, geholfen wird. Ich musste mich unwahrscheinlich zusammenreißen, gleichmäßig und im richtigen Tempo zu spielen, und fühlte mich sehr verkrampft. Gott sei Dank waren meine Mitspieler verständnisvoll und hilfreich.

In manchen Situationen hatte ich das Gefühl, gleich die Orientierung zu verlieren und nicht mehr zu wissen, in welchem Takt ich gerade spielte. Dann würde ich unweigerlich den Anschluss verlieren.

Bei den Proben ist das auch tatsächlich manchmal passiert, aber ich habe mich dann immer wieder dazugemogelt. Eigentlich war die Idee, die richtige Stelle zu verlieren, absurd, denn ich konnte mich nach dem Gehör richten und wusste, wo wir gerade spielten. Dafür kannte ich die Stücke inzwischen zu genau. Aber dennoch spielte mir diese Orientierungslosigkeit Streiche.

Ich musste wohl tatsächlich wie eine Jugendliche meine Stellung in der Welt zunächst ganz allein finden. Immer wieder kamen die vorsichtigen Andeutungen von Dr. P., die stets nur kurz in mein Bewusstsein eindrangen. »Befinden Sie sich jetzt in der Pubertät?« Das gab mir Hilfe, an meinem Verhalten nicht zu verzweifeln, ließ mir aber die Freiheit, den Weg allein zu suchen.

Bezeichnenderweise überkam mich dieses unsichere Gefühl eine Zeit lang im Umgang mit fast allen Männern. Ich fühlte mich schon unwohl, wenn ich nur mit einem Kollegen auf dem Flur ein paar harmlose Worte wechselte. Wie oft habe ich mir darüber den Kopf zerbrochen und versucht, eine Erklärung zu finden! Das wollte mir nicht gelingen, doch abstellen konnte ich dieses Verhalten nicht.

26. April 1993

Vielleicht habe ich unbewusst Angst, hier entstehe wieder so ein Verhältnis wie damals mit dem Musiklehrer. Es mag auch sein, dass ich befürchte, diese Männer könnten mein positives Verhalten ihnen gegenüber missdeuten.

Es kann auch damit zu tun haben, dass ich mich in einer entscheidenden Phase meines Lebens ganz von Männern abkapselt hatte. Ich denke, die Zeit mit 16 – 18 Jahren ist für junge Menschen wichtig, ein natürliches Verhältnis zum anderen Geschlecht zu entwickeln. Davon hatte mich der Musiklehrer gründlich abgehalten. Er behandelte mich als Eigentum und wachte krankhaft darüber, dass ich nur nicht mit anderen Männern zusammenkam.

Diese selbstgebastelten Erklärungen halfen mir nicht weiter, weil sie nicht auf den Kern der Sache zielten. Ich sah einfach nicht, dass es der Prozess der Pubertät war, der noch eine gewisse Zeit brauchte. Dabei wurde ich schließlich allen Menschen gegenüber unsicher.

10. September 1993

Plötzlich habe ich das Gefühl, mit zwischenmenschlichen Beziehungen überhaupt nicht klarzukommen. Ich weiß gar nicht mehr, wie ich meinen Mitmenschen gegenüber reagieren soll.

Früher war ich zwar auch unsicher und hatte gerade den Menschen gegenüber Hemmungen, die ich gern mochte. Aber dennoch gab es für mich eine klare Richtschnur, und dadurch wirkte ich nach außen hin souverän. Meine Unsicherheiten wurden gut kaschiert. So kam es zwar vor, dass man mich in meiner Reaktion für arrogant hielt, aber ich hatte meine vorprogrammierte Linie, an der ich festhielt, die für mich sicher und kalkulierbar war. Jetzt schwimme ich und kann meine Gefühle gar nicht deuten oder einschätzen. Das macht mich verletzbar.

Mein früheres Verhalten war nicht gut, sicher hat es mir oft Kopfschmerzen bereitet, aber die Unsicherheit erscheint mir im Moment viel schlimmer. Vielleicht sind es ja nur die »Geburtswehen«, die mir dann aber zu einem neuen Selbstbewusstsein verhelfen – das wäre schön. Doch im Moment sehe ich kein Vorwärtskommen und habe keine Idee, wie ich das ändern könnte.

Mein pubertäres Verhalten zeigte sich auch auf ganz anderen Gebieten. Ich hatte plötzlich Lust, aufmüpfig genau das zu tun, was der Musiklehrer mir damals verboten hatte.

25. Oktober 1993

Ich möchte mich mit Jazzmusik beschäftigen, finde aber keinen rechten Zugang. Dabei ist das ist wirklich ein großer Wunsch, denn es gehört für mich dazu, um mich aus der Umklammerung des Musiklehrers zu befreien. Damals begann nämlich gerade das Interesse für diese Musik. Aber ich durfte ja nicht, weil es sich angeblich um »Negermusik« handelte.

Nur, so wie ich es jetzt anfange, wird auch nichts daraus. Ich versuche immer wieder, intellektuell hineinzufinden, indem ich mich mit Jazzharmonielehre, mit Notenbeispielen und der entsprechenden Rhythmik beschäftige. Das praktische Tun will mir einfach nicht gelingen. So habe ich zwar über das Improvisieren gelesen, aber dabei komme ich immer wieder in die klassischen Harmonien. Ich höre wohl genau, wie stümperhaft das im Jazz ist, kann aber nur ausbrechen, indem ich mit viel Überlegung etwas zusammenkonstruiere. Das ist aber nicht Sinn einer spontanen Improvisation.

Weißt Du, was ich gemacht habe? Ich nahm für kurze Zeit bei einem Lehrer Unterricht, der mir ein wenig über Jazz und überhaupt über Unterhaltungsmusik beibrachte. Irgendwann hatte ich aber die pubertäre Aufmüpfigkeit überwunden. Heute spiele ich mit Vergnügen sowohl klassische als auch moderne Musik und dazu Unterhaltungsmusik.

»Wie gut!«, meint Hanna. »Aber dennoch war es für deine Heilung wichtig, diese pubertäre Phase noch einmal zu durchleben, um zu einem gesicherten, selbstbewussten Erwachsenendasein zu finden. Damit hast du wohl ein ganz wichtiges Stück aus der Vergangenheit nachgeholt.«

So als müsse ich das nun auch beweisen, setze ich mich ans Klavier, krame meine Jazznoten hervor und beginne zu spielen. An die Improvisation traue ich mich noch nicht so recht heran, aber etwas rhythmisch nach Noten spielen macht mir wirklich Spaß.

Immer wieder die Frage nach meiner Schuld

Hanna, die Musik auch sehr liebt, meint, es müsse doch herrlich und auch hilfreich sein, im eigenen Klavierspiel alle Emotionen auszudrücken zu können. »Du hast recht; es hat mir oft sehr geholfen. In der Zeit, als ich begann, mich an alles zu erinnern, spielte ich fast jeden Abend ein bis zwei Stunden Klavier. Das gab mir Kraft, wenn ich mich deprimiert und niedergeschlagen fühlte.«

Damit zusammenhängend sind mir manchmal merkwürdige Dinge passiert. So fand ich mich z. B. eines Tages nach dem Klavierspiel im Badezimmer beim besonders gründlichen Händewaschen. Aber warum? Ich hatte sie doch gerade vorher gewaschen, und am Klavier konnten sie auf keinen Fall schmutzig geworden sein! Dann überlegte ich, wie es an den Tagen vorher gewesen war. Wirklich, ich hatte mir jedes Mal nach dem Klavierspiel die Hände gewaschen. Blitzartig wurde mir klar, was hinter diesem unsinnigen Waschzwang steckte. In mir herrschte offensichtlich unbewusst das Gefühl, mich mit dem Klavierspiel zu beschmutzen. Damals war ich ja genau über das Klavierspiel in die Abhängigkeit des Musiklehrers geraten.

An jenem Abend zwang ich mich, ganz abrupt mit dem Händewaschen aufzuhören, und immer wieder, wenn dieses Waschverlangen in den nächsten Tagen auftauchte, habe ich mich bewusst dagegen gewehrt. Auch ohne Klavierspiel überfiel mich manchmal dieser Zwang des Händewaschens, und ich habe mit meinem üblichen »Ich will!« dagegen angekämpft.

Der Therapeut musste mir immer wieder sagen: »Nein, das war nicht Ihre Schuld. Sie konnten sich gar nicht wehren. Der Musiklehrer hätte seine Grenzen kennen und wahren müssen. Er war der Erwachsene.« Diese Äußerungen erreichten zwar meinen Verstand, drangen aber nicht bis ins Innere meiner Gefühle vor. Wie oft ließ mich das verzweifeln!

Sogar im Traum verfolgten mich Schuld und Schmutz weiter. Welch entsetzlicher Ekel vor mir selbst! Einmal träumte ich, ich sei am ganzen Körper furchtbar schmutzig. Als ich an mir heruntersah, entdeckte ich nur widerlichen Dreck – überall, bis zu den Füßen. Darüber schämte ich mich zutiefst, aber nur vor mir selbst, denn ich war ganz allein.

11. April 1993

Im Traum bemerkte ich an meinen Armen überall dunkle Punkte, die sich schnell zu Tieren mit weißen Flügeln entwickelten und Flagellaten hießen. Ich fasste sie an den Flügeln und zog sie angewidert aus der Haut. Aber es wurden immer mehr. Ich ekelte mich davor. An anderen Stellen meiner Haut entstanden runde Pilzgewächse. Wenn ich sie entfernen wollte, blieben furchtbare Löcher zurück. Auch davor ekelte ich mich entsetzlich. Also überlegte ich in meinem Traum, dass es sich um eine Infektion handele und ich nachmittags zum Arzt gehen wolle.

3. November 1993

Ich habe in der Therapiestunde davon berichtet, dass es mir sehr zu schaffen macht, in mir immer wieder den »Makel« zu fühlen, der aus der damaligen Situation zurückgeblieben sei. Als Antwort des Arztes erwartete ich ein Beruhigen mit den üblichen Worten, ich trüge daran keine Schuld. Das kannte ich ja schon.

Aber jetzt kam eine Reaktion, die ich nicht erwartet hatte. Im Nachhinein weiß ich, dass mir genau das geholfen hat. Zunächst sagte Dr. P. gar nichts. Das verblüffte mich. Erst nach einer ganzen Weile sagte er: »Ein Teil dieses Makels wird immer in Ihrem Bewusstsein bleiben. Sie können leider die Sache nicht in sich ausradieren oder ungeschehen machen. Aber Sie werden lernen, damit zu leben.«

Mir wurde bewusst, dass das ein neuer, hilfreicher Denkansatz ist. Wenn ich genau überlege, hatte Dr. P. ähnliches schon früher gesagt. Aber damals war ich noch nicht so weit, es für mich zu übernehmen. Jetzt ist mir klar, ich sollte meine Energien nicht mehr darauf verschwenden, die alten Geschichten zu recherchieren. Das versetzt mich nur in Angst und tiefe Traurigkeit. Manchmal denke ich, dass ich mich dabei ständig selbst bedauere. Ich müsste mit dem neuen Denkansatz darangehen: »Wie kann ich mit dieser Last weiterleben, ein lebenswertes Leben führen, in dem ich auch Freude genießen kann?«

Aber immer wieder siegten die Gefühle über den Verstand. Das Schuldbewusstsein war einfach zu tief in mir eingegraben.

12. November 1993
Es gab eine Zeit, in der ich mit viel größerer Überzeugung als heute ausdrücken konnte, was mir dieser »Verbrecher von Musiklehrer« alles angetan hat. Jetzt drängt sich häufiger wieder der Gedanke in den Vordergrund: Ich machte doch mit! Damit bin ich ein abgrundtief schlechter Mensch. Außerdem habe ich lange Zeit meine Umgebung belogen, denn damals musste ich mich ja ständig verstellen. Ich trage wirklich eine furchtbare Schuld, die ich nie wieder los werde. Es ist so, als ob dieser Gedanke immer mehr Raum in mir einnimmt. Ich kann ihn nicht mit dem Verstand abschütteln.

Zwischendurch versuchte ich mir dann einzureden: »Dieses Verbrechen kann nicht meine Schuld sein.« Durch mein übliches »Ich will!« ließ sich mein Unterbewusstsein aber nicht beeindrucken.

Irgendwann hatte ich die Idee, wenn ich es schaffen könnte, anderen Leuten – zunächst natürlich nur guten Bekannten – von meiner schlimmen Geschichte zu erzählen, müsste ich mein Schuldgefühl überwinden. Und ich wollte es unbedingt überwinden! Aber das erwies sich als gar nicht so einfach, wie ich dachte. Zunächst war ich nur zu kleinen Andeutungen fähig. Warum konnte ich nach einem ganzen Jahr Therapie noch immer nicht mehr schaffen?

»Wenn mir ein Raubüberfall geschieht, weil ich die Täter geradezu angelockt habe, dann könnte ich jedem davon erzählen und meine Schuld sogar offen zugeben«, dachte ich. Es ging mir nicht in den Kopf, warum das in diesem Fall unmöglich war. »Ein Raubüberfall ist sicher auch ein Verbrechen, aber es trifft nicht so tief wie Ihre Verletzung. Die ist wohl das schlimmste Verbrechen, das man sich vorstellen kann. Dadurch wurde Ihre Persönlichkeit zerstört«, erklärte mir Dr. P. Ist in mir wirklich so viel zerstört worden, dass ich die Begriffe »schuldig« und »nicht schuldig« bzw. »Täter« und »Opfer« nicht mehr in den Griff bekomme? Ist da in mir ein moralisches Wertungssystem verrückt worden – oder bin ich verrückt?

Nach und nach verblasste die Schuldfrage zwar ein wenig, aber völlig ausradieren lässt sich dieses Gefühl in mir nicht. Es bleibt ein Makel zurück, den ich nicht löschen kann, der mich immer wieder beschäftigt und belastet. Ich habe einmal Hanna zu diesem Thema geschrieben.

Aus Hannas Antwortbrief:

> Ich kann Dein Schuldbewusstsein verstehen und sehe es so: Du hast etwas Schönes und tief Beglückendes in Deinem Herzen empfunden, so dass Du dachtest, der Lehrer wird immer das Richtige tun, um diese Beglückung nicht zu verletzen. Als die Heimlichkeiten anfingen, über die Musik und jenes Bach-Lied das »richtige« Tun zu untermauern und zu bestätigen, merktest Du, dass es gar nicht mehr um das Schöne und Beglückende in Deinem Herzen ging; Dein Vertrauen wurde betrogen und falsch interpretiert. Und das erzeugte in Dir die Zweifel: Ich habe aber doch so etwas wie Liebe empfunden! Nur war Deine Liebe nicht die einer Erwachsenen, das hattest aber nicht Du zu bedenken – und kein Mädchen der Welt heute–, sondern der, der erwachsen war und ist und um die Konsequenzen seines Tuns weiß.

Für mich war wohl immer wieder jemand nötig, der mir wie der Therapeut bestätigte: »Ich bin davon überzeugt, ich weiß ganz sicher, dass es nicht Ihre Schuld war.«

Wo bleibt meine Wut ?

»Ja, ich kenne das«, meint Hanna, »immer wieder gibt es Tatsachen, die einem vom Verstand her klar sind und auch logisch erscheinen. Aber man kann sie einfach nicht für sich selbst übernehmen. ›Grundlage der Heilung ist die Wut‹ las ich einmal. Davon habe ich bei dir nie etwas bemerkt.«

Die Wut wollte auch nicht so richtig aufkommen – und wenn, dann nur sehr sporadisch und verhalten. Vom Verstand war diese Haltung für mich nicht nachvollziehbar. Warum konnte ich nicht schrecklich wütend auf diesen »Unmenschen« werden, der mich auf so gemeine Art und Weise verletzt hatte? Hin und wieder schrieb ich ein paar Kraftausdrücke auf – heimlich, für mich ganz allein in mein Tagebuch. Sie laut auszusprechen hätte ich nie und nimmer gewagt. Bedeutet das, ich nehme diesen Musiklehrer noch immer in

Schutz? Habe ich die Beziehung zu ihm etwa bis heute noch immer nicht richtig abgebrochen?

11. Mai 1993

Damals verdrängte ich die ganze Sache nur – sehr gründlich und sehr schnell. Von dem Musiklehrer wirklich gelöst habe ich mich aber nicht, und das ist bis heute noch nicht endgültig geschehen. Obwohl ich genau das will, ist mir völlig unklar, wie ich das anstellen könnte – so paradox das auch klingt.

Begriffen habe ich das erst vor ein paar Tagen, als Siegfried über ihn schimpfte. Dabei ließ er seine ganze Wut heraus: »Dieser Scheißkerl hat dich doch nur ausgenutzt! Dieses Arschloch hat gewissenlos seinen Altersvorsprung dir gegenüber nutzen können! Mit einem solchen Erfahrungsvorsprung ist es doch ein Leichtes, kleine Mädchen zu verführen!« Und so hat er in ziemlicher Lautstärke weiter gewettert. Ich horchte erstaunt auf und konnte plötzlich wie er denken: »In der Tat, das war ein Scheißkerl!«

Wie gut tat mir dieses laute Schimpfen mit all seinen Kraftausdrücken! Ich sperrte Augen und Ohren weit auf und dachte: »Weiter, weiter! Bitte, bitte, schimpfe für mich weiter!« Ich wollte das unbedingt auch selbst können, aber noch schaffte ich es nicht. Siegfried musste stellvertretend für mich wütend sein.

Doch bald war ich fähig, auch längere Schimpftiraden wie diese zumindest schon einmal niederzuschreiben. Danach fühlte ich mich dann immer sehr erleichtert.

17. Mai 1993

Du hast mich nicht nur ausgenutzt, sondern ganz einfach zur sexuellen Befriedigung benutzt. Ich war für dich gar kein Mensch, sondern nur ein Gegenstand, dein absolutes Eigentum – ohne Rechte und ohne eigenen Willen. Das Ganze hast du so geschickt verpackt, dass ich es nicht einmal merkte. Dazu gehört doch wirklich eine niederträchtige und gemeine Denkweise!

Das alles habe ich 35 Jahre lang in mir herumgeschleppt. Es hat mich so nachhaltig beeinflusst, dass ich nie wieder wirklich Vertrauen zu anderen Menschen finden konnte. Ich hatte nie eine echte Freundin, der ich meine Gefühle oder irgendwelche Probleme anvertraut hätte. Nur bei Siegfried gibt es eine Ausnahme. Die ging allerdings nicht von mir aus, dafür hat er selbst gekämpft. 35 Jahre lang alles in sich hineinfressen, immer in Abstand zu anderen Menschen leben; ich habe viel darunter gelitten.

Du bist in der Tat ein Scheißkerl, ein Arschloch gewesen. Über die Folgen deines Handelns für mich hast du nie nachgedacht. Ein schlechtes Gewissen gab es für dich nicht. Als absoluter Egoist hast du nur an dich und deine Befriedigung gedacht. Ich war dir völlig egal. Deine Fürsorge oder Hilfe für mich waren nur zum Schein da, nur Mittel zum Zweck.

In der Musik hast du mich ganz einfach amputiert. Sie musste bei der Romantik aufhören. Sogar russische Komponisten wie Tschaikowsky kamen nicht mehr vor, weil sie als Slawen angeblich von geringerer Qualität seien. Musik, die im kreativen Tun einfach Freude macht, wie Jazzmusik, hätte mir helfen können, meine Gefühle auszudrücken. Du hast mir also nicht nur die Möglichkeit genommen, meine Gefühle anderen Menschen anzuvertrauen, sondern auch das Ventil gestohlen, sie in der Musik auszudrücken. Du formtest mich zu einem starren Menschen.

Außerdem nahmst du mir die Freude am Umgang mit der Sexualität. Mein Verhältnis dazu ist völlig verdorben. Darunter muss sogar mein Mann mit leiden. Das wird mir immer mehr bewusst.

Warum nur hast du mich so brutal behandelt? Ich möchte dich dafür verfluchen, dich zertreten, dir sagen, wie erbärmlich ich dich finde. Du bist der abscheulichste Mensch, der mir jemals begegnet ist. Und dabei hast du nicht einmal den Anflug eines schlechten Gewissens gehabt! Könnte ich dich doch nur noch einmal sehen und dir das alles ins Gesicht schreien! Ich hasse dich, du Scheißkerl, du Arschloch! Ich möchte mich von dir befreien. Ich will nicht, dass du noch irgendeine Macht über mich, über meine Gefühle hast. Es war ein dämonischer Einfluss, der so lange gewirkt hat und mir 35 Jahre lang einen großen Teil Lebensfreude raubte. Das ist fast ein halbes Leben, das mir verlorengegangen ist! Wie kann ich das je nachholen!

21. Mai 1993

Du hast teuflisch gemein deine Überzeugungskünste angewandt. Es war eine so abgrundtiefe Gemeinheit, auf die du ja sehr viel Energie verwenden musstest, um mich immer wieder neu zu binden! Du hast dich nicht einmal gescheut, dazu die Religion zu benutzen, die für mich zu dieser Zeit noch sehr wichtig war. Ich möchte dich verfluchen und sitze wie gelähmt da.

Herrje, es ist schlimm, wie dieser gemeine und niederträchtige Mensch noch heute mein Leben beeinflusst! Ich möchte ihn verfluchen, ihn verdammen, ihm alle diese Gemeinheiten, die er begangen hat, ins Gesicht schreien! Aber dann resigniere ich wieder, denn er lebt ja nicht mehr. Und so hilft es mir nicht weiter.

Welche Energie der Musiklehrer in sein Handeln gelegt hatte, versuchte auch Dr. P. mir immer wieder mit sehr treffendem Vokabular zu verdeutlichen. Wollte er meine Wut damit provozieren? Die hilfreichsten Äußerungen dazu waren die ganz kurzen und knappen, in denen er manchmal das von mir Gesagte mit eigenen Worten zusammenfasste. Dabei ließ er oft mit einem einzigen Satz das Geschilderte in einem ganz anderen Licht erscheinen, so dass ich erst jetzt das Verbrecherische dahinter wirklich begriff. Und plötzlich schimpfte auch der Arzt laut wütend auf den Musiklehrer. Wieder dachte ich fast flehend: »Bitte, bitte, weiter!« Wieder wütete jemand stellvertretend für mich.

Wie gut mir das tat! Ich wollte mir das Verbrechen, das dahintersteckte, klar machen und wollte wütend werden. Aber so einfach ging das nicht. Meine Wut endete immer wieder nur in Hilflosigkeit und Verzweiflung.

Die Monate darauf ließen diese Gefühle vorerst verblassen. Einerseits beschäftigte ich mich sehr intellektuell mit dem Thema und dachte über die Auswirkungen des Verbrechens auf mein Leben nach, andererseits herrschte ein Gefühl tiefer Trauer vor. Erst mehr als sieben Monate später begann sich wieder die Wut zu regen. Sie kam mit den letzten Erinnerungen heraus, die mir die Vorgänge in der Kapelle und die damit verbundenen Qualen erneut deutlich vor Augen führten. Zu diesem Zeitpunkt befanden wir uns gerade in Lissabon.

6. Januar 1994

Langsam begann sich in mir Wut auf den Musiklehrer aufzubauen. Ich hatte den Drang, diese Wut mit den Füßen und Beinen abzureagieren. Wir besichtigten eine Kirche. In den dunklen Seitenschiffen hielt ich mich weit hinter Siegfried auf. Als ich sicher war, dass mich niemand beobachtete, trat ich immer wieder ziemlich heftig gegen die Säulen und wiederholte dabei ständig: »Scheiß Musiklehrer! Scheiß Kirche!«

Dieses Treten wollte ich bis in die Oberschenkel spüren, und ich fühlte mich an das Gefühl der zusammengepressten Beine erinnert.

Dabei handelte es sich um eine nur sehr verhalten geäußerte Wut, denn ich war ja nie lange unbeobachtet. An den nächsten Tagen ging es mir bei Kirchenbesichtigungen immer wieder genauso. Mich überkam das geradezu vitale Bedürfnis, mit dem Fuß gegen irgendetwas zu treten. Aber ich habe dem nur selten nachgegeben, denn entweder fühlte ich mich beobachtet, oder ich wollte andere Menschen in ihrer Andacht nicht stören, oder die Säulen bzw. Kirchenbänke waren mir zu schade, als dass ich sie hätte beschädigen wollen. Also habe ich meine Wut zum größten Teil verdrängt.

Nur einmal ließ ich ihr freien Lauf. Als Siegfried im Badezimmer war, bin ich im Hotelzimmer auf und ab gegangen und habe unsere Betten mit den Füßen traktiert und dabei wie in der Kirche geschimpft. Aber das Ganze endete in Tränen. Mich überkam schließlich eine große Mutlosigkeit.

An einem anderen Tag gab es keine Möglichkeit, gegen irgendetwas in einer Kirche zu treten. Da habe ich mich dann abends im Swimmingpool abreagiert. Zufällig war ich allein und bin wie eine Irre durch das Becken gepflügt, habe im Wasser wild um mich geschlagen und vor mich hin auf diesen Verbrecher geschimpft und geflucht.

Wirklich laut schimpfend wütend sein konnte ich auch jetzt noch nicht. »In Ihnen muss noch viel mehr Wut stecken«, sagte Dr. P. oft. Aber ich spürte sie nicht. An ihrer Stelle fühlte ich eine trostlose Leere, die mich traurig machte.

Damals, als diese Verletzungen geschahen, war ich mit ziemlicher Sicherheit auch nicht wütend auf den Musiklehrer. Da hatte ich mit ganz anderen Dingen zu kämpfen, so dass für Wut gar kein Platz in mir blieb. Ich war wohl in der Hauptsache damit beschäftigt, das Geschehen zu verkraften und mein Leben damit zu organisieren. So wie ich damals meinen Körper abgeschaltet habe, um nichts zu fühlen, unterdrückte ich wohl auch viele andere Gefühle. Das war einfach eine notwendige Überlebenstechnik.

»Ein weiterer Grund für das Ausbleiben der großen Wut liegt sicher in deiner Mentalität«, ergänzt Hanna, »du bist eben ein ruhiger und friedlicher Mensch.« »Dennoch«, fahre ich fort, »nach fünf weiteren Monaten hatte ich es endlich geschafft, wenigstens für einige Tage noch einmal laut und ausfallend zu schimpfen. Das war zu dem Zeitpunkt, als mir der Mechanismus der Verführung wirklich klar geworden war.«

4. Juni 1994

Jetzt kann ich mit voller Überzeugung laut meine Wut aussprechen und sagen: Du mieses altes Schwein, du perverses Arschloch, du feige Sau, du widerlicher Verbrecher. Ja, es ist wirklich eines der furchtbarsten Verbrechen, das unschuldige Schwärmen und Sehnen eines Mädchens nach Liebe so egoistisch zur Befriedigung seiner eigenen Bedürfnisse auszunutzen. Dabei benutztest du mich nur als Fußabtreter. Es war dir egal, dass du damit meine Persönlichkeit zerstörtest. Du hattest deine Befriedigung und konntest dich insgeheim im Ruhm sonnen, der Liebhaber eines so jungen Mädchens zu sein.

Ein solches Vokabular benutze ich normalerweise nicht, aber in diesem Fall muss ich es unbedingt so ausdrücken. Jetzt habe ich wirklich eine riesige Wut in mir, doch ich weiß nicht, wohin damit. Ich kann ja nicht den ganzen Tag nur in solchen Ausdrücken schimpfen. Das löst mein Problem nicht. Es stauen sich in mir Energien, die ich nicht loswerde. Wie kann ich sie nur in positive Energien ummünzen und für mich nutzen?

Aber auch das blieb nur ein Strohfeuer! In der nächsten Therapiestunde habe ich recht blass und allgemein darüber berichtet. Nicht einen einzigen Kraftausdruck brachte ich jetzt noch über die Lippen. »Vielleicht ist es so, dass Sie diese Energie der Wut, die mit Sicherheit in Ihnen steckt, einmal positiv nutzen werden. Sie könnten z. B. später anderen Frauen in ähnlicher Situation helfen und dann stellvertretend Ihre Wut anbringen.« Diese Äußerung von Dr. P. half mir, meine Gedanken sinnvoll in eine andere Richtung zu lenken und nicht mehr krampfhaft auf die Wut zu warten.

»Ich glaube, der Therapeut hat recht«, kommt Hanna jetzt mit einer neuen Idee heraus, »wie wäre es, wenn du die Geschichte deiner Therapie einmal in ihrer genauen Abfolge aufschreibst? Damit könntest du vielleicht tatsächlich Frauen helfen, die Ähnliches durchmachen. Du hast selbst erfahren, wie hilfreich es sein kann zu sehen, man steht nicht allein da, anderen geht es genauso. Bei der Korrektur deiner Texte helfe ich dir gern, und einen Verlag dafür werden wir sicher finden. Was meinst du dazu?«

Der Vorschlag trifft mich so überraschend, dass ich nur antworten kann: »Ich weiß nicht, darüber muss ich zuerst eine Nacht schlafen.« Am nächsten Vormittag stimme ich zu.

Voller Begeisterung umarmt mich Hanna in ihrer spontanen Art. Leider beginnt damit aber auch schon der Abschied, denn gleich nach dem Frühstück muss sie mich zum Bahnhof bringen. Es wird Gott sei Dank kein trauriger Abschied, denn wir wissen, dass wir uns unbedingt bald wieder treffen müssen. Jetzt sprechen wir schon nicht mehr über mein Tagebuch, sondern über mein »Manuskript«.

Anschließend sitze ich recht glücklich im Zug. Während der dreistündigen Fahrt kreisen meine Gedanken immer wieder um die schönen und hilfreichen Gespräche mit Hanna. Ja, ich habe wirklich eine gute Freundin gefunden. Nebenher gewinnt der Gedanke, das Manuskript für ein Buch zu schreiben, ein immer größeres Eigenleben. Ich nehme mir vor, gleich am nächsten Tag damit zu beginnen, mein Tagebuch noch einmal der Reihenfolge nach zu lesen und das Wichtigste daraus zusammenzufassen.

Der Wellenverlauf meiner Therapie

Beim Lesen meiner Tagebuchaufzeichnungen drängt sich mir der Vergleich mit Wasserwellen auf. Eigentlich bin ich eine gute Schwimmerin, die auch mit Routine in offenen Gewässern sicher schwimmen kann, doch unvermutet gerate ich in die offene See. Aus einem Kräuseln der Wasseroberfläche entstehen schnell größere Wellen, denen ich ausgeliefert bin. Wenn ich mich auf einen Wellenberg hochgearbeitet habe, sehe ich mein Ziel, das rettende Schiff. Doch dann zieht es mich mit Macht hinab in ein Wellental. Aus dieser Tiefe kann ich nicht über den nächsten Wellenberg blicken und an Hilfe glauben, nicht einmal seinen Gipfel erkennen. Erst nach langem, kräftezehrendem Auf und Ab erreiche ich schließlich mit der allerhöchsten Welle das rettende Schiff.

Genauso lief es in mir ab. Nachdem es zunächst in meinem Inneren eine Weile gebrodelt hatte, kam die schreckliche Erinnerung wie eine schäumende Woge hervorgebrochen und schien mich fast mit in die Tiefe zu reißen. Aber sobald ich mich entschlossen hatte, die ausgestreckte Hand des Therapeuten zu ergreifen und auch die liebevolle Hilfe meines Mannes anzunehmen, begann meine Entwicklung zunächst in ganz kleinen Wellen. Je mehr Energie ich aufnahm, desto höher schlugen sie aus. Ich traute mich, immer mehr Gefühle zuzulassen. Die »Hochs« in meinen Stimmungen wurden allmählich höher – das anschließende »Tief« aber dafür um so tiefer. Manchmal erschien mir die Verzweiflung so groß, dass ich gar nicht mehr auf den nächsten Wellenberg hoffen mochte. Wenn ich dann wieder oben schwamm, glaubte ich dafür so manches Mal nicht mehr an das nächste Wellental.

Mit den ersten Erinnerungen beginnen die Wellen

Die Erinnerungen, die ich in den ersten zwei Monaten mit sehr viel Mühe hervorbrachte, verursachten das erste leichte Kräuseln der Wasseroberfläche. Auch wenn ich oft weinte und mich tief getroffen fühlte, war es doch so, als stünde ich hinter mir und schaute diesem Treiben als Beobachterin fassungslos zu.

Trotzdem fühlte ich mich immer erleichtert, wenn ich eine Erinnerung herauslassen konnte. Dr. P. saß mir freundlich gegenüber und hörte wohlwollend zu. Aus seinen knappen Äußerungen spürte ich ehrliche Anteilnahme und manchmal die gleiche Fassungslosigkeit, die mich selbst immer wieder überkam. Diese Stunden gaben mir Energie, zwischendurch auch wieder hochzukommen und nicht endgültig zu versinken.

Nach kleinen Denkanstößen durch Dr. P. kamen jetzt zaghaft die ersten Überlegungen dazu, wie mein heutiges Verhalten damals entscheidend geprägt wurde. »Sie haben wirklich viel erarbeitet und schon eine Menge geschafft«, sagte er anerkennend. »Ich musste nicht arbeiten, diese Erinnerungen kamen doch ganz allein«, wehrte ich ab. »Warum können Sie meine Anerkennung nicht ganz einfach akzeptieren?« Nein, das war mir nicht möglich.

19. März 1993

Ich weiß jetzt, bei Lob und Anerkennung sind es zwei Dinge, mit denen ich nicht fertig werde: Einerseits bezweifle ich, dass mein Gegenüber dieses Lob auch wirklich ernst meint, und andererseits ist da der Zweifel, ob ich ein Lob tatsächlich verdiene.

Die Ursache ist klar: Mich hat damals der Musiklehrer so klein gehalten, bis ich überzeugt war, nichts Besonderes leisten zu können. Andererseits habe ich ja schmerzlich erfahren, dass die positiven Dinge, die er mir sagte, mir nur schmeicheln sollten. Dadurch konnte er mich besser ausnutzen. Doch wie lerne ich es heute, mit solchen an sich positiven Äußerungen richtig umzugehen?

Hier merkte ich, wie hilfreich ein Tagebuch für mich ist; denn das Schreiben zwingt mich zu einem viel intensiveren Nachdenken. Ich komme zu einem Ergebnis und habe, wie in diesem Fall, einen Mechanismus durchschaut. Das ließ mich einen kleinen Auftrieb spüren, auch wenn sich mein Verhalten nicht so schnell änderte. Oft gab es ähnliche Situationen, in denen ich anerkennende Worte abwies. Manchmal machte mich Dr. P. humorvoll darauf aufmerksam: »Schon wieder! Das war ein Lob!« Dann konnte ich lachend meine Abwehr dagegen aufgeben.

Immer wenn ich etwas geschafft hatte, schwamm ich oben auf der Woge. Aber bald zog es mich auch wieder unaufhaltsam in die Tiefe – meistens ganz plötzlich, ohne Vorankündigung.

11. April 1993

Einige Tage lang ging es mir ausgesprochen gut, und ich konnte die Natur und den Frühling genießen. Eine herrliche Zeit! Doch heute Morgen war plötzlich alles aus. In mir brannte es; mich quälten wieder diese seltsamen Schmerzen im Brustkorb, die bis zum Hals hochziehen. Ich konnte mich nicht gegen meine Grübeleien wehren. Oft war ich kurz vor dem Weinen, mochte aber diesem Gefühl nicht nachgeben. Immer wieder kam der Gedanke: »Warum hat er das mit mir gemacht? Warum hat er mich in diese Lage gebracht?« Diese Warum-Fragen sind unsinnig. Es gibt keine befriedigenden Antworten, und sie bringen mich nicht weiter.

Ich hatte einfach nicht die Kraft, mich gegen meine dunkle Stimmung zu wehren, und bin auch gar nicht erst auf die Idee gekommen. Nicht einmal ein langer Spaziergang konnte mich herausreißen. Erst am Nachmittag war ich fähig zu sagen: »Ich lasse mich nicht unterkriegen!«

Manchmal schaffte ich es wirklich, mit meinem »Ich will!« wieder nach oben zu gelangen. Doch das Pendeln meiner Stimmungen auf den Wellen ging weiter, ohne dass ich es beeinflussen konnte. An manchen Tagen fühlte ich mich vollkommen im Wellental versunken. Dann fuhr ich mit dem Fahrrad durch die schöne Natur, ohne sie überhaupt wahrzunehmen. Ich sah zwar aufblühende Blumen oder hörte den Gesang der hochflatternden Lerche, doch das alles schien nicht für mich bestimmt zu sein. Es drang zwar in mein Bewusstsein ein, aber nicht in mein Herz. Ich fuhr zusammen mit Siegfried über einsame Feldwege und weinte still vor mich hin. Durch meinen grauen Tränenschleier sah der Frühling nur trostlos aus. Manchmal kam Siegfried mit dem Fahrrad näher und streichelte wortlos über meinen Arm. Dann fühlte ich ein wenig neue Kraft hochkommen.

In dieser Zeit dachte ich manchmal über meine Musikaktivitäten nach. Dabei wurde mir bald klar, dass die Beschäftigung mit der Musik für meine Heilung sehr wichtig sein könnte.

4. Mai 1993

Heute habe ich Jazzmusik live erlebt. Schon lange wollte ich sie einmal unvoreingenommen hören. Ich war neugierig darauf und mochte nicht mehr denken, dass es sich um »Negermusik« handele und dass nur die klassischen Harmonien die richtige Musik seien.

Es hat mir ausgesprochen gut gefallen, und als mir das bewusst wurde, konnte ich mich darüber freuen. Ich verspürte große Lust mitzuspielen.

Nach diesen Erlebnissen habe ich den Eindruck, es geht wieder aufwärts. Ich spüre plötzlich neue Energie, meine Umwelt zu sehen, Briefe zu schreiben und Dinge zu erledigen, die lange liegengeblieben sind.

Meine Gedanken zur Musik führten mich aber nicht nur nach oben auf die Welle, es konnte dadurch genauso gut abwärts gehen. Schon zwei Wochen später war das der Fall, als ich darüber nachdachte, dass für mich bisher die »wahre« Musik mit der Romantik aufhörte.

20. Mai 1993

Vor kurzem dachte ich noch, ich könne alles nachholen. Aber heute hat mich die Traurigkeit so überwältigt, dass ich glaube, damit ist es endgültig vorbei. Meine Lebensumstände haben sich einfach geändert. Ich bin nicht mehr 16 Jahre alt – damals stand mir noch die ganze Welt offen. Schluss, aus! Auch das ist Folge seiner Beeinflussungskunst.

Das Ergebnis dieser Gedanken sind wieder die üblichen Schmerzen. Ich weine still vor mich hin, während wir mit dem Fahrrad durch die schöne frühsommerliche Natur fahren.

Dennoch gab mir gerade die Musik immer wieder neue Energien für das jetzt langsam größer werdende Auf und Ab meiner Gemütsbewegungen. Wie oft setzte ich mich mutlos und traurig ans Klavier! Fast jeden Abend verbrachte ich vor dem Schlafengehen ein bis zwei Stunden hier. Dabei fühlte ich regelrecht, wie die Kraft allmählich zurückkehrte und sich meine Stimmung nach und nach aufhellte. Dann konnte ich dem nächsten Tag wieder zuversichtlicher entgegensehen.

Mir war klar, dass ich das eigene Musizieren bewusst als Mittel zur Selbsthilfe einsetzte. In diesem Frühjahr wirkte ich bei zwei Wohltätigkeitskonzerten mit. Außerdem musste ich mich auf die neun Konzerte vorbereiten, bei denen ich die russische Opernsängerin Nina begleiten wollte. Das bedeutete viele Stunden am Klavier und viel gemeinsames Musizieren mit anderen.

21. Juni 1993

Vor dem Wohltätigkeitskonzert versuchte ich, mir alles noch einmal gedanklich klarzulegen:

Ich verfolge schon seit einiger Zeit den Gedanken, diese Konzerte als eine Art Emanzipation zu betrachten – jedenfalls zunächst auf dem Gebiet der Musik, denn damit hatte die Abhängigkeit ja schließlich angefangen. Wenn mir das gelingt, so glaube ich, kann ich auch wieder vorankommen.

Der Musiklehrer hatte mich damals völlig in der Hand, bestimmte, ob ich mitspielte, was ich spielte und über lange Zeit auch, wie ich spielte. Jetzt musiziere ich aus eigenem Willen heraus nur das, was ich wirklich will, und lasse mich von niemandem mehr beeinflussen. Vielleicht habe ich darum auch die Begleitung der Bachsonate bei diesem Konzert abgegeben. Ich wollte einfach selbst bestimmen.

Dazu gehörte auch, dass ich »Das Veilchen« und »Willst du dein Herz mir schenken« auf das Programm setzte. Ich musste mir beweisen, diese beiden Stücke, die in meiner Geschichte eine so schmerzliche Rolle gespielt haben, ohne schlimme Gefühle ganz normal vortragen zu können. Bei den Proben ging es manchmal gut, manchmal auch nicht. Aber zwei Tage vor dem Konzert übermannten mich meine Gefühle völlig, und die Tränen liefen. Ich habe gewaltsam dagegen angekämpft und mir ernsthaft vorgesagt: »Es war alles Lug und Trug, was dieser Psychopath von Musiklehrer damals hineininterpretiert hat und mir damit aufzwang.« Ich versuchte, mir das in mein Gehirn einzuhämmern. Gott sei Dank, es gelang; ich konnte weiterspielen.

In meinem Tagebuch finde ich an vielen Stellen die Aussagen, dass ich regelrecht gekämpft habe, die Gewalterfahrung zu überwinden. Auch wenn es zwischendurch Rückschläge gab, haben mich doch die Aktivitäten mit meinem »Ich will!« immer wieder nach oben gebracht.

Ich hatte durch meine Tagebuchaufzeichnungen gedanklich etwas geschafft, war mir über meine Situation klar geworden und dabei in meinen Überlegungen weitergekommen. Also fühlte ich mich weit oben. Doch das nächste Wellental folgte, ohne dass ich jemals dafür einen äußeren Anlass gesehen hätte. Dann saß ich wieder wie gelähmt da und konnte mich nicht aufraffen, irgendetwas zu unternehmen. Schmerzen und Angst überwältigten mich vollkommen.

So erging es mir während unserer Sommerferien an der Ostsee, als wir unseren Urlaub wegen des schlechten Wetters für drei Tage unterbrachen. Zu Haus angekommen, ermutigte mich Siegfried, um einen zusätzlichen Therapietermin zu bitten. Dann bin ich um das Telefon herumgeschlichen. »Kann ich Dr. P. um Hilfe bitten? Wie wird er reagieren, wenn ich ihn einfach anrufe? Störe ich ihn? Er hat doch so viel zu tun! Vielleicht schaffe ich es auch allein, wieder hochzukommen. Bestimmt schaffe ich es. Nein! Hilfe! Hilfe!«

Immer wieder näherte ich mich dem Telefon. Aber jedes Mal fand ich einen neuen Grund, den Anruf noch ein wenig aufzuschieben. Endlich wagte ich es, nahm den Hörer ab und wählte. »Vielleicht ist ja gerade jetzt der Anrufbeantworter eingeschaltet«, dachte ich, »dann ist endgültig entschieden, dass ich nicht mehr anrufe.« Ein Gottesurteil? Seltsame Gedanken für eine erwachsene Frau, aber ich fühlte mich doch so hilflos! Aber schon sehr schnell sagte die vertraute, freundliche Stimme: »Natürlich habe ich Zeit.«

Am nächsten Tag saß ich wieder in dem ruhigen Zimmer des alten Bauernhauses und lud all meine Angst ab, die mich fast erdrückt hatte. Äußerlich wirkte ich fast apathisch, fühlte mich aber innerlich von der großen Furcht, die mich ständig aufs neue erfasste, völlig aufgewühlt. Und wieder war schon allein das positive Zuhören in dieser beruhigenden Atmosphäre eine erste Hilfe.

»Kennen Sie diese Angst nicht von früher? Ist es nicht so wie damals, als er immer wieder irgendwo auftauchte?« Es fiel mir wie Schuppen von den Augen: Ich hatte die ständig wiederkehrende Angst noch einmal durchlitten. Durch diese knappen Fragen war der Vorhang gerissen, ich konnte wieder klarer sehen. Um wirklich wieder hochzukommen, war es für mich wichtig, diese Erkenntnis in meinem Tagebuch zu verarbeiten.

1. August 1993

Bald nach den furchtbaren Erlebnissen damals in der Kirche hatte ich es geschafft, mich endgültig von dem Musiklehrer zu lösen. Doch dann folgte die Zeit, in der er immer wieder auftauchte und mir schreckliche Angst einjagte. Genauso plötzlich und unsystematisch, wie er ständig auftauchte, hatten mich in den letzten Tagen die Schmerzen in der Brust und damit verbunden die große Angst übermannt. Es war das Gefühl aus der damaligen Situation. Jetzt konnte ich endlich dagegen ankämpfen. Die Furcht kam zwar wieder, aber dann sagte ich mir: »Musiklehrer, du kannst mir nichts mehr anhaben. Ich habe keine Schuld. Du bist der Verbrecher, der mich schändlich missbraucht hat. Ich könnte dich anzeigen, und jedes Gericht würde dich verurteilen.«

Das habe ich mir inzwischen sehr oft gesagt, und die Angstzustände verloren ihren Schrecken; sie wurden immer seltener. Auch jetzt überkommen sie mich noch manchmal, haben aber keine Macht mehr über mich. Sie beherrschen nicht mehr mein Leben – das bestimme ich wieder selbst. Ich kann wieder neue Dinge erproben und Freude dabei empfinden.

22. August 1993

Bin ich ein ganz anderer Mensch geworden? Es tauchen zwar immer noch zwischendurch die Gefühle von damals auf, und ich sitze plötzlich mit einem unheimlichen Brennen in der Brust und einer furchtbaren Angst in mir da. Manchmal laufen auch plötzlich die Tränen, und ich kann mich eine Zeit lang nicht dagegen wehren. Doch immer wieder werde ich recht bald durch irgendetwas aus dieser dunklen Stimmung herausgerissen, und dann ist sie vorbei.

Dagegen gibt es inzwischen viele Tage, an denen ich mich unendlich glücklich fühle – an denen ich eine unbändige Kraft in mir spüre, etwas Neues zu beginnen. Dann habe ich tausend Ideen und Vorstellungen. Ich fühle mich manchmal, als sei ich 20 Jahre alt und könne alles neu beginnen. So habe ich mich neulich schon Tage im voraus auf eine Silberhochzeit gefreut – das ist für mich bei solchen Feiern normalerweise nicht der Fall. Ich stellte mir vor, wie schön es sei, mit Siegfried zu tanzen, und verspürte eine prickelnde Vorfreude darauf. Wir haben auch wirklich an diesem Abend viel getanzt. Ich kam mir vor wie ein junges Mädchen, das gerade frisch verliebt gern die ganze Nacht durch mit ihrem Geliebten tanzen möchte. In mir spürte ich eine positive Kraft, die mich unglaublich glücklich machte.

Dieses Glück füllte mich so vollkommen aus, dass ich mich nach der Feier nachts um drei Uhr lang auf unserem Rasen ausstreckte. Ich fühlte mich vollkommen eins mit dem Boden unter mir und genoss den glitzernden Sommersternenhimmel über mir. Endlich, ein herrliches Gefühl, das ich wirklich empfinden konnte! Ich war glücklich – trotz allem.

Ich suche mir Hilfe

Das Auf und Ab meiner Wellen riss mich jetzt schon weiter in die Höhe, stürzte mich dann aber auch um so tiefer hinab. Wie könnte ich es schaffen, darin nicht unterzugehen? Höhere Wellen verzehren mehr Energie. Die brauchte ich dringend – und fand sie auch.

23. August 1993

Bislang habe ich mich ständig verschlossen und brachte es nicht fertig, anderen Menschen gegenüber von dem zu berichten, was mich im Innern wirklich bewegte. Nur Siegfried gegenüber gelang mir das manchmal. Doch jetzt plötzlich spürte ich das Bedürfnis, unserer Tochter von meiner Not und der schrecklichen Geschichte mit dem Musiklehrer zu erzählen – davon, wie es mich immer wieder furchtbar aufwühlt. Mit ihren 28 Jahren, so hoffte ich, könne sie mich verstehen. Zu sehr später Stunde, als wir allein zusammensaßen, kam endlich alles aus mir heraus. Welche Erleichterung, ihr davon erzählen zu können!

Dann folgte eine wunderschöne Stunde, die mir viel Kraft gab. Wir saßen eng umschlungen da, ich weinte leise vor mich hin, und sie meinte in ihrer liebevollen Art: »Ich möchte jetzt etwas völlig Neues erfinden, und zwar, wie ich dir ganz viel Liebe von mir injizieren kann – ganz viel weiche Liebe.« Später erzählte ich, dass ich jetzt eine Menge Dinge neu beginne, die mir bislang unmöglich waren. Ich sprach auch über meine Befürchtung, es könne nun vielleicht zu spät dafür sein. Dabei machte sie mir sehr viel Mut. Ich merkte, welch ungeheure Hilfe mir dieses Gespräch gab, und musste weinen – aber dieses Mal vor Freude über das beglückende Erlebnis.

Von dieser neuen Energie konnte ich eine Zeit lang zehren. Und nicht nur das! Jetzt gab es einen weiteren Menschen, der Anteil an meinem Leiden nahm und versuchte, mich liebevoll zu unterstützen. Manchmal war es so, als suchte ich verzweifelt einen Strohhalm, um nicht endgültig zu ertrinken. Dann konnte ich schon aufatmen, wenn ich meiner Tochter nur kurz am Telefon diese Verzweiflung andeutete. Ich fühlte mich verstanden und festgehalten. So konnte ich nicht untergehen.

Doch es liegt in der Natur der Sache, dem Wellenberg folgt immer auch ein Wellental. Zur Heilung muss man einfach die Gefühle aus der Zeit der Verletzung noch einmal durchleben, um sie jetzt in die richtigen Bahnen lenken zu können. Aber ein solches Tief kam bei mir immer erst dann wieder, wenn ich genug Energie gesammelt hatte, dieses Wellental auch durchzustehen. Wie ein natürliches Regulativ gab mein Körper immer nur dann diese Erinnerungen frei. So war es auch dieses Mal. Nach all den positiven Erlebnissen und gestärkt durch eine zusätzliche Helferin stürzte ich völlig ab.

3. September 1993

Seit der Probe am Sonntag weiß ich, dass das »Ständchen« von Schubert für mich mit einer besonderen Bedeutung verbunden sein muss. Ich habe diese Musik ganz und gar verinnerlicht und sie geradezu körperlich empfunden. Seltsamerweise beginne ich jetzt zum ersten Mal, den Text in eine Beziehung zur Musik zu bringen, und begreife erst dabei, was in mir vorgeht:

Im Gartenhaus hat er auch von der großen Liebessehnsucht gesprochen und davon, ich solle mich ihm opfern. Ist es nicht das »Komm beglücke mich!«? Genauso empfinde ich das noch heute. Diese Stelle, die zunächst dramatisch beginnt und schließlich in wunderbaren, verführerischen Harmonien endet, verursacht immer wieder in mir ein innerliches Aufgewühltsein und hinterlässt schließlich eine unendliche Traurigkeit. Dann sitze ich am Klavier, weine und steigere mich immer weiter in meine eigenen dunklen Mollfantasien hinein.

Dieses Tief war sehr viel intensiver und hielt auch länger an als die vorherigen. Manchmal brannte es den ganzen Tag über in meiner Brust. Aber dennoch musste ich immer wieder diese Musik spielen, sie hören, mit ihr leiden und mich damit quälen – genauso wie vor einem halben Jahr. Es war wie ein dämonischer Zwang. Früher einmal habe ich auch mit der Musik leiden müssen – durch sie bin ich abhängig von dem Musiklehrer geworden! Und jetzt marterte ich mich wieder damit.

12. September 1993

Damals kam ich mir natürlich nicht abhängig vor. Ich durchschaute die Verführung ja nicht, sondern lebte sogar noch mit den Selbstvorwürfen, mit denen ich ganz allein fertig werden musste.

Ich merkte gar nicht, dass er mich »weggeworfen« hat. Und genau das kehrte er auch noch um und gab mir die Schuld, mit der ich nur leben konnte, wenn ich sie endgültig verdrängte. Jetzt sehe ich zwar alles aus einer anderen Perspektive, aber es ist noch immer oder wieder ein entsetzliches Peinigen und Martern. Manchmal glaube ich, daran zu zerbrechen. Vielleicht brauche ich dieses Quälen als ein »Noch-einmal-Erleben« der damaligen Situation.

Wieder und wieder beschäftigte mich in den nächsten Wochen das »Ständchen« von Schubert, ich musste es wie unter Zwang spielen.

21. September 1993

Eine Stelle im »Ständchen« kann ich genau erklären. Es ist der dritte Teil, da wird die Musik lauter, heftiger, wilder. Ich empfinde sie wie eine Steigerung zum Orgasmus, der dann in einer eigentlich wunderschönen Ruhe endet: »Komm beglücke mich«. Für mich ist das aber gar nicht schön, denn ich fühle wieder die Situation in der Kapelle. Er war wie ein unheimliches, wildes Tier, das mich in brennende Angst versetzte.

Inzwischen quält mich das Spielen dieses Liedes zwar nicht mehr so schlimm wie am Anfang. Aber dennoch fällt es mir schwer, diese Stelle zu spielen. Sie scheint mir, wenn ich die Noten ansehe, nicht schwieriger zu sein als der vorherige Teil, aber trotzdem verspiele ich mich hier jedes Mal. Es ist so, als ob sich in mir etwas dagegen sträubte. Wenn ich allein bin, geht es noch, aber mit Nina zusammen gibt es ständig Schwierigkeiten, und ich komme aus dem Konzept.

Die neun Konzerte mit Nina wurden ein großer Erfolg. Nach dem dritten Abend schwand bei mir jegliche Aufregung, und auch mit dem »Ständchen« gab es jetzt keine Probleme mehr. Ich hatte es geschafft! Natürlich bestimmte in erster Linie Nina mit ihrer phantastischen Stimme und ihrer gewinnenden Art diese Konzerte. Aber auch ich bekam immer wieder Lob und Anerkennung. Diesen Komplimenten stand ich zwar oft recht hilflos gegenüber und wusste nicht, wie ich reagieren sollte. Doch sie stärkten auch mein Selbstbewusstsein – genau das brauchte ich jetzt. Ich, die sich nach der schrecklichen Geschichte mit dem Musiklehrer gerade auf diesem Gebiet nichts mehr zugetraut hatte, leistete in der Musik etwas und fand allgemeine Anerkennung. Das gab mir die Energie, den nächsten Wellenberg anzugehen.

Ich brauchte ja nicht nur immer wieder neue Kraft, um an meiner Heilung zu arbeiten. Da war außerdem noch mein Beruf. Auch wenn es mir psychisch noch so schlecht ging, hatte ich bis dahin nicht einen einzigen Tag in der Schule gefehlt. Jetzt stand die einwöchige Abschlussfahrt meiner 10. Klasse auf dem Programm, der ich mit sehr viel Angst entgegensah. Was sollte ich nur machen, wenn mich Depressionen überfielen? Ich musste doch den gesamten Tag mit den Schülern zusammen sein und konnte mich nicht von meinen Erinnerungen überwältigen lassen. Das bedeutete eine große Kraftanstrengung. Aber die vorausgegangenen Konzerte hatten mir tatsächlich so viel Energie gegeben, dass diese Fahrt recht gut verlief. Meine Kraft reichte sogar noch einige weitere Wochen aus, den Alltag zu meistern und neuen Mut zu schöpfen.

Größere Wellen verlangen mehr Kraft

17. Oktober 1993

Am frühen Nachmittag ging ich zum Frisör. Schon auf dem Hinweg setzte sich in mir ein Satz fest, dem ich mich nicht entziehen konnte: »Der macht gleich etwas mit meinem Körper.« Dieser Gedankenfetzen wiederholte sich ständig in mir. Ich konnte mir zwar sagen, dass ja nur die Haare geschnitten würden und der Frisör damit ein für mich harmloser Mensch sei, aber es half nicht. Der Satz ließ sich nicht ausschalten.

Später am Nachmittag fand unser Lehrerkegeln statt. Zuerst wollte ich gar nicht hingehen, weil ich mich nicht danach fühlte. Schließlich bin ich doch mit Verspätung losgezogen, kam aber nicht in die richtige Laune. Zwischendurch liefen mir einfach – ohne erkennbaren Grund – die Tränen, und ich musste hinausgehen, weil ich mich überhaupt nicht mehr gegen die immer größer werdende Traurigkeit wehren konnte.

Irgendwann nahm in mir eine Idee Gestalt an. Ich wollte die alten Schulfotos herausholen und alle Bilder vernichten, auf denen der Musiklehrer zu sehen ist. Dieser Gedanke baute sich regelrecht in mir auf. Schließlich bin ich in Windeseile nach Haus gefahren, sofort nach oben gestürzt, habe das Fotoalbum aufgeschlagen und alle Bilder herausgeholt.

Es war so, als sei ich das nicht selbst, sondern als handle eine andere in mir. Ich bin mit den Bildern ins Badezimmer gegangen und habe sie zerrissen – die ersten Bilder nur einfach so, die anderen dann genau an der Stelle, an der er zu sehen war. Ich musste ihn mitten durchreißen. Dann habe ich Streichhölzer genommen und die Bilder im Waschbecken verbrannt. Das ging aber nicht so einfach, da Fotopapier kaum brennt. Schluchzend stand ich am Waschbecken, weil sich das Gefühl ausbreitete: So klein hat dich der Musiklehrer damals gemacht, bis auch von dir nur noch ein Häufchen Asche übrigblieb.

Inzwischen war Siegfried nach Haus gekommen. Ich muss einen ziemlich wirren Eindruck gemacht haben, wie ich da mit meinen »brennenden« Fotos am Waschbecken stand und erschüttert weinte. Er wollte mich trösten, aber das konnte ich in dieser Situation überhaupt nicht gebrauchen. Es war so, als ob ich gleichzeitig neben mir stand und diese Situation beobachtete. Ich sagte ihm, als ich den halbverkohlten Haufen im Waschbecken betrachtete, dass dieser Musiklehrer in mir genau so einen Müllhaufen zurückgelassen habe. In diesem Moment war ich wirklich wütend, aber zugleich unendlich verzweifelt. Siegfried meinte, es belaste ihn sehr, mir dabei nicht helfen zu können. Das war eine Reaktion, mit der ich nicht fertig werden konnte, denn ihn wollte ich ja damit nicht treffen.

Das Häufchen verkohlten Müll konnte ich nicht so einfach wegwerfen, ich bewahrte es in einer weißen Blumenschale auf – welch ein Kontrast! – und dachte, es in den nächsten Tagen betrachten zu wollen. Habe ich ihn damit sterben lassen? War das ein Urnenbegräbnis? Das Häufchen liegt noch immer in der Blumenschale – ich mag gar nicht hineinschauen.

An den folgenden Tagen versank ich tiefer und tiefer in meine Grübeleien. Dieses Mal war es die Entwicklung meines Sexualverhaltens, die mich beschäftigte. Und dazu kam der Gedanke, dass ausgerechnet mein Mann, mein Partner, der mich wirklich liebt, mitleiden muss. Damals hatte ich meinen Unterkörper ganz einfach abgeschaltet, um nichts zu empfinden. »Das war für Sie die einzige Möglichkeit, überhaupt alles zu überstehen«, hatte Dr. P. gesagt. Ja, aber wie mache ich das jetzt wieder rückgängig? Nur mit meinem »Ich will!« ließ sich das nicht bewältigen.

Bei meinen dunklen Überlegungen kam ich zu der Überzeugung, dass in mir wohl so einiges durcheinander geraten, ver–rückt sei.

26. Oktober 1993

Es ist in der Hauptsache der emotionale Bereich, der bei mir im Argen liegt. Ich habe ihn so lange unterdrückt, dass er nur noch ein Schattendasein in mir fristet. Gott sei Dank konnte ich ihn nicht ganz ausschalten, aber ich habe ihn nie wirklich hochkommen lassen. Und jetzt, wo ich das unbedingt möchte, gelingt es mir nicht mehr. Doch kann man so etwas in meinem Alter noch rückgängig machen?

3. November 1993

Heute war ich wegen meiner Geschichte zum ersten Mal nicht in der Schule. Es handelte sich nicht um eine genau definierbare Krankheit, aber ich fühlte mich ausgesprochen schlecht und unfähig zu unterrichten. Sicher hätte ich früher dieses Gefühl ignoriert und nicht gefehlt! Der Vormittag wäre auch irgendwie mehr schlecht als recht herumgegangen. Aber andererseits weiß ich, es war besser so, denn ich musste immerzu weinen – und was sollte ich in diesem Zustand vor der Klasse? Dennoch bleibt ein Rest von schlechtem Gewissen zurück, der mir sagte, ich hätte mich ja zusammenreißen können.

An diesem Vormittag habe ich zunächst eine Stunde lang in meinem Sessel gesessen und über die gestrige Therapiestunde nachgedacht. Es war in mir wieder die große Kälte und das Zittern ausgebrochen. Nach einer anderen Therapiestunde hatte ich das schon einmal erlebt. Während der Stunde versuchte ich, mich zusammenzunehmen. Aber als ich im Auto saß, konnte ich es nicht weiter unterdrücken. Also bin ich nur ein kleines Stück gefahren, und meine Beherrschung war dahin. Ich habe angehalten; es brach nur so aus meinem Inneren heraus. Das war nicht allein ein Zittern, meine Gliedmaßen, besonders die Oberschenkel, flogen regelrecht hin und her, und ein Strom von Tränen floss aus mir heraus; ich musste laut weinen. Plötzlich kam ein Auto mit voll aufgeblendeten Scheinwerfern auf mich zu. Ich bin aufgeschreckt, und der Spuk war vorbei.

Immer wieder dachte ich darüber nach, was dieses so starke Gefühl in mir eigentlich hervorruft. Mir kam die verbale Assoziation »unendliche Kälte, Gefühlskälte, Tod«. Es war damals wirklich eine Gefühlskälte. Ich musste mein Gefühl abschalten, um das überhaupt ertragen zu können. Mein Gefühl? Überhaupt nicht gefragt! Allein seine egoistische Selbstbefriedigung schien wichtig, mein Gefühl war tot. Will es aus der Kälte jetzt mit dem unheimlichen Zittern hervorbrechen?

Natürlich bin ich in der Folgezeit nicht absolut gefühllos gewesen. Aber ein Teil des Gefühls wurde sicherlich ausgeschaltet oder vom Intellekt als Abwehrmechanismus überlagert. Mir ist dunkel in Erinnerung, dass ich dieses aufwühlende Zittern, vor allem in den Oberschenkeln, schon früher einmal erlebt habe. Aber ich finde nicht mehr den Schlüssel dazu. Irgendwie verbinde ich damit, Angst zu haben, dass gleich etwas ganz Schreckliches passiert. Aber so intensiv ich auch nachdenke, weiter geht es nicht!

Nachdem ich an diesem Vormittag lange so dagesessen hatte, um über das alles nachzudenken, fühlte ich das Bedürfnis, die Unvollendete von Schubert zu hören – und das drei Mal. Dabei konnte ich nicht anders, als sie ganz persönlich für mich und auf meine Situation zugeschnitten zu interpretieren. Ich spürte immer aufs neue, wie dieser Musiklehrer mich quälte. Dann wieder die wunderschöne Musik, die mich hoffen ließ, alles wird gut, und auch ich kann irgendwann einmal unvoreingenommen Musik nur als schön empfinden. Doch dann ein Schlag mit einem Fortissimo, der regelrecht über mir zusammenbrach. Ich fühlte mich getroffen, zog mich ganz zusammen, und die Tränen liefen über meine Wangen.

Zunächst habe ich nur diesen einen Tag in der Schule gefehlt und war auch wirklich nicht in der Lage zu unterrichten. An den folgenden Tagen musste ich nachmittags und vor allem abends ständig die gleiche Musik hören oder spielen. Warum riss ich selbst immer wieder die alten Wunden auf, so als wolle ich sie einfach nicht heilen lassen? Manchmal hatte ich den Eindruck, diese Qualen und Ängste würden immer schlimmer. Könnte ich denn nie mehr Musik genießen?

»Hat er Sie damals nicht genauso gequält? Waren Sie nicht genauso verzweifelt?«, fragte Dr. P. Ja, wirklich, wie damals, die Verletzungen hörten nicht auf. Immer wieder musste ich mitmachen, ohne herauszukommen – immer wieder gepeinigt werden – alles Leid noch einmal durchmachen! Dieses Wellental wollte nicht enden.

22. November 1993

Die Beschäftigung mit der Musik zeigt mir, dass ich mich immer tiefer hineinverstricke. Wieder und wieder muss ich die Stücke von Schubert mit den furchtbar schönen Harmonien spielen, die durch Modulationen zu immer neuen schwermütigen Melodien führen. Dann steigert die Musik sich zu einem riesigen Akkord, der über mir zusammenbricht, mich erschlägt, um wieder in einer wunderschönen dunklen Melodie zu enden. Ich sitze da – ganz allein für mich – und bin unendlich traurig. Dieses Traurigsein schreckt mich aber nicht etwa ab, es zieht mich geradezu magisch an, und ich muss immer wieder ähnliche Situationen durchleben.

In vielen Therapiestunden hatte ich gelernt, zu meiner Heilung sei es unbedingt nötig, alles Schlimme noch einmal zu durchleiden. Das führte ich nie bewusst herbei. Es kam von selbst; ich konnte mich nicht dagegen wehren. Die Erinnerungen und Stimmungen überschwemmten mich einfach. Aber dieses Wellental dauerte nun schon so lange an! Zum ersten Mal hatte ich den Eindruck, meine Kraft schwinde langsam dahin. Deshalb versuchte ich jetzt bewusst, bei Siegfried neue Energien zu gewinnen. Gerade in dieser Zeit hatte ich oft den Eindruck, ohne ihn völlig zu versinken.

15. November 1993

Nachdem ich es endlich wieder geschafft habe, mit Siegfried über meine Konflikte zu reden, geht es mir besser. Ich hatte mich in der letzten Zeit so sehr in die Idee verrannt, mit der Vergangenheit leben zu lernen, dass ich fanatisch versuchte, bei mir etwas zu ändern. Auf diese Weise vergrub ich mich nach und nach mehr in mich selbst. Siegfried war ausgeschlossen und fühlte sich vernachlässigt, wie er sagte. Vor allem durch meine häufige Beschäftigung mit der Musik habe ich mich von ihm abgekapselt. Dabei wagte er es nicht, dieses Thema anzuschneiden, weil er dachte, die Musik sei jetzt wichtig für mich. Aber ich merkte selbst, wie ich immer verkrampfter wurde, und hatte den Eindruck, es geht nicht voran, ich komme nicht weiter und werde es nie lernen, wenigstens einen Teil der Folgen von damals abzubauen. Vor einiger Zeit hatte es einen Anfang zur Weiterentwicklung gegeben, aber dann bin ich stehen geblieben.

In der Sexualität ist es so, dass ich oft mehr empfinden will. Aber mit »Ich will!« ist da gar nichts getan – und dann geht auch überhaupt nichts mehr. Das gleiche sehe ich in der Musik. Ich will mehr erreichen, und zwar möglichst schnell. Aber mit »Ich will!« entwickelt sich keine Jazzimprovisation. Je mehr ich mir meine Erfolglosigkeit vor Augen führe, desto verbissener kämpfe ich mit dem jeweiligen Thema.

Es ging einfach nicht voran, und ich glaubte, nie wieder aus der Tiefe hochzukommen. Mir war nicht klar, diese seelische Tiefe damals genauso verzweifelt durchlitten zu haben. Aber daraus hatte ich mich ja auch wieder herausgehoben!

In dieser Zeit entdeckte ich plötzlich, dass ich meine Konflikte im Schlaf weiterverarbeite. Immer wieder verfolgten mich in den nächsten Wochen ähnliche Träume. Zum ersten Mal wurden sie mir bewusst, und ich nahm sie ernst.

22. November 1993

Manchmal glaube ich, kämpfen zu können, aber im Moment scheint es mir so, als würde meine Kraft immer schwächer. In der letzten Nacht hatte ich dazu einen sehr bezeichnenden Traum. Er verfolgte mich die gesamte Nacht über. Ich wurde wach, schlief ein, und immer wieder fing ich neu an, dasselbe zu träumen, ohne wirklich ein Ende zu finden.

Siegfried und ich befanden uns in einem unwirtlichen Gelände mit Bergen, Felsen, viel Geröll, kaum Vegetation und teilweise mit etwas Schnee. Hier entdeckten wir in einem Auto Männer, die mir irgendetwas Furchtbares getan hatten. Es waren dunkle Typen, die durch die getönten Scheiben ihres Autos noch dunkler wirkten. Siegfried wollte sie erschießen. Ich dagegen dachte, er solle sie nur kampfunfähig machen. Doch das ging nicht so einfach, denn dort, wo wir sie zuerst entdeckt hatten, gab es zu viele Leute. Wir zogen höher in die Berge, weil die Männer uns sowieso folgen würden. Hier suchten wir eine Stelle, an der sie uns nicht entgehen konnten. Da war es möglich, auf sie zu schießen, ohne uns selbst in Gefahr zu bringen. Aber bevor es dazu kam, wurde ich immer wach. Danach begann der Traum wieder von vorn. Jedes Mal fügte ich andere Details ein. Einmal gab es bei dem Rückzug in die Berge wunderschöne Besichtigungsmöglichkeiten, die wir zuerst wahrnehmen wollten: ein herrliches Bergpanorama, dann ein monumentales, strahlendes Denkmal.

Ein anderes Mal wollten wir gerade losgehen, um die Gangster in der Schlucht zu erwarten, da stellte ich fest, dass ich gar keine passende Kleidung dafür hatte. Wir wohnten inzwischen in einem Hotel oben auf dem Berg, und in meinem Schrank gab es nur ein Ballettkostüm und altmodische Ballkleider. Beim nächsten Traum fand ich darin nur Sommerkleidung, obwohl draußen Schnee lag. So konnte ich auf keinen Fall mitkommen.

Also ging es zwar ständig darum, diese dunklen Gestalten zu erschießen, aber immer gab es einen Hinderungsgrund. Zwischendurch sah ich sie wieder in ihrem dunklen Auto. Entwischt sind sie uns nicht, wir waren ja in Alarmbereitschaft – und nach dem nächsten Aufwachen fing es wieder von vorn an.

Genau das spielt sich auch jetzt in mir ab. Ich möchte kämpfen, aber weiß einfach nicht wie.

»Ist es im Moment Ihr Mann, der für Sie kämpfen soll?«, tippte Dr. P. kurz an. So war es wohl wirklich. Ich hatte allein einfach nicht mehr genügend Kraft. Das wurde mir jetzt bewusst und ließ mich noch mehr verzweifeln. Dazu kam, dass ich durch manche Erlebnisse auf den Gedanken kam, langsam irre zu werden.

22. November 1993

Gestern sahen wir den 2. Teil des Films »König der letzten Tage«, in dem Jan Bockelsohn als Anführer der Wiedertäufer und Verführer des Volkes von Münster dargestellt wird. Dabei nimmt auch seine Rolle als Verführer der Frauen eine große Rolle ein. Plötzlich sah ich in ihm Dr. P. und war tatsächlich der Meinung, er sähe ihm sehr ähnlich – besonders im Mienenspiel und in der Gestik.

Als mir noch während des Films diese groteske Idee klar wurde, wusste ich gleichzeitig, um welche Übertragung es sich dabei handelte. Aber das half mir nicht. Immer wieder musste ich fasziniert vor allem im Mienenspiel die übertragene Person sehen. Ich fühlte mich davon geradezu magisch angezogen – so als würde auch ich verführt und müsste die gesamte Tragik dieser Verführung mit durchleiden.

Schnappe ich jetzt vollends über, oder was steckt dahinter? »Sie sind absolut nicht verrückt. Es handelt sich um eine einfache Übertragung, die in dieser Situation normal ist«, beruhigte mich Dr. P.

Früher habe ich immer gesagt, zu einem Psychologen werde ich nie gehen. Irgendwie hatte ich immer Angst, er würde mich dahin bringen, wohin ich nicht wollte, mich verführen. Ist aber nicht genau das jetzt geschehen? Ich fühle mich in einer ausweglosen Situation. Hat mich Dr. P. nicht dazu gebracht, all diese Dinge aus meinem Innersten herauszuholen, an die ich gar nicht mehr denken wollte – mich also auch verführt?

Zuerst hat mir das Aussprechen meiner ungeheuerlichen Erinnerungen ja wirklich geholfen, aber jetzt fühle ich mich wie in ein völlig dunkles Labyrinth getrieben, aus dem ich einfach nicht wieder herausfinde. Und es ist auch niemand da, der mir wirklich dabei helfen kann. Meine Gedanken quälen mich in immer neue dunkle Gänge hinein. Ich sehe kein Licht und finde keinen Ausgang.

Andere Bilder, die mir dazu einfallen, sind die des Zauberlehrlings: Die Geister, die ich rief, die werde ich nun nicht mehr los. Oder: Ich habe mit dem Feuer gespielt. Werde ich darin umkommen? Wo ist der Weg, der mich wieder hinausführt?

Ich wollte nicht verrückt werden! Ich wollte herauskommen! Aber wie? Dr. P.: »Sie sind nicht der Zauberlehrling, weil Sie sich ja nicht selbst in diese Lage gebracht haben. Das war allein der Musiklehrer. Und Sie kommen auch wieder heraus. Das werden Sie schaffen. Sie sind bisher immer wieder hochgekommen.«

Noch immer konnte ich nicht sehen, wie genau ich das Leiden von damals wiederholte. Damals hatte ich auch lange Zeit keinen Weg gesehen, aus der Verstrickung je wieder herauszukommen. Jedes Mal wirkte Dr. P. mit leiser, beruhigender Stimme auf mich ein. Aber je tiefer es nach unten ging, desto mehr zweifelte ich an dieser Form der Therapie, weil ich nirgendwo die Energie für den nächsten Wellenberg fand.

27. November 1993

Die Gesprächstherapie war in den vergangenen Monaten sicher genau das Richtige für mich. Ich musste zunächst aus mir herausholen, was mir die Kopfschmerzen bereitet hatte, dann konnte ich weiter in mich vordringen und den sexuellen Missbrauch Stück für Stück wieder hervorholen. So habe ich immer tiefer in mich hineingehorcht, konnte mehr und mehr ans Tageslicht fördern und habe auf diese Weise vieles von mir selbst kennengelernt. Aber für den Fortgang zweifle ich an dieser Methode.

Die Wunde habe ich schon freigelegt. Doch dann sollte ich auf keinen Fall weiter in ihr herumbohren! Aber genau das mache ich jetzt mit meinem Innenleben. Die Wunde spüre ich so manches Mal noch schmerzlich; und darin bohre ich mit meinen Gedanken weiter herum. Dann ist es doch nur normal, wenn der Schmerz nicht aufhört!

Vielleicht könnte mir eine Therapie, die über die Musik läuft, helfen?

Ich hätte jetzt in der Tat zusätzlich zur Therapie dringend eine positive Energie gebraucht – irgendeinen Lichtblick, der nicht mehr allein die alten Verletzungen beleuchtete, sondern mir eine erstrebenswerte Zukunft zeigte. Zugleich müsste ich sicher sein, diese Zukunft auch erreichen zu können. Dann gäbe es eine Hoffnung, aus dem Dornenlabyrinth herauszukommen.

So zog es mich nur immer weiter hinab in verzweifelte, scheinbar unentrinnbare Tiefen. Mir kamen alle möglichen Ideen zur Befreiung: Ich könnte ja ein Buch lesen, in dem jemand über die Verarbeitung einer ähnlichen Geschichte schreibt. Vielleicht wäre es mir möglich, daraus Anregungen für mein eigenes Weiterkommen zu erhalten. Doch wo sollte ich ein solches Buch finden? In unserer kleinen Stadt sicher nicht! Aber ich war so sehr mit meinen Gedanken und der mühsamen Bewältigung meines Alltags beschäftigt, dass ich einfach keine Zeit und auch keine Kraft fand, in die nächste große Stadt zu fahren, um in einer Bücherei danach zu fragen.

Dieser November war ein furchtbarer Monat! Ich fühlte mich immer stärker wie in dem dunklen Labyrinth gefangen ohne Hoffnung, jemals den Ausgang zu finden. Hin und wieder gab es einen Tag, an dem ich glaubte, das Licht des Ausgangs zu sehen, aber das hielt nie lange an. Dann fühlte ich mich aufs neue gefangen – ausweglos eingesperrt. »Jedes Labyrinth hat einen Ausgang, und Sie werden ihn ganz sicher finden«, beruhigte mich Dr. P.. So ging das Auf und Ab weiter – mehr ab als auf. Mir blieb nichts anderes übrig, als die Energie aus den Therapiestunden und den Gesprächen mit Siegfried zu schöpfen, um mich dann – wie Münchhausen – selbst am Schopf aus dem Sumpf wieder hochzuziehen.

Eine Pause zum Aufatmen

Ein wenig Kraft dazu holte ich mir jetzt aus einem kleinen Weihnachtskonzert, das ich zusammen mit meiner aus Russland stammenden Freundin und einigen Kindern gab. Dieses Konzert gelang ungewöhnlich gut, und wir ernteten entsprechenden Erfolg. Ich arbeitete mich allmählich durch die Musik wieder auf den ersehnten Wellenberg hoch. Die zeitaufwändigen Auseinandersetzungen mit meinem Tagebuch setzte ich bewusst als Hilfe ein Im Dezember schließlich fühlte ich mich endlich wieder oben.

20. Dezember 1993

Jetzt kann ich vieles neu sehen. Ich habe durchaus meine Stärken – wirkliche Stärken, nicht nur gespielte. Diese Stärken liegen in verschiedenen Bereichen, aber sie sind real vorhanden. Deshalb bin ich auch ganz sicher, dass niemand mehr eine Macht über mich ausüben kann, wenn ich es nicht will. Also kann ich jetzt durchaus auch Schwächen zugeben. Das gelingt sicher noch nicht immer, denn wer gibt schon gern Schwächen zu? Aber ich habe keine Angst mehr davor.

Ein weiterer – vielleicht der wichtigste Bereich ist der der Emotion. Ich merke ganz deutlich, dass ich in zunehmendem Maße bereit bin,

Gefühle zuzulassen, ja sie erst überhaupt zu spüren. Jetzt, wo ich meine Gefühle akzeptiere, merke ich auch, wie sehr ich von ihnen bestimmt bin. Ich glaube, viele Dinge gefühlsmäßig erst richtig erfassen zu müssen, bevor ich mich intellektuell damit auseinandersetzen kann. Erst danach, also als dritter Schritt, folgt dann, dass ich darüber sprechen kann. Vielleicht reagiere ich deshalb manchmal recht spät. Doch ich registriere und akzeptiere jetzt nicht nur meine Gefühle, sondern auch, wie wichtig sie für mich sind. Früher habe ich sie in vielen Bereichen einfach ganz ausgeschaltet und wollte alles über den Kopf regeln. Dabei verlangte ich mir manchmal unmenschliche Leistungen ab. Dann stand nur harte Arbeit ohne jede Gefühlsregung im Vordergrund. Und genau das habe ich rigoros auch von anderen verlangt. Deshalb ist es nicht verwunderlich, wenn ich nur sachliche, keine emotionalen zwischenmenschlichen Beziehungen aufbauen konnte.

Ich fühlte mich unendlich glücklich, und dieses Glücksgefühl schlug von Tag zu Tag höher aus. Also glaubte ich, endlich meine schreckliche Geschichte überwunden und verarbeitet zu haben. Nun könnten wohl nur noch leichte Schwankungen kommen! Doch behutsam deutete Dr. P. an: »Es gab schon manchmal diese positiven Zeiten, aber dann folgten auch wieder schlimme Stimmungen.« Er widersprach mir nicht laut, sondern warnte nur ganz vorsichtig. »Nein, das passiert jetzt nicht mehr«, meinte ich völlig überzeugt. »Meine Haltung hat sich inzwischen so weit stabilisiert, dass mich neue Depressionen gar nicht mehr so tief hinunterziehen können. Jetzt habe ich eine gefestigte Grundlage. Deshalb reicht es aus, wenn ich in Zukunft nur noch alle zwei Wochen zur Therapiestunde komme.«

Einen Monat lang war es so, als ob sich mein Körper, ohne zu fragen, sozusagen an meinem Verstand vorbei, eine Auszeit nahm, einen Erholungsurlaub einlegte. In dieser Zeit der Hochstimmung tankte ich viel neue Energie. Damit ließ sich ein neues Wellental durchstehen.

Seelischen Verletzungen brechen wieder auf

Weil ich glaubte, es gehe jetzt nur immer weiter bergauf, registrierte ich die ersten Vorboten des Umschwungs kaum, ich wollte sie einfach nicht wahrhaben. Dennoch kamen ständig für kurze Augenblicke diese Schmerzen in der Brust. Ich ignorierte sie ganz einfach, bis sie mich am Tag vor Weihnachten völlig überrannten. Wieder Halsweh und wieder das Gefühl, der Hals wachse zu! Dann folgte ein ganz schwarzes Weihnachtsfest.

Erneut saß ich am Klavier und weinte. Erst jetzt kamen Stück für Stück die letzten Erinnerungen an die Vorgänge in der Kapelle heraus. Aber es waren nicht nur die Tatsachen, die mich so belasteten, sondern gleichzeitig die entsetzliche seelische Folter. Ich empfand sie wieder genau so wie damals – und konnte mich wieder nicht dagegen wehren. Dieses Wellental erschien mir in der Tat sehr viel tiefer als jedes vorherige. Alles Leiden, alle Angst, alle seelische Marter ballten sich darin zusammen und zogen mich mit unheimlicher Macht in die Tiefe.

6. Januar 1994

Ich habe den Eindruck, dass sich die Aufarbeitung jetzt auf einer anderen Ebene bewegt. Im ersten Teil standen vor allem die körperlichen Ereignisse im Vordergrund; jetzt sind es mehr die seelischen Nöte. Was tut man einer Jugendlichen an, für die Gott und die Kirche heilig sind, wenn man sie in einer Kirche vergewaltigt?!

Damals lebte ich in zwei Welten: Einmal die einigermaßen heile Welt zu Haus und dann die Welt der Qualen, von denen ich niemandem etwas sagen konnte. Ich erinnere mich wieder, dass ich bei Unterhaltungen manchmal mitten im Satz innehielt. Aus Angst, versehentlich etwas zu verraten, prüfte ich genau, in diesem Gespräch wirklich bei der Sache zu sein. Denn egal wo ich mich befand und mit wem ich mich unterhielt, ich konnte nicht anders, als ständig daran zu denken. In meinem Kopf spielte sich ein immerwährendes Peinigen ab, das mich den ganzen Tag über verfolgte.

Ich war also wieder in ein tiefes Wellental gesunken, viel tiefer als jemals vorher. Und immer noch ging es weiter abwärts. Dagegen konnte ich mich nicht wehren. Reichte meine Energie jetzt wirklich aus, das durchzustehen? Es zermarterte mir das Hirn, und die nächste Therapiestunde lag noch in weiter Ferne. Egal wo ich mich befand, immer wieder liefen einfach die Tränen. »Erzähl doch, was dich bedrückt. Vielleicht hilft es dir«, ermunterte mich Siegfried. Wie gut, dass er mir immer hilfreich zur Seite stand! Wenn ich dann erzählte, fühlte ich mich erleichtert – auch wenn die Tränen weiterliefen. Er streichelte mich wortlos und nahm mich in die Arme.

Dabei wurde mir zum ersten Mal bewusst, wie wohltuend diese Körperberührung ist. Sie hat gar nichts mit Sexualität zu tun, sondern gibt wirkliche Liebe und Heilung ohne den geringsten egoistischen Hintergedanken. Wie oft habe ich in den letzten Jahren meinen Körper abgeschaltet und diese besondere Form der Liebe gar nicht empfunden! Ich hatte es nie gelernt, zwischen guten und schlechten Körperberührungen zu unterscheiden.

8. Januar 1994

Heute konnte ich endlich mein Verhalten erklären. Damals hatte diesen Musiklehrer doch nur ein Körperteil von mir interessiert, und der auch lediglich zu seiner eigenen Befriedigung. Alles andere war so uninteressant für ihn, dass er damit nichts anfangen wollte und konnte. Auch wenn ich damals meine Gefühle abgeschaltet habe, um es zu ertragen, so hat das alles doch in mir tiefe Wunden hinterlassen, die nur für eine lange Weile zugedeckt waren.

Jetzt habe ich das dringende Bedürfnis, Siegfried solle meinen ganzen Körper streicheln, ohne ein bestimmtes Ziel, als Ausdruck seiner Liebe und nicht als brutales Ausnutzen. Vielleicht brauche ich eine Weile ganz konkret dieses Gefühl, mein gesamter Körper wird wirklich geliebt – ich selbst werde geliebt. Dann aber diene ich nicht irgendeiner Befriedigung. Und dieses Gefühl muss ich wohl wie ein Kind über meinen Körper aufnehmen.

Über diese Gedanken haben wir uns während unseres Silvesterurlaubs unterhalten. Das war eine gute Hilfe, die ich jetzt unbedingt brauchte und die mich ruhiger werden ließ, so dass ich auch wieder sachlicher überlegen konnte. Doch schon auf dem Heimweg wurde meine Stimmung immer dunkler. Und als wir dann in Deutschland ankamen, fühlte ich mich durch meinen zuwachsenden Hals wie zugeschnürt.

Bitte, Dr. P. sollte mir helfen, sehr schnell! Am liebsten hätte ich ganz laut »Hilfe!« geschrien. Ich fühlte mich gefangen in meinem Elend, mit all den Schmerzen. Die nächste Therapiestunde war noch so weit entfernt! Um diesen großen Abstand hatte ich ja selbst gebeten, und jetzt schien er mir unerträglich. Wieder schlich ich um das Telefon herum, nahm den Hörer ab, legte ihn wieder auf. Erst nach langem Zögern wagte ich anzurufen. Da stand ich nun mit dem Telefon in der Hand und brachte es nicht fertig, meine furchtbare Stimmung zu schildern – nicht einmal eine leise Andeutung kam über meine Lippen. In sehr sachlichem Ton bat ich um einen früheren Termin. Wie sollte er ahnen, in welcher Not ich mich fühlte! Ich hörte ein Rascheln. Er blätterte in seinem Terminkalender. In mir flehte es: »Bitte, bitte, finde eine Lücke darin!« Dann seine Antwort: »Es tut mir leid, ich bin völlig ausgebucht.« »Ist auch nicht so schlimm«, antwortete irgendetwas aus mir heraus, und ich legte auf.

Doch, es war schlimm! Entsetzlich schlimm! Ich hatte wieder einmal nicht meine Gefühle geäußert. Wo konnte ich in der Zwischenzeit Hilfe finden? Noch mehr als eine Woche! Wie sollte ich das nur allein schaffen?

10. Januar 1994

Am ersten Tag lenkte ich mich mit gesellschaftlichen Aktivitäten ab. Dann schrieb ich einen längeren Text in mein Tagebuch. Das half mir ein wenig. Aber am dritten Tag war es vorbei.

Ich spielte Klavier und wurde dabei immer depressiver. Die Schmerzen nahmen zu, ich bekam kaum Luft. Während des Spielens habe ich vor mich hingeweint. Dann kam ich auf die Idee, ein Glas Wein zu trinken, um mich aufzuheitern. Plötzlich schien es mir so, als ob ich aus dieser Stimmung aufwachte, dann sagte ich mir: »Das mit dem Wein machst du nie wieder! Alkohol kann dir bestimmt nicht helfen, und in eine neue Abhängigkeit geraten willst du auf keinen Fall.« Aber an den Schmerzen und der Tatsache, dass mein Hals zuwuchs, änderte sich nichts.

Heute wurde es noch schlimmer. Ich kam sehr früh aus der Schule und habe am Klavier gegrübelt. Meine Gedanken verdunkelten sich immer mehr. Ich spielte irgendwelche Fantasien in Moll und fing dann an, auf diesen »miesen Verbrecher« zu schimpfen.

Schließlich hatte ich das innere Bedürfnis, mich körperlich abzureagieren, meine Wut irgendwo zu lassen. Ich bin etwa 12 km mit dem Fahrrad gefahren, habe mit aller Kraft in die Pedalen getreten und dabei immer wieder laut diesen »perversen Menschen« mit den schlimmsten Wörtern beschimpft, die mir gerade einfielen. Zwischendurch stellte ich mir vor, dass ich nicht in die Pedalen, sondern auf ihn eintrete, ohne Rücksicht immer wieder und mit aller Kraft. Aber das hat mich auch nicht befriedigt. Kein Schimpfwort drückte wirklich alles Schreckliche aus, was er mir angetan hat – und das Auf-ihn-Eintreten war schließlich nur eingebildet.

In mir steckt Wut, und ich weiß nicht wohin damit. Manchmal laufe ich voller Unruhe im Zimmer auf und ab, mein Herz klopft heftig, und ich weiß einfach nicht, wohin mit mir und dem ganzen Schmutz in mir. Er macht sich immer stärker in meiner Brust breit, und ich finde wieder nicht aus dem Labyrinth heraus.

Diese Tage füllten sich allein mit dunklen Stimmungen und brennenden Qualen. Ich fand keinen Ausweg. Einmal stand ich mit meinem Fahrrad an einer Kreuzung und dachte: »Jetzt einfach in die Pedalen treten! Die Autos auf der Hauptstraße fahren so schnell – dann wäre endlich Schluss mit aller Quälerei.« Dieser Gedanke stürzte mich in verzweifelte Ängste.

Jetzt ging ich wieder jede Woche zu Dr. P. Diese Hilfe brauchte ich noch unbedingt. Ich erzählte und erzählte, aber kam einfach nicht so schnell wieder hoch, wie ich es wollte. Irgendwann wurden die Abstände zwischen den Erinnerungen, die immer wieder vor mir auftauchten, größer. Dann konnte ich langsam auch wieder meinen Verstand einsetzen. Er brachte mich weiter, in meinem Tagebuch über meine Geschichte nachzudenken. Aber es kostete so unendlich viel Kraft!

In dieser Zeit erzählte ich auch zum ersten Mal unserem 24jährigen Sohn von den schlimmen Verletzungen, die mich jetzt wieder regelrecht krank machten. Damit hatte ich einen neuen Helfer gefunden. In seiner ruhigen, überlegten Art gab er mir mit kleinen Aufmerksamkeiten oder einem liebevollen Streicheln sehr viel neue Energie, die ich so dringend brauchte, um alles zu überstehen. Ich denke, ohne die große Hilfe meiner Familie hätte ich auch gar nicht die Kraft gefunden, immer wieder hochzukommen.

24. Januar 1993

In den letzten zwei Wochen fühlte ich mich in meiner Folter gefangen und ohnmächtig, wieder herauszukommen. So gab ich Siegfried die letzen Tagebucheintragungen zu lesen, und wir haben einen Abend lang darüber diskutiert. Er sagte: »Warum beschäftigst du dich immer wieder und jetzt sogar fast ausschließlich mit diesem Mann? Er scheint dir viel wichtiger zu sein als ich, als deine Kinder. Dabei ist er ein Verbrecher!« Und dann begann Siegfried, voller Wut mit allen in ihm steckenden Emotionen auf ihn zu schimpfen. Es hat mir gut getan, dem zuzuhören. Erst jetzt wurde mir bewusst, dass Siegfried ja recht hat. Wenn auch die Gedanken an diesen Verbrecher ausschließlich negativ geprägt sind, so beschäftige ich mich doch rein zeitlich mehr damit als mit meiner Familie.

Dann führte Siegfried meine »Stärke« an. Ich hätte immer kämpfen können, wenn ich etwas erreichen wollte. Das sei ihm nicht in dem Maße möglich. Ich lasse mich jetzt ganz einfach nur unterkriegen, ohne aktiv etwas dagegen zu unternehmen. Damit hatte er recht. Also versuchte ich von da ab an bewusst, wieder zu kämpfen und mir ganz laut zu sagen: »Ich will!«.

Es geht auch wirklich schon etwas besser. Ich leide nicht mehr den ganzen Tag und kann mich zwischendurch auf andere Dinge konzentrieren. Aber Schmerzen und Herzstiche kommen immer wieder. Ich schaffe es noch nicht, mich endgültig zu befreien.

Dass ich mich aber allein befreien muss, ist ganz sicher. Andere können mir nur Denkanstöße geben, die ich dann weiterverarbeite. Dabei half mir die letzte Diskussion mit Siegfried bestimmt; ich brauchte auch negative Kritik.

31. Januar 1994

In den letzten zwei Wochen war in mir ein großes Auf und Ab – und wieder mehr ein Ab als ein Auf. Manchmal kann ich den Verstand einschalten. Doch oft bin ich nur Gefühl, und das kriegt mich dann völlig unter.

Also stehe ich allein da mit diesen Schmerzen, die manchmal bis zur Übelkeit gehen. Oftmals denke ich wieder, vielleicht steigere ich mich nur in eine Hysterie hinein; denn manchmal können auch Kleinigkeiten diese Schmerzen auslösen. So hörte ich neulich ein Interview im Radio. Plötzlich kam der Schmerz wieder. Als ich über die Ursache nachdachte, fiel mir ein, dass in diesem Interview die Worte »Hörigkeit« und »Abhängigkeit« gefallen waren, allerdings in einem völlig anderen Zusammenhang. Erst im nachhinein wurde mir klar, dass ich diese Begriffe unbewusst auf meine Situation von damals übertragen hatte. Es ist doch nicht normal, dass ich bei jeder Kleinigkeit und außerdem jeden Tag spätestens ab nachmittags mit solchen Schmerzen reagiere.

Zwischendurch wird dann der Druck da drinnen immer größer, als wolle etwas heraus. Irgendwann einmal habe ich aufgehört, Klavier zu spielen, weil ich fühlte, so wird es nur schlimmer. Wie kann ich mich daraus nur befreien? Also versuchte ich, mir eine andere Möglichkeit der Artikulation zu schaffen. Dabei entstand vor einiger Zeit das folgende »Gedicht«.

Meine Haut?

Ich möchte aus der Haut fahren –
aus meiner Haut fahren?
Fühle ich mich in meiner Haut nicht wohl?
Etwas möchte aus meiner Haut fahren.
Etwas will aus meiner Haut fahren.
Ich will, dass etwas aus meiner Haut fährt.
Ich mag es nicht länger in mir behalten.
Es quält mich!

Ich möchte platzen vor Wut!
Ich kann gar nicht platzen.
Die Wut bleibt drinnen eingeschlossen.
Sie bläht sich auf – mich auf -
reißt innen wieder alle Wunden ein
und kann doch nicht heraus.
In mir ein Chaos: Unruhe, Angst, Qual, Ohnmacht.
Aber ich kann nicht platzen.

Ich kann nicht aus meiner Haut.
Ich will aus meiner Haut.
Sie ist zu eng geworden,
lässt mir keinen Raum mehr zum Atmen.
Könnte ich mit der Haut alles abstreifen,
allen Dreck – die Trümmer des Verbrechens!
Will ich aus meiner Haut heraus?
Ist das überhaupt meine Haut?

Mühsam hab' ich ein dickes Fell aufgebaut.
Nichts sollte hinein und nichts herauskommen.
Jetzt quält es mich!
Darinnen gärt es und bildet giftige Gase.
Werden sie mich vergiften?
Schon ist alles wund und schmerzt.
Könnte die Wut doch alles zum Platzen bringen!
Warum kann mir denn niemand helfen?

Ich hatte eine neue Möglichkeit gefunden, meine Gefühle auszudrücken. Das war ein Lichtblick, aber leider nur für eine kurze Zeit.

31. Januar 1994

Ich denke, es sind Gefühle von damals. Wenn der Schmerz wieder auftaucht, schießt mir auch plötzlich der Gedanke durch den Kopf: »Ist er schon wieder da? Warum werde ich ihn nicht los?« Dann spüre ich die gleiche Hilflosigkeit wie damals: »Wie komme ich da je wieder heraus? Jetzt wendet er schon Gewalt an; es tut schreck-

lich weh.« Oder spinne ich einfach nur mit diesen Gedanken und Gefühlen? Wie kann ich die Schmerzen jetzt verarbeiten, die damals verdrängt werden mussten? Ich fühle mich wirklich völlig hilflos. Dabei bin ich gar nicht allein, mir wird ja Hilfe angeboten, aber im Moment hilft einfach nichts.

Verstärkt arbeitete ich nachts an meinen Tagesproblemen weiter. So manches Mal fühlte ich mich von Träumen regelrecht verfolgt und gequält.

11. Februar 1994

In meinem Traum musste ich aus irgendeinem Grund ein Becken voll mit schmutzigem, stinkendem Wasser überqueren. Dazu hing ich hoch über der Wasseroberfläche an einem Balken. Ich konnte es kaum schaffen, mich am Balken entlanghangelnd vorwärts zu bewegen. Da kam mir der Gedanke zu schwimmen. Doch ich hatte Angst, unterzugehen.

Dennoch ließ ich irgendwann den Balken los, versank im Wasser und blieb völlig zusammengekauert am Boden des Beckens haften. Nun war ich unfähig, mich überhaupt zu rühren und glaubte ertrinken zu müssen, weil ich mitten in dem Dreckwasser nicht atmen könne. Doch als ich völlig regungslos sitzen blieb und ganz vorsichtig Luft holte, klappte es.

Dann bin ich aufgewacht und lag auch wirklich in einer zusammengekauerten Stellung absolut verkrampft da. Ich war so erschlagen und matt, dass ich nicht gleich aufstehen konnte. Dieser Traum ist eindeutig, und genauso fühle ich mich noch immer. Ja wirklich, ich sitze ganz unten im Dreck. Wie soll ich da je wieder herauskommen? Atmen kann ich noch so gerade, aber mehr Kraft ist mir nicht mehr geblieben.

»Sie werden es schaffen. Ich helfe Ihnen«, würde Dr. P. wieder sagen, so dachte ich. Das wollte ich nicht mehr hören! Aber nein, er reagierte ganz anders: »Wirklich helfen kann ich Ihnen nicht; ich kann Sie nur begleiten.« – eine Antwort, die mich in ihrer Ehrlichkeit beeindruckte. Jetzt sah ich es klar vor mir. Ich selbst musste mich nach einer Unterstützung umsehen, von irgendwoher neue Energien holen. Nur so konnte ich mit der Begleitung des Therapeuten wieder nach oben schwimmen.

Ich will selbst aktiv werden

Es war wohl mein »Ich will«, das mir oft geholfen hat, neue Wege zu finden. Manchmal verzweifelte ich zwar, wenn sich mein Gefühl davon überhaupt nicht beeinflussen ließ, aber dennoch war es schließlich dieser unbeugsame Wille, der mich den Weg ins Leben zurückfinden ließ.

Ich wusste von unserer Tochter, dass eine ihrer Freundinnen ihr eigenes Problem des sexuellen Missbrauchs in einer Selbsthilfegruppe verarbeitet. Mit ihr selbst hatte ich noch nicht darüber gesprochen. »Kann ich sie einfach anrufen und von ihr Hilfe erbitten?«, überlegte ich. Irgendwann habe ich es gewagt und war selbst erstaunt, wie frei ich über mich erzählen konnte.

11. Februar 1994

Es war für mich wirklich eine große Hilfe, als diese Freundin sagte: »Mich durchfährt zwar noch immer ein Stich, wenn ich an meine Kindheit denke, aber jetzt ist das lange nicht mehr so schlimm. Damit kann ich leben.« Ich habe mit einer jungen Frau gesprochen, der es genauso geht wie mir. Nicht nur ich allein spüre diese Schmerzen – und sie gab mir wirklich die Hoffnung, dass es einmal anders wird! Dadurch fühlte ich mich viel besser. Seitdem bin ich entschlossen, entweder in einer Selbsthilfegruppe mitzumachen oder selbst eine aufzubauen.

Doch die erste Hilfe kam aus einem Buch, das mir diese junge Frau empfahl. Schon der Titel »Trotz allem« war genau das, was ich im Moment empfand. Bereits einen Tag später besaß ich das Buch und konnte mich kaum davon losreißen. Ich habe es fast wie eine Verdurstende in mich hineingetrunken. Endlich las ich, dass es anderen Frauen genauso geht wie mir. Es war also nicht verrückt, diese Gefühle und Schmerzen zu haben – ich war nicht verrückt. Dr. P. hatte es oft genug gesagt; aber wenn ich das von Betroffenen hörte, lag darin ein ganz anderes Gewicht. Ich konnte wieder tief durchatmen.

Jetzt begann ich, sehr aktiv an meiner Selbstheilung zu arbeiten, so wie es in diesem Buch vorgestellt wurde. Zuerst habe ich eine Art Bestandsaufnahme geschrieben, um mir über die Verhaltensmuster klar zu werden, die sich als Folge des sexuellen Missbrauchs entwickelt haben. Alle diese Verhaltensweisen fand ich in dem Buch wieder. Also bin ich doch ganz normal – jedenfalls für meine Situation.

3. Februar 1994

In dem Buch wird erklärt, wie hilfreich eine Selbsthilfegruppe sei. Ich kann mir auch vorstellen, dass es mir hilft, wenn ich von anderen Frauen und ihren Erlebnissen höre. Dann werde ich ganz sicher denken: Wie schlimm, dass sie einem so schrecklichen Verbrechen zum Opfer gefallen sind! Ich kann mir nicht vorstellen, ihnen eine Schuld daran zu geben. Wenn ich diese Gedankengänge in mir registriere, dann habe ich auch die Möglichkeit, meine Scham zu überwinden.

Die Idee einer Selbsthilfegruppe setzte sich fest. Ich besprach diesen Gedanken mit Dr. P.; er müsste doch andere Patientinnen haben, denen es genauso geht wie mir, und die vielleicht auch erleichtert über einen Gedankenaustausch wären. Nachdem ich entsprechende Einladungszettel vorbereitet hatte, war er bereit, sie an betroffene Frauen weiterzuleiten.

Inzwischen ließ ich mir vom Verein »Wildwasser« Material über die Arbeit in Selbsthilfegruppen schicken. Beim Lesen bekam ich allerdings zunächst einen Schreck. Ich hatte mir eine solche Gruppe ganz naiv und unkompliziert vorgestellt. Nach dieser Schrift schien es aber so, als sei unbedingt eine bestimmte Organisationsform und genau geplante Arbeit wichtig. Eine solche Idee war mir noch gar nicht gekommen. Ich hatte mir lediglich dabei gedacht, wenn ich von anderen Frauen höre, dass sie unter den gleichen Gedanken und Gefühlen leiden wie ich, unter der Vorstellung, verrückt zu werden, unter dem quälenden Sich-schämen-Müssen, unter dem Schuldkomplex und all den anderen Gefühlen, die mich so ängstigten, dann könne ich endlich glauben, ich sei ganz normal. Ich oder wir zusammen könnten das dann vielleicht im gegenseitigen Gespräch überwinden.

Zunächst vergingen Wochen ohne eine Reaktion auf meine Handzettel. Interessierten sich andere nicht für einen Gedankenaustausch, für eine neue Art der Hilfe? Doch im Inneren war ich froh darüber, denn plötzlich hatte ich Angst, mir mit der Organisation einer Selbsthilfegruppe viel zu viel zugetraut zu haben.

Aber eines Abends rief schließlich doch eine Frau an. Was sagt man jetzt am Telefon? Zunächst ein zaghaftes Vortasten: Sie habe meinen Zettel bekommen. Ja, sie sei die erste Anruferin. Doch schon nach wenigen vorsichtigen Sätzen steuerten wir beide auf den Kern der Sache zu. Es war uns vollkommen klar, was die andere meinte, wenn wir zunächst vorsichtig die großen Gefühlsschwankungen, die furchtbaren Tiefen ansprachen, in die wir immer wieder gezogen werden. Wir kannten uns noch gar nicht, aber sofort spürten beide: Dort am anderen Ende sitzt eine Frau, die genauso fühlt wie ich. Am Schluss dieses ersten Gesprächs spürten wir wohl beide die Hoffnung, einen Strohhalm gefunden zu haben, an dem wir uns vielleicht gegenseitig hochziehen konnten.

Vor dem ersten Treffen folgten noch einige Telefongespräche, bei denen sich ein Effekt einstellte, den ich vorher gar nicht bedacht hatte. Dieser jungen Frau ging es viel schlechter als mir, und ich merkte, dass ich ihr helfen konnte, Mut zu schöpfen. Das wiederum gab mir neues Selbstbewusstsein.

Nach einiger Zeit meldete sich eine weitere Frau. Auch hier stellte sich sofort eine Vertrauensbasis ein, weil wir die gleichen Gefühle, Qualen und Ängste aussprechen konnten. Wieder wussten wir genau, hier versteht mich jemand. Es war ein befreiendes Aufatmen mit dem Gedanken verbunden: Ich leide nicht mehr allein.

Jetzt traf sich unsere Miniselbsthilfegruppe recht häufig – ohne festgelegte Regeln – in der gemütlichen Atmosphäre meines Musikzimmers. Wir waren drei Frauen von völlig unterschiedlicher Art, aber vielleicht befähigte uns genau das zu einer ganz unkonventionellen Art der Hilfe. Wir tauschten Gefühle, Gedanken und Erinnerungen aus. Schon sehr bald ließ uns unser grenzenloses Vertrauen zueinander so weit kommen, dass wir über die intimsten Dinge sprechen konnten – wir, die wir doch allesamt bis dahin so viele Gefühle abgeblockt hatten! Das war eine völlig neue Art der Beziehung, die keine von uns jemals vorher bei anderen Frauen kennengelernt hatte. Zwischen uns herrschte absolute Ehrlichkeit, und wir spürten die Kraft, die uns daraus erwuchs.

Schon bald fühlten wir uns füreinander in einer besonderen Art verantwortlich. Die Hilfe für die andere stand im Vordergrund. Zwischen den Treffen wurde immer wieder telefoniert, und sobald wir feststellten, dass sich eine von uns in einer Krise befand, versuchten die anderen zu helfen. Natürlich wandelten wir dabei oft nur die Worte ab, die wir in der Therapie gehört hatten. Aber das machte nichts, wir konnten sie mit einem anderen Gewicht und einem anderen Hintergrund völlig überzeugend aussprechen.

Ich weiß von mir, wie sehr es mich oft aufgerichtet hat, wenn eine von ihnen anrief, weil sie wusste, wie schlecht es mir im Moment ging. Wir redeten oft eine ganze Stunde miteinander – jede von uns in ihrer ganz eigenen Art. Wie wohltuend war es zu wissen, dort gab es eine Frau, die all das nachempfinden konnte, was mich jetzt wieder so nach unten drückte! Auch wenn es mir nicht half, sofort wieder hochzukommen, es fiel mir aber leichter, dieses Tief zu ertragen. Nach einem solchen Gespräch fühlte ich mich jedes Mal ruhiger. Umgekehrt gab es mir auch viel Energie, wenn ich nach anderen Gesprächen spürte, wirklich geholfen zu haben.

Um mich herum Chaos

Diese neuen Energiequellen hatten mir viel Kraft zurückgegeben. Jetzt war mein Körper wieder ausreichend gestärkt, ein weiteres Wellental zu durchstehen.

24. Februar 1994

Mein Verstand sagt mir, dass ich so viele Jahre mich selbst und auch meine Umgebung mit einer Lüge betrogen habe – zwar unbewusst, aber das ist es ja gerade! Was geht denn wirklich in mir vor? Ist es das, was mir der Verstand sagt oder etwas ganz anderes, wieder Unbewusstes? Wie kann man weiterleben, wenn man sich selbst nicht mehr trauen mag?

Es stimmt, dass meine damaligen Gefühle des Schwärmens missbraucht wurden, so dass sich bei mir ganz tief etwas eingegraben hat: Ich kann meinen Gefühlen nicht trauen, sie leiten mich in die Irre, und die Folgen sind schrecklich. Diesen Bereich habe ich einfach noch nicht richtig verarbeitet und kann deshalb damit nicht umgehen.

Wenn ich Fremden misstraue, ist das sicher ein guter Schutzmechanismus, aber wenn ich die Ehrlichkeit meines Mannes anzweifle, dann geht das zu weit. Das hat mich heute ganz und gar zur Verzweiflung gebracht. Als wir uns unterhielten, wurde er plötzlich wütend und schimpfte über diesen »Verbrecher«. Ich konnte nicht wie früher denken: »Schön, er schimpft für mich, das tut richtig gut.« Statt dessen fiel mir ein, gerade gestern gesagt zu haben, diese Reaktion sei für mich eine Hilfe. Jetzt bezweifelte ich plötzlich seine ehrliche Wut und dachte, er wolle mir nur einen Gefallen tun, um mir zu helfen. Ich kam zunächst gar nicht auf die Idee, beides könne als berechtigter Grund dahinterstecken. Der Verstand konnte mir zwar sagen, dass ich überhaupt keinen Anlass habe, seine Ehrlichkeit anzuzweifeln, aber dennoch war genau dieses Gefühl plötzlich da. Das lief sozusagen neben meinem Verstand her. Als ich darüber nachdachte, geriet ich noch mehr in Verzweiflung.

Dabei fiel mir ein, dass ich manchmal bei Dr. P. auch denke, er meint alles, was er sagt, gar nicht ehrlich, und seine Freundlichkeit sei nur ein angelerntes Verhaltensschema, eine wirkungsvolle Reaktion. Schließlich bezahle ich für genau diese Reaktion. Aber bei einer solchen Grundeinstellung kann mir ja niemand helfen!

Wie kann ich nur vom Verstand in mein Gefühl übertragen, dass es sich hier nicht mehr um den Musiklehrer handelt, der mir Gefühle und selbstlose Hilfe vorgaukelte und nur seine egoistischen Triebe befriedigen wollte? Es kommt mir so vor, als ob ich mich wieder in einem Labyrinth bewege und einfach nicht den Ausgang finde. Ich wusste früher nie, dass Gedanken so quälen können.

6. März 1994

Die Schmerzen sind wieder da und mit ihnen die Unfähigkeit, Arbeit durchzuhalten. Aber am schlimmsten wiegt für mich das Misstrauen mir selbst gegenüber. Ich weiß nicht mehr, welchen Gedanken und Gefühlen ich in mir trauen kann. Manchmal stehe ich neben mir und betrachte mich mit Ärger, Wut, Hass und Misstrauen. Ich habe den Eindruck, mich selbst verloren zu haben, ohne mich wiederfinden zu können.

Dann komme ich auf ganz abstruse Ideen. Nach allem, was ich gelesen habe, ist oft der Vater oder ein Onkel Täter des sexuellen Missbrauchs. Also überlegte ich neulich ganz im Ernst, wie das mit meinem Vater war. Dabei kam ich glücklicherweise zu dem Schluss, dass ich zwar als kleines Mädchen am Sonntagmorgen oft zu ihm ins Bett gekrabbelt bin, er mir aber nur interessante Sagen über den Osnabrücker Raum erzählte. Auch wenn ich in mich hineinhörte, spürte ich nur gute Gefühle. Also konnte da nichts passiert sein. Es ist doch irre, über so etwas nachzudenken!

Dann aber kam Onkel Max. Er ist in meiner Erinnerung eine zwiespältige Person. Einerseits erschien er mir immer unheimlich, ohne dass ich erklären kann weshalb, andererseits war er der liebe Onkel, der mit mir gespielt hat. Wenn ich mich ganz in die Erinnerung hineinversetze – dazu habe ich auch Fotos von damals betrachtet–, bekomme ich in der Tat ein unheimliches Gefühl. Die Schmerzen in der Brust verstärken sich, und im Unterleib, besonders im Darm, brennt und sticht es. Ist das Einbildung? Überträgt meine Fantasie das, was ich gelesen habe, plötzlich so stark, dass ich mich da hinein-

versetze und etwas spüre, was gar nicht war? Ich werde mit diesem Gedanken einfach nicht fertig, aber kann mir auch nicht denken, dass es stimmt. Ich traue mir nicht. War damals wirklich etwas?!

Ich will nicht, dass alles noch einmal von vorn beginnt. Aber die Schmerzen werden immer unerträglicher. Plötzlich kann ich auch nicht mehr Klavier spielen, es macht mir keinen Spaß, nichts klingt mehr. Dann ärgere ich mich über mich selbst, weil ich denke, jetzt ist mir eine meiner letzten Freuden genommen worden. Ein trostloser Gedanke! Und ich verstricke mich immer tiefer hinein.

Meine Gedanken verdunkelten sich von Tag zu Tag mehr, und immer wieder wurden mir Träume bewusst, in denen ich offensichtlich alles noch einmal in verdichteter, aber schrecklicher Form durchlebte. Manchmal fühlte ich mich von diesen Alpträumen regelrecht verfolgt.

7. März 1994

Heute hatte ich einen Alptraum – aber mit einem positiven Ausblick. Dennoch war ich, als ich aufwachte, in Schweiß gebadet. Mir wurde unheimlich, und ich hatte Angst. Erst nach und nach konnte ich mir die Einzelheiten des Traumes wieder in Erinnerung rufen.

Ich befand mich mit dem Musiklehrer und einer größeren Gruppe von Kindern unterwegs in einer Jugendherberge oder in einem Hotel. Wir wollten ein Konzert geben. Ich hatte in seinem Zimmer übernachtet. Jetzt zog ich mir ein langes schwarzes Kleid für das Konzert an. Die Strümpfe fehlten aber, und ich bekam kalte Füße. Immer wieder öffnete sich die Tür, weil irgendwelche Kinder etwas wollten. Da niemand von meiner Anwesenheit wissen sollte, dirigierte mich der Musiklehrer ständig in eine Ecke, hinter einen Tisch oder sonstwohin, damit mich niemand sah. Schließlich kamen auch fremde Leute, die nach mir fragten, weil sie mich doch hier gesehen hätten. Ganz deutlich hörte ich meinen Mädchennamen. Es waren Bekannte meines Vaters. Der Musiklehrer verleugnete mich, und ich musste mich wieder woanders verstecken.

Dabei wollte ich eigentlich hinaus. Doch das ging nicht, weil immer wieder Leute an die Tür kamen und der Musiklehrer mich irgendwo versteckte. Bei dem Hin- und Herdirigieren musste ich mich auch einmal im Badezimmer verstecken. Dort fand ich einen Außenaufgang, über den ich unentdeckt fliehen konnte. Gerade als ich hinunter wollte, kam er wieder, und ich musste mich irgendwo anders verstecken. Schließlich schaffte ich es, alle Kleidungsstücke für die Flucht in meine Reisetasche zu werfen.

Irgendwie gelang es mir dann doch zu fliehen, und ich fand mich plötzlich unten am Haus vor meiner Wohnung. Man sagte mir, es sei gerade ein Mann dagewesen, um mir zu helfen. Er wolle später wiederkommen. Zu der Wohnung besaß ich drei recht seltsame Schlüssel, die zwar äußerst einfach aussahen, aber schwer zu handhaben waren. Einer davon fiel mir sofort aus der Hand. Aber der war offensichtlich überflüssig. Die anderen beiden steckte ich nacheinander in das Schlüsselloch. Dabei öffneten diese Schlüssel sich zu einem zylinderförmigen Gebilde. Mir kam im Traum der Vergleich, dass es so aussehe wie das Instrument, das der Gynäkologe bei einer Untersuchung in die Scheide einführt und das sich dann genauso öffnet.

Als ich in meine Wohnung kam, fand ich dort ein Chaos vor. Ich zog mich sofort um, aber noch immer fehlten die Strümpfe, und ich spürte meine kalten Füße. Dabei dachte ich, der Mann, der mir helfen wolle, könnte sie ja später aus dem Zimmer des Musiklehrers holen. Ich selbst wollte auf keinen Fall dahin zurück.

Dann ging ich nach draußen. Im Traum sah ich hier den Garten und die Terrasse meines Elternhauses. Aber auch dort herrschte Chaos. Alle Büsche und Blumen waren umgekippt oder herausgerissen. Eine Frau arbeitete hier und sagte, sie wolle mir helfen. Alle Unruhe, die mich bis dahin beherrschte, war plötzlich vorbei. Diese Frau verbreitete eine neue zuversichtliche Stimmung. Ich wusste, ihr könne ich trauen, sie würde mir wirklich helfen. Gemeinsam entdeckten wir eine schon ausgetriebene Blumenzwiebel, die jemand aus der Erde gerissen hatte. Das stimmte mich sehr traurig. Die Frau wollte sie wieder einsetzen, aber ich befürchtete, die Blume könne sowieso nicht weiterleben. Daraufhin hob die Frau sie hoch und zeigte mir, dass sie aus einem alten Kürbis heraus wuchs. Das bedeutete, sie hatte ihre Kraft aus dem Vorjahreskürbis genommen und würde auf jeden Fall überleben. Darüber war ich sehr glücklich. Das Weiterwachsen dieser Blumenzwiebel war mir so wichtig, als ob ich mich mit ihr identifizierte.

Zunächst ging ich wieder in die Wohnung. Doch als ich später erneut zu dieser Blumenzwiebel sehen wollte, kam ich nicht mehr durch das Chaos hindurch nach draußen. Ich musste viel Gerümpel zur Seite schieben, um an die Tür zu gelangen. Aber immer, wenn ich das halbwegs geschafft hatte, schob sich von unten etwas Neues davor. In diesem Moment klingelte dummerweise der Wecker.

Nach dem Aufwachen hatte ich nur den Gedanken eines bedrückenden Alptraumes. Erst nachdem ich länger darüber nachdachte, ging mir der Symbolgehalt der Blumenzwiebel auf. Gerade gestern hatte ich darüber nachgedacht, mich irgendwo verloren zu haben und überhaupt nicht zu wissen, wo ich mich wiederfinden könne. Eine wachsende Frühjahrsblume habe ich immer als etwas Positives empfunden. Gibt es tief in meinem Innern – verborgen zwischen Zwiebelschalen, zwischen allem Chaos – noch ein Selbstvertrauen, das nicht zerstört ist, das von früher noch dort lebt? Vielleicht kann ich mein »Ich« doch wieder hervorholen und zum Wachsen bringen – auch wenn dazu die Hilfe anderer nötig ist. Eigentlich war dieser Traum nach allem, was mich so erschreckt und verstört hat, doch ein positiver Ausblick, der mich auf meine innere Kraft hoffen ließ.

Sogar die Frau, die mir die verborgene Lebenskraft zeigt und mir hilft, kann ich heute erklären. Kurze Zeit vor diesem Traum hatte sich die erste Frau unserer kleinen Selbsthilfegruppe telefonisch gemeldet. Ich wollte ganz einfach hier eine Hoffnung sehen und neue Energien gewinnen. Aber dennoch zog mich zunächst das Chaos immer weiter in die Tiefe.

8. März 1994

Gestern habe ich noch auf diese innere Kraft gehofft – heute ist alles vorbei. Ich kann nicht mehr kämpfen, ich will nicht mehr kämpfen, ich habe keine Kraft mehr zum Kämpfen. Überall nur noch Chaos! Ich weiß nicht mehr, wie ich so weiterleben soll. Der Brustkorb, der Hals, alles schmerzt so sehr. Ich kann kaum Luft holen. Manchmal reicht die Kraft fast nicht mehr aus, auf den Beinen zu stehen. Von Stunde zu Stunde wird es schlimmer. Damit kann man doch nicht fertig werden.

Ich hasse mich! Meine Familie ist im Moment besonders nett und rücksichtsvoll – alle wollen mir helfen. Und ich kann nicht einmal ihre Freundlichkeit erwidern. Statt dessen sitze ich da und heule vor mich hin. Wenn Siegfried gleich nach Haus kommt, werde ich mich zusammennehmen. Es kann sich doch nicht alles nur um mich drehen!

Unsere Tochter hat mir ein »Frühlingsgeschenk« gemacht und einen »Frühlingsbrief« geschrieben. Sie liebt diese Jahreszeit genau wie ich und weiß auch, dass es bei mir im Moment nicht Frühling werden will. Ich habe mich zwar wirklich darüber gefreut, aber nicht einmal das hilft mir aus dieser Situation.

Jetzt sitze ich am Fenster und sehe vor mir im Garten die ersten Frühlingsblumen, aber in mir ist alles tot. Ich kann ihre Botschaft vom Frühlingserwachen nicht aufnehmen. Die Antenne dafür ist zerstört. Für mich sieht alles grau und trostlos aus. Schon der zweite tote Frühling!

13. März 1994

Natürlich sehe ich ein, dass mich meine heutige Situation völlig verunsichern muss, wo doch bisher alles in ruhigen und geordneten Bahnen lief. Ich kann mir auch überlegen, dass ich im Augenblick ein Gefühlsdurcheinander wie in der Pubertät nacherlebe – damals war mir dieser Entwicklungsschritt ja nicht möglich. Aber jetzt als Erwachsene komme ich damit gar nicht klar. Manchmal denke ich, es dreht sich alles in mir und mit mir rückwärts in ein immer tieferes Loch hinein.

Außerdem bedrückt mich im Moment die Tatsache, dass ich mehr und mehr spüre, mich verlässt langsam die Kraft weiterzumachen. Ich kann manchmal einfach nicht mehr nachdenken – meine Gedanken lassen sich überhaupt nicht ordnen. Auch in der Schule schaffe ich es oft nicht, mich zu konzentrieren. Mir fehlt geistig und körperlich die Kraft, auf die Schüler einzugehen, ihre Schwächen und Stärken zu sehen, ihnen entsprechend zu helfen. Ich lasse sie sogar manchmal einfach rechnen, ohne ihre Arbeit zu kontrollieren. Dann schaffe ich es nicht einmal, zu ihnen zu gehen, um mit ihnen zusammen etwas zu rechnen. Ich kann dann einfach nicht mehr erklären. Es gibt sogar Situationen, in denen ich mich zu schwach fühle, auf den Beinen zu stehen. Früher habe ich nie im Unterricht gesessen; jetzt muss ich mich oft hinsetzen.

Dieses Schwachwerden verfolgt mich geradezu – auch im übertragenen Sinn. Damals bin ich auch einmal schwach geworden und habe mich ihm »geopfert«, wie er es nannte. Das hat so ungeheuerliche Folgen gehabt! Wie wird das jetzt weitergehen?

Dr. P. hatte mir die Möglichkeit einer Stundenreduzierung aus Krankheitsgründen erklärt, zumal ich nicht nur kraftlos, sondern auch immer wieder mit erhöhter Temperatur in die Schule ging. Aber nein, ich wollte durchhalten. Dabei zog ich mich immer weiter in mein Schneckenhaus zurück. Siegfried hatte mir bisher so viel geholfen, er war jedes Mal da, wenn ich jemanden zum Reden brauchte, hat mir immer geduldig zugehört und mich getröstet. Doch jetzt schien es mir so, als ob auch ihn langsam die Kraft verließe. Deshalb beschloss ich, die folgenden Osterferien sollten wirklich Ferien werden. Ich wollte niemanden mit meiner Geschichte belasten, mit keinem Wort. Vielleicht könnte ich ja auch meine Gedanken fortscheuchen und mich wirklich erholen.

Eigentlich hätten es erholsame Osterferien werden sollen. Wir wohnten auf einem kleinen Campingplatz mitten im wunderschönen Südfrankreich. Unsere Kinder waren auch dabei, außerdem einige ihrer Freunde und einige unserer Freunde. Wir waren also eine große fröhliche Gesellschaft. Nur in mir sah es ganz anders aus – überhaupt nicht fröhlich. Und ich hatte mir ja geschworen, all das Schreckliche sollte da drinnen verschlossen bleiben.

Zwischendurch merkte Siegfried allerdings, wie ich mich quälte: »Sag doch, was dich so bedrückt. Vielleicht geht es dir dann besser.« Nein, ich wollte nicht. Es sollten unbelastete Ferien für ihn sein, er brauchte die Erholung. Auch für mich wäre sie wichtig gewesen. Aber in mir nagte ein furchtbares Geheimnis, das von Tag zu Tag schwerer wurde.

Onkel Max – eine Erinnerung aus früher Kindheit

Die bohrende Frage, die ich nicht herauslassen wollte, hieß: »Was war damals mit Onkel Max?« Sofort, wenn dieser Gedanke auftauchte, und besonders während der Mittagsruhe – an Schlaf war dabei sowieso nicht zu denken – überfielen mich diese Schmerzen. Mein After brannte ganz furchtbar, im Darm krabbelte es wie von tausend Würmern. Irgendetwas drang ein und riss ihn fast auseinander. Erinnerte sich mein Körper an etwas, das er wirklich erlebt hatte? Eine »Körpererinnerung«?

Das konnte doch gar nicht stimmen! Pure Einbildung! Aber es bohrte und nagte weiter in mir. Mein Inneres war so aufgewühlt, dass sogar meine Körpertemperatur anstieg. Schon früh morgens stellte ich manchmal fest: 37,5°C oder 37,8°C, auch 38,2°C. Aber ich wollte allein damit fertig werden.

22. März 1994

Ein Traum: Siegfried und ich wohnten in einem Hotel. Wir kannten unser Zimmer genau, aber als wir zurückkamen, saßen dort fremde Männer. Zunächst dachten wir, es sei das falsche Zimmer. Aber auf telefonische Anfrage bei der Rezeption hörten wir, dass wir richtig seien und das mit den Männern sei auch in Ordnung.

Wir setzten uns auf eine Eckbank, so dass sich die Männer hinter unserem Rücken befanden. Diese Sitzecke war in halber Höhe vom Rest des Zimmers abgeteilt. Schließlich kam ein großer dunkelhäutiger Mann in einem weiten, dunklen Mantel herein. Sein Kopf steckte in einer Kapuze. Er ging zu den anderen Männern. Sie redeten in einer für uns unverständlichen Sprache. Wieder riefen wir irgendwo an und wollten darüber berichten. Doch da schlug mir der dunkelhäutige Mann den Hörer aus der Hand. Niemand sollte von ihm wissen. Das artete in einen regelrechten Kampf zwischen ihm und mir aus. Mitten im Kampf endete der Traum.

Ja, es gab wirklich einen Mann, in Mantel und Kapuze verborgen, eine dunkle Geschichte in mir, von der niemand etwas wissen sollte. Jetzt erinnerte ich mich, als Kind über eine lange Zeit immer den gleichen Alptraum gehabt zu habe. Ein großer Mann mit einem langen, dunklen Mantel verfolgte mich. Ich hatte Angst, wollte weglaufen, lief und lief und lief im Traum. Aber so viel ich mich auch anstrengte, ich kam nicht von der Stelle.

Sagt dieser Traum vielleicht etwas über mein neues schreckliches »Geheimnis« aus, von dem immer wieder die Körpererinnerungen kommen, das ich aber nicht wahr haben und auf keinen Fall aussprechen will?

1. April 1994

In dieser Nacht verfolgte mich immer der gleiche Traum. Voller Angst wachte ich auf, schlief wieder ein, und schon ging es von vorn los:

Ich musste durch ein felsiges Gelände wandern. Dort gab es eine dünne Felsplatte, die ein großes Loch oder eine Höhle zudeckte. Mein Weg führte genau über sie hinweg. Ich mochte nicht in das Loch sehen, weil ich Angst vor dem hatte, was sich darin befand. Andererseits wagte ich es aber auch nicht, über die Felsplatte zu gehen, weil ich wusste, dass sie dann durchbricht und ich in dieses Loch falle.

Beim nächsten Mal befand ich mich in unserem Haus, das im Traum aber einen Dielenfußboden hatte, über den ich gehen musste. Durch eine Ritze hindurch konnte ich darunter ein riesiges Loch entdecken, mochte aber wieder nicht hineinsehen. Auch hier wagte ich es nicht, über die Dielen zu gehen, weil ich sicher war, sie würden einbrechen, und ich fiele hinein.

Diese Träume machten mir alle Nächte zur Hölle. Aber ich habe wirklich durchgehalten, die gesamten Ferien über nichts von dieser quälenden Geschichte zu erzählen.

Doch sofort am ersten Morgen nach unserer Heimkehr musste es heraus. Zuerst ganz vorsichtig: »Kannst du dir vorstellen«, fragte ich Siegfried, »dass ich mir eine Krankheit einbilde, weil ich viel davon gehört oder gelesen habe und dann auch wirklich die Symptome dieser Krankheit spüre?« »Das kann ich mir nicht vorstellen«, antwortete er, »bislang hast du jede Krankheit höchstens heruntergespielt und sie verharmlost.«

Das war für mich wie ein Schlag, denn ich suchte doch eigentlich nach etwas, das mich hoffen ließ, die Körpererinnerungen der letzten Wochen seien nur Einbildung. Jetzt endlich ließ ich alles heraus, was mich in den Ferien so sehr gequält hatte. Siegfried meinte anschließend nur ganz ruhig: »Ich glaube schon, dass du dich da an eine Wahrheit erinnerst. Aber wirklich beurteilen kann ich das nicht; ich bin kein Therapeut.« Ein weiterer Schlag, der mich völlig hilflos traf! Ich hatte nur den Wunsch, meinen Kopf in seinen Schoß zu legen, mich ganz klein zusammenzukuscheln und zu weinen. Wie oft hatte ich in den Ferien genau dieses Bedürfnis gespürt, mochte aber nichts sagen! Jetzt war keine Kraft mehr in mir, mich dagegen zu wehren. Da lag ich nun wie ein kleines Kind, schluchzte, und Siegfried streichelte ganz vorsichtig über Kopf und Rücken.

Nach und nach beruhigte ich mich, und Siegfried bestärkte in mir den Entschluss, bei Dr. P. anzurufen. Die nächste Therapiestunde lag doch noch in so weiter Ferne! Heute war Freitag, und danach kam seine Urlaubswoche. Ich ging zum Telefon. Nein, er befinde sich nicht im Haus, ich könne es mittags noch einmal probieren, sagte seine Frau. Wie sollte ich diese Zeit nur überstehen? Von Minute zu Minute steigerte sich in mir die Unruhe, und ich lief nur noch planlos durch die Wohnung. Sollte ich eine Arbeit beginnen? Die Urlaubssachen ausräumen? Ich war in diesem Moment zu nichts fähig.

Mittags ein zweiter Anruf – Anrufbeantworter! Meine Unruhe steigerte sich ins Unerträgliche. Da, das Telefon klingelte; er rief zurück! Gott sei Dank, endlich wurde ich es los! Aufgewühlt verhaspelte ich mich ständig in holprigen Sätzen und hoffte doch, er könnte mich beruhigen. Er sollte sagen, es sei nach einer so intensiven Beschäftigung mit dem Thema »sexueller Missbrauch« normal, dass sich in mir Fantasien regen, die nicht der Realität entsprechen. Aber genau das sagte er nicht. »So etwas fantasiert man sich nicht zusammen. Das hat wirklich stattgefunden. Am Telefon lässt sich nicht gut darüber reden. Das müssen wir ausführlicher miteinander besprechen.«

Schon bald saß ich wieder auf der anderen Seite des großen braunen Holztisches, und Dr. P. hörte mir zu. Ich holte alles aus der Erinnerung hervor, was ich konnte:

Die meisten Sachinformationen wusste ich aus Erzählungen meiner Mutter, denn ich war damals erst vier Jahre alt: Durch die Kriegswirren lebte ich mit ihr als Evakuierte vom Herbst 1943 bis zum Frühjahr 1945 in einem kleinen Städtchen in Sachsen. Auch andere Frauen mit ihren Kindern wurden dort zwangsweise bei Familien einquartiert. Wir wohnten im Haus des Ortsgruppenleiters, der in dem Städtchen als Parteifunktionär gefürchtet wurde. Sein einziger Sohn hatte sich früh das Leben genommen. Im Ort munkelte man, das sei die Schuld des Vaters gewesen. Da aber alle vor ihm Angst hatten, mochte niemand Genaueres dazu sagen. In einem alten Fotoalbum meiner Mutter fand ich wirklich ein Bild dieses Grabes und konnte anhand der Daten auf dem Grabstein sehen, dass der Junge 16 Jahre alt geworden war.

Dennoch stellte sich bald ein Vertrauensverhältnis zwischen diesem Ehepaar und meiner Mutter ein. Ich wurde bei ihnen fast wie ihr eigenes Kind aufgenommen und nannte sie Tante und Onkel. Meine Mutter ließ mich oft in ihrer Obhut zurück, und später hat sie mir erzählt, dass die Nachbarn sich wunderten, wie liebevoll Onkel Max sich um mich kümmerte. Gefühlsmäßig habe ich ein gespaltenes Verhältnis zu ihm gehabt. Einerseits mochte ihn als den lieben Onkel, andererseits war er mir unheimlich. Diese Gefühle kann ich heute wieder deutlich nachvollziehen. Seine Frau allerdings habe ich uneingeschränkt geliebt.

Nach dem Krieg errichtete Onkel Max für mich ein Konto, auf das er monatlich einzahlte. Diese Einzahlungen stellte er allerdings ein, als man ihn in der kommunistischen Zeit unter Druck setzte, weil er für eine Westdeutsche sparte. Das Konto wurde eingefroren, nur ich selbst konnte das Geld abheben. Das habe ich vor etwa zehn Jahren bei einem Besuch in der damaligen DDR gemacht. Meine Eltern hatten bis zum Tod dieser beiden Leute Kontakt zu ihnen.

So weit gingen die Sachinformationen, die ich ziemlich schnell und hastig hervorbrachte. Dabei hockte ich recht unglücklich und schräg auf dem Stuhl. Sitzen konnte ich schon seit Tagen nicht mehr richtig, weil es im After so schrecklich brannte. Ich erzählte von meinen Darmbeschwerden als Kind, von den vergeblichen Wurmkuren, die ich hatte über mich ergehen lassen müssen, von den schmerzhaften Blähungen und Verstopfungen, von den eigenartigen Darmgefühlen, die mich als Kind manchmal stundenlang untätig vor meinen Schularbeiten sitzen ließen – und dann die jetzigen Körpererinnerungen, so als ob mir etwas den Darm auseinander reißt. Ich spürte es wieder ganz deutlich in mir.

»Bitte, sagen Sie mir doch, es handelt sich nur um meine überhitzte Fantasie. Ich habe mich ja vielleicht zu viel mit diesem Thema beschäftigt.« Das war wirklich ein Hilferuf – und ich hoffte so sehr, Dr. P. würde mir zustimmen. Mir kam es vor, als spräche er aus großer Ferne mit unheilverkündender Stimme: »Nein, das kann keine Einbildung sein, das ist Ihnen wirklich passiert.« Mir war es, als sei ein Todesurteil über mich gesprochen – das endgültige Aus, ohne Möglichkeit der Revision.

Mit letzter Kraft schaffte ich es noch, nach Haus zu fahren. Als ich Siegfried alles erzählt hatte, kam von ihm der niederschmetternde Abschluss: »Ich wusste ganz sicher, dass dir diese Geschichte wirklich passiert ist, und zwar von dem Zeitpunkt an, als du dich auf meinen Schoß gelegt hast, um zu weinen. Genauso hat unsere Tochter in dem Alter bei mir gelegen, wenn sie getröstet werden wollte.«

Das Urteil war schon in der Therapiestunde gefallen, jetzt erfolgte der endgültige Stoß. Ich brach völlig zusammen, lag nur noch da und schluchzte vor mich hin. Diese furchtbare Aussage stand so endgültig, dass auch noch die restliche Energie aus mir schwand. Also musste Siegfried jetzt wieder für mich handeln, ich selbst war zu nichts mehr fähig. Er besprach telefonisch mit Dr. P. meine Stundenreduzierung, und vom 1. Mai an unterrichtete ich verkürzt.

Damit war ein großer Druck von mir genommen. Ich fühlte mich für die Schüler verantwortlich, hatte aber nicht mehr die Kraft, diese Verantwortung über die volle Stundenzahl zu tragen. Schon eine ganze Zeit lang litt ich darunter, meine Arbeit nur noch recht mäßig zu erledigen. Immer wieder glaubte ich, mich zusammenreißen zu müssen, dann würde es schon klappen. Aber es ging einfach nicht besser, und dafür gab ich mir allein die Schuld. »Sie haben sehr viel an sich gearbeitet. Auch wenn man das nicht körperlich sehen kann, ist dazu unendlich viel Kraft nötig«, meinte der Therapeut, »diese Kraft haben Sie aufgebraucht, und die fehlt Ihnen jetzt.«

Furchtbare Tage folgten. Von den ersten Erinnerungen gibt es keinerlei Tagebuchaufzeichnungen. Ich habe wie ein bockiges Kind nichts aufschreiben wollen und konnte einfach nicht glauben, dass mir eine solche Geschichte zweimal passiert sein sollte. Immer noch hoffte ich, irgendwann müsste sich herausstellen, alles sei nur Fantasie. Dann wäre ja jegliche Aufzeichnung dazu absolut unsinnig. Ich dachte wirklich ganz kindlich, sobald etwas schwarz auf weiß dasteht, muss es stimmen. Wenn ich aber erst gar nichts aufschreibe, ist es vielleicht auch nicht wahr. Absolute Kinderlogik!

Doch in der nächsten Zeit kamen immer wieder Erinnerungsblitze, die mich in tiefe Verzweiflung stürzten. Ich stand z. B. allein am schwarzen Brett im Lehrerzimmer. Plötzlich fühlte mein Körper wieder genau, was damals geschehen war. Von hinten drang etwas schmerzhaft in mich ein. Ich spürte das so deutlich, als sei es in diesem Moment passiert. Das hat mich so durcheinander gebracht, dass ich für den Rest des Vormittags nicht mehr zu gebrauchen war.

Ein anderes Mal spürte ich beim Mittagsschlaf etwas Ähnliches hinter und in mir. Noch vor dem Einschlafen hörte ich ganz deutlich, wie mir jemand erzählte, das sei doch nur ein Spiel. Ich antwortete: »Das ist gar kein schönes Spiel, es tut so weh.«

Und immer wieder kam in der Therapiestunde der Einwand von mir: »Vielleicht stimmt doch alles nicht, denn ich sehe ja nicht wirklich Bilder vor mir, sondern erlebe nur unangenehme Gefühle.« Die verblüffende Antwort von Dr. P. lautete: »Wie sollten Sie auch Bilder sehen, wenn doch alles hinter Ihnen stattgefunden hat!« Das schien mir plausibel. Aber dennoch ließ es mich verzweifeln, weil ich dadurch immer weiter dahin gedrängt wurde, mir auch diese zweite schreckliche Geschichte zu glauben. Doch genau das wollte ich nicht. Eigentlich suchte ich nach einem Ausweg, der mir zeigen sollte, dass das Ganze nur eine Ausgeburt meiner abstrusen Fantasie war.

In den Tagebuchaufzeichnungen der nächsten Wochen finde ich kaum konkrete Hinweise auf diese Erinnerungen. Ich habe nur meine tiefen Depressionen dargestellt.

17. April 1994

Hätte ich diese Geschichte doch nie aufgedeckt! Hätte ich doch besser überhaupt keine Geschichte aufgedeckt!! Früher lebte ich in Zwängen, hatte eine Maske aufgesetzt und um mich herum eine hohe Dornenhecke aufgebaut. Darin fühlte ich mich zwar nicht wohl, konnte aber damit umgehen. Jetzt weiß ich überhaupt nicht mehr ein noch aus. Genauso muss es sein, wenn man in einen Strudel gerät. Mir fehlt die Kraft, dagegen anzuschwimmen. Es zieht mich unweigerlich in die Tiefe, und ich habe auch keinen Mut mehr, mich dagegen zu wehren.

Schon einige Male wünschte ich, wäre doch alles endlich vorbei! In den Ferien ging es mir zweimal so, dass ich am Felsrand stand und überlegte: »Wenn ich jetzt springe, ist endlich Schluss.« Es hat mich zwar erschreckt, so etwas zu denken, aber ich war eigentlich sicher, das nicht wirklich auszuführen. Doch heute hat dieser Gedanke plötzlich eine Wendung erfahren. Nicht jetzt, aber irgendwann, wenn ich es gar nicht mehr ertragen will, mache ich tatsächlich Schluss. Die Idee beginnt ein Eigenleben zu entwickeln, sie reizt mich, und irgendwann kann ich es nicht mehr aushalten.

Jetzt hasse ich mich nur noch. Was schaffe ich denn schon? Ich kann mit niemandem mehr wirklich partnerschaftlich zusammenleben, leiste in der Schule nichts mehr, kann mich mit Freunden nicht mehr unbeschwert unterhalten – ich kann überhaupt nichts mehr. Sogar meine körperliche Kraft verlässt mich. Ich bin nur noch ein Schatten meiner Selbst. Warum lebe ich überhaupt noch? Es hat alles gar keinen Sinn mehr. Ich bin doch nur eine Last für meine Mitmenschen.

Am gleichen Tag schrieb ich Träume auf, die nur allzu deutlich meine damaligen Gefühle und Gedanken zeigen, z. B. diesen:

Im Traum bekam ich zwei gleich aussehende DIN A 4 Briefumschläge. Ich plante, sie an den Absender zurückzuschicken, wollte sie aber auf keinen Fall vorher öffnen. Es sollte nur auf jedem Brief ein neuer Adressaufkleber angebracht werden. Ganz schnell wollte ich meine Adresse, die ja vorher daraufgestanden hatte, zukleben. Jemand erklärte mir, das ginge nicht, ich müsse die Briefe unbedingt zuerst öffnen und den Inhalt neu verpacken, ehe ich ihn zurücksenden könne.

Alle diese Träume deuteten auf das Gleiche hin. Ich will diese neue Geschichte, die sich in meiner Erinnerung abzeichnet, nicht sehen, nicht wahr haben. Eigentlich möchte ich sie wieder verdrängen – sie zurückschicken – gut zugeklebt lassen. Vielleicht stimmt ja auch alles gar nicht. Aber da sind diese Schmerzen – wie Phantomschmerzen–, die sich vom After bis in den Darm hineinziehen. Ich mag sie gar nicht beschreiben, ich will sie nicht beschreiben. Aber sie sind so bittere Realität, dass ich oft nicht einmal richtig sitzen kann.

Ich befand mich zwar ganz weit unten in einem tiefen Wellental; aber wenigstens hatte ich jetzt zwei neue Helferinnen in meiner Selbsthilfegruppe, die mir immer wieder Energie gaben, hier durchzuhalten und nicht völlig zu versinken. Christina, Birgit und ich – wir fühlten uns bald so miteinander verbunden und füreinander verantwortlich, dass wir fast spürten, wenn eine von uns in Not war. Dann läutete das Telefon, und nach einem langen Gespräch fühlte sich jede von uns wieder ruhiger und neu gestärkt.

20. April 1994

Gestern Abend fühlte ich mich einfach nur am Ende, als ich nach Haus kam. Nach einem langen Telefongespräch mit Birgit aus unserer Selbsthilfegruppe wurde es etwas besser. Ich weinte zwar noch immer vor mich hin, hatte aber Mut zu einem neuen Denkansatz gefunden: Etwas für mich selbst, meinen eigenen Körper zu tun. Genau das scheint mir ein positiver Ansatz zu sein, aus dem ich Kraft schöpfen kann, weiterzumachen. Früher haben wir ja gerade erfahren, wie unwichtig unser Körper ist und dass man ihn besser abspaltet.

Eine Woche lang war ich überhaupt nicht fähig, meinen Körper auch nur in irgendeiner Weise zu akzeptieren, geschweige denn, ihm etwas Gutes zu tun. Ich empfand ihn nur noch als ekliges, verunstaltetes Monster. An den verschiedensten Stellen registrierte ich zwar Schmerzen, aber dem stand ich völlig gleichgültig gegenüber. Positive Körpererfahrungen gab es nicht. Mein Körper nahm überhaupt nichts Angenehmes mehr wahr – er hatte sich von mir entfernt.

Ermuntert durch Birgit ging ich unter die Dusche. Doch bald hatte ich den Eindruck, nicht mehr stehen zu können, also setzte ich mich. Das warme Wasser strömte zusammen mit meinen Tränen über den Körper. Ich weinte und schluchzte laut vor mich hin, bis ich fühlte, das Wasser streichele mich ganz vorsichtig. Es war so, als ob irgendetwas in mir wieder erwachte. Meine Haut nahm die Wärme des Wassers wieder wahr. Irgendwann hatte ich dann auch die Kraft, mich aufzurichten.

Danach geschah etwas ganz Seltsames. Ich, die sonst nie Duschgel benutzt, nahm mir die Flasche und fing an, mich zu waschen – zuerst den gesamten Körper, dann an den Beinen hoch, bis ich oben zwischen den Beinen gelandet war, dann Scheide und After und die gesamte Gegend rundherum, so als könne ich gar nicht mehr aufhören. Ich musste immer wieder neu Duschgel nehmen und mich hier waschen. Dabei wurde ich seltsamerweise langsam ruhiger. Schließlich sagte ich mir laut, fast beschwörend vor: »Ich bin jetzt ganz sauber – ich bin jetzt ganz sauber!« – immer wieder den einen Satz. Ich hatte mich in einer Art Trance gefühlt. Plötzlich fiel es mir wie Schuppen von den Augen. Mir war klar, was ich gerade gemacht hatte und auch, weshalb ich genau das tun musste.

Aber dennoch war das schlechte Gefühl, die Ablehnung meines Körpers nicht verschwunden. Ich habe mich sehr sorgfältig mit Körperlotion eingecremt, so als sei das eine rituelle Handlung – wollte ich mich bei meinem Körper entschuldigen? Jetzt kam in mir das Bedürfnis auf, eine besonders angenehm duftende Körperlotion zu besitzen und damit meinen Körper zu verwöhnen. Doch die wollte ich mir nicht selbst besorgen, Siegfried sollte sie aussuchen. Am nächsten Tag hat er sie mir zusammen mit einem wunderschönen Blumenstrauß geschenkt.

Das alles hat mir viel Kraft für einen neuen Anfang gegeben. Gestern war ich noch fest entschlossen, um einen baldigen Therapietermin zu bitten. Jetzt denke ich, dass ich die zwei Wochen auch allein überstehe. Da ich mir aber – wie so oft – selbst nicht traue, habe ich zuerst überlegt, ob ich es vielleicht nur nicht wage anzurufen. Nein, ich bin fest davon überzeugt, dass ich nicht um diesen Termin bitten will. Ich bin sicher, diese Geschichte ganz allein aufarbeiten und verdauen zu können und durch eigenes Tun herauszufinden, was mir zu meiner Heilung hilft. Ansonsten bleibe ich immer das kleine Kind, das nur getröstet werden will, ohne je selbstständig zu werden. Ich muss selbst einen neuen Ansatz finden, durch den ich mich aktiv voranbringe. Ich kann nicht immer leidend in die Vergangenheit zurückblicken, so schlimm sie auch gewesen sein mag; denn dann fühle ich mich auch nur zum Weinen elend. Ich möchte jetzt keine Unterstützung mehr im Erinnern und im Aushalten, sondern im Überwinden – also eine nach vorn und nicht in die Vergangenheit gerichtete Hilfe. Und genau dazu muss ich das meiste selbst beitragen.

Das klingt ziemlich kraftvoll. Ja, ich musste mir diese starke Frau vorspielen, um überhaupt durchzuhalten. Als ich das niederschrieb, habe ich auch fest daran geglaubt. Durch diese Energien konnte ich wenigstens einige Tage lang eine Pause genießen.

Aber immer wieder kam das Gefühl des schmutzigen, verunstalteten Körpers. Wenn man so etwas mit mir gemacht hatte, konnte mein Körper doch gar nicht normal sein. Manchmal glaubte ich, deutlich zu spüren, wie sich an meinem Po eklige Ausbuchtungen und blutige Eiterbeulen bildeten. Dieser Körperteil musste doch absolut widerlich sein. Vielleicht sah ich so aus wie die Affen im Zoo mit ihrem roten, abstoßend aussehenden Hinterteil. Auf einen Zettel notierte ich über Tage hinweg Assoziationen:

> *»Ich brenne – brenne innen – nichts mehr drin – alles verbrannt – mein Körper innen schwarz verkohlt – außen Geschwüre, Eiterbeulen, Furunkel, Abszess, Affenarsch, eklig geschwollen – Geschwulst riesig – wächst immer größer – Angst – Ekel – Abscheu – abschneiden – nein, ausreißen – immer weiter – immer mehr raus – Abscheu – nicht hinschauen – ich bin ein Ungeheuer – ein Monster – Blut tropft – dickes Blut – dunkel – dunkelrot – schwarz – besser ich verdecke alles – alles zuhängen – darunter allein bleiben«*

Dieser Text ist in winzigen Buchstaben geschrieben. Danach habe ich viele Zeilen leer gelassen, und dann folgt mit einer schon etwas größeren Schrift:

> *»Kann gar nicht so schlimm sein – habe es schon überstanden – damals – sind nur Erinnerungen«*

24. April 1994

Drei Tage lang fühlte ich positive Energien. Am vierten Tag begann ich schon leicht zu zweifeln, und seit heute Morgen ist wieder alles aus. Früher dachte ich manchmal, ich gehe drei Schritte vorwärts, aber dann wieder zwei Schritte zurück. Dabei kommt man zwar auch voran, aber mühsam. Jetzt scheint es mir genau anders herum: Wenn ich einen Schritt vorwärts mache, geht es wieder drei Schritte zurück.

Es begann schon beim Aufwachen. Siegfried war besonders liebevoll und hat mich zärtlich gestreichelt, aber ich merkte plötzlich, dass gar nicht wirklich ich neben ihm lag, sondern irgendein Gegenstand, der mich nichts anging. Ich stand sozusagen daneben. Mein Körper spürte nichts von all der Liebe – er war gefühllos. Ich versuchte zurückzukommen, meinen Körper zu spüren, mit der Haut das Streicheln aufzunehmen. Aber je mehr ich mich darum bemühte, desto verkrampfter wurde ich. Es gelang mir einfach nicht. In völliger Verzweiflung hatte ich den Eindruck, mein Körper sei tot.

Früher dachte ich, ich sei irgendwer, in mir stecke etwas. Aber jetzt sehe ich, das war nur eine Täuschung. Ich bin hohl, mein Körper nur eine leblose Hülle. Ein paar Nerven gibt es noch da drinnen, die funktionieren – aber nur noch die, die Schmerzen signalisieren, das ist alles. Von dem, was Leben ausmacht, was Mensch sein bedeutet, ist in mir nichts mehr vorhanden.

Ich möchte hämisch lachen, denn nach außen hin kann ich eine perfekte Maske aufsetzen, und die Leute denken, es sei alles in Ordnung, vielleicht sogar, dass ich ein vernunftbegabter Mensch sei. Aber hinter der Maske gibt es gar nichts, sie ist hohl! Irgendwann wird sie ganz einfach in sich zusammenfallen.

Wenn mein Körper schon tot ist, warum lebe ich dann überhaupt noch? Dieser Gedanke nimmt immer mehr Raum in mir ein. Meine Kinder brauchen mich nicht mehr, sie sind erwachsen und selbstständig. Wir haben sie so weit auf den Weg gebracht, dass ich keine Angst mehr um sie haben muss. Sie wären vielleicht eine Weile traurig, aber ich halte sie für jung und stark genug, ihr Leben allein zu meistern. Nur bei Siegfried sehe ich das anders. Wir haben unser Leben so eingerichtet, dass immer der eine dem anderen hilft. Da kann ich mich nicht so einfach aus der Verantwortung stehlen, das wäre zu egoistisch. Aber andererseits merke ich zunehmend, dass ich ihm in kaum einer Weise noch helfen kann. Ich glaube, irgendwann werde ich nur noch eine Belastung für ihn sein. Eigentlich bin ich schon jetzt ein Klotz an seinem Bein, der ihm viel Kraft raubt.

Ich habe einfach keine Energie mehr, mich dagegen zu wehren oder mich aufzurichten, weder körperlich noch seelisch. Wenn ich mittags aus der Schule komme, bringe ich es nicht einmal mehr fertig, mich zum Mittagessen aufzuraffen, sondern falle nur noch ins Bett und schlafe. Es ist so, als wolle mein Körper einfach nicht weiter mitmachen; er lässt sich nicht mehr in den Griff bekommen. Heute gegen Abend habe ich es noch einmal versucht und ihm bewusst etwas Gutes getan. Vielleicht ließen sich auf diese Weise Kräfte mobilisieren, so wie es in der letzten Woche geklappt hat. Ich setzte mich mit einem wohlriechenden Schaumbad in die Badewanne. Doch soviel ich meinen Körper auch streichelte, er war tot, es kam keine Reaktion, und ein Berühren der Geschlechtsteile fühlte sich ausgesprochen unangenehm an. Danach habe ich versucht, ihn mit der neuen Körperlotion einzucremen, zu massieren – er blieb tot. Ich weiß keinen Ausweg mehr. Eigentlich bin ich schon tot.

Was kann mir noch helfen? Gespräche mit Dr. P.? Das habe ich lange genug versucht, aber trotzdem sinke ich immer tiefer. Er kann sagen: »Sie müssen das nicht allein ertragen.« Aber das ist ein Trugschluss, das Vorgaukeln einer schönen Illusion. Er kann mir das

Tragen nicht abnehmen, das muss ich schon allein schaffen. Nur fühle ich dazu keine Kraft mehr.

Tabletten? Die mögen zwar im Moment meine Empfindungen dämpfen, aber auch das ist eine Illusion. Wenn ich diese Empfindungen künstlich dämpfe, belüge ich mich doch selbst. Das habe ich aber lange genug gemacht und will es in keiner Form wieder anfangen. Also kann ich mir nicht vorstellen, wie mich das in irgendeiner Art voranbringen soll. Es mag sein, dass ich meinen jetzigen Zustand dann besser ertragen kann, weil ich ihn nicht so tief empfinde. Das ändert aber nichts an der Ursache. Doch nur das, so denke ich, würde mich wieder nach oben bringen.

Ich sehe also keine Chance für mich, den Ausgang aus diesem Labyrinth zu finden. Wohin ich mich auch drehe und wende, überall stechen und quälen die Dornen. Ich habe den Eindruck, jetzt bin ich endgültig gefangen – ohne Ausweg. Ja, ich glaube, dieser Zustand ist endgültig.

Meine abgrundtiefe Verzweiflung wollte ich Dr. P. mitteilen. Deshalb schickte ich ihm diese Tagebuchaufzeichnungen mit dem folgenden Brief.

24. 4. 1994

Lieber Herr Dr. P.......... !

Ich hatte mir zwar vorgenommen, keine Briefe mehr zu schreiben, aber bevor ich anrufe und um einen Termin bitte, möchte ich doch zuerst meine Lage schildern. Deshalb schicke ich Ihnen meine Tagebuchaufzeichnung von heute.

In einem zusätzlichen Termin sehe ich im Moment auch keine Chance. Erstens könnte ich nichts anderes sagen, als ich hier aufgeschrieben habe, und zweitens denke ich, können Sie mir das Ertragen meiner Geschichte nicht wirklich abnehmen. Selbst wenn Sie mir in Ihrer sehr nuancierten Art immer wieder sagen, ich habe es damals überlebt und das war sicherlich schlimmer, hilft mir das nicht mehr. Ich muss dabei immer wieder denken, mir hat schon einmal jemand etwas auf sehr subtile Art suggeriert, und ich bin darauf hereingefallen. Entschuldigung, aber ich möchte Ihnen nicht dieses Verbrechen unterstellen. Es ist einfach nur die Art, mich zu beeinflussen, wo in mir doch alles sagt, ich habe keinen Mut und keine Kraft mehr dazu.
Vielleicht rufe ich am Dienstag an, ich weiß es nicht genau. Vielleicht gibt es doch eine andere Chance.

Herzliche Grüße ....

Es war ein schrecklicher Sonntag, an dem ich das alles geschrieben hatte. Noch am Abend brachte ich diesen Brief zur Post. Eigentlich fühlte ich mich anschließend recht unwohl, ihn wirklich abgeschickt zu haben.

Schon am nächsten Mittag rief Dr. P. an. Ich konnte kaum glauben, dass mein Brief so schnell angekommen war. Er schlug mir einen Termin gleich für den nächsten Tag vor. Sollte ich wirklich hingehen? Nein, es liege ihm fern, mich zu zwingen, ich selbst müsse es wollen. Wollte ich denn? Ich wusste es einfach nicht mehr; ich wusste überhaupt nichts mehr. Auf jeden Fall spürte ich, dort gab es jemanden, der meinen verzweifelten Hilferuf verstand und ernst nahm. Das gab mir den Mut zu sagen: »Ja, ich komme Morgen.« Mit großem Herzklopfen legte ich den Hörer zurück.

Noch am gleichen Abend schrieb ich folgende Zeilen:

Gratwanderung

Mein Weg wird steinig eng,
unwirklich und schaurig!
Ich habe Angst.
Wo kann ich mich halten?
Ist da ein dünner Strauch?
Gibt er wirklich noch Halt?

Gratwanderung – unheimlich!
Geht es hier noch weiter?
Ich habe Angst.
Kein Licht, tiefes Dunkel!
Viel zu schmal wird der Grat.
Abgrund starrt gierig hoch.

Balanciere weiter!
Will ich mich denn halten?
Ich habe Angst.
Mir fehlen Kraft und Mut.
Den Grat überwinden?
Die Tiefe lockt mich an.

Taumle schwindelnd weiter.
Mein Gleichgewicht wankt schon.
Habe ich Angst?
Begreife die Tiefe?
Der Weg wird mir zu schmal.
Fehltritt? Und dann vorbei?

Ich habe das Gefühl, entweder überwinde ich den Grat mit schnellen Sprüngen sehr bald, oder ich stürze endgültig ab. Diese Gratwanderung halte ich nicht mehr lange aus.

Das nächste Therapiegespräch half mir dann doch wieder, für eine Weile durchzuhalten. Ja, über längere Zeit war es jetzt nur ein Durchhalten, ein immer neues Über-den-nächsten-Grat-Helfen. Wie sollte ich da je wieder herauskommen? Diese zweite Geschichte, die eigentlich meine erste war, hatte mich so weit in die Tiefe gestoßen, dass ich immer wieder glaubte, endgültig zu versinken.

Der Alltag wird zum Kampf

Doch auch dieses Mal tat sich mir eine neue Energiequelle auf. Ich hatte durch Zufall von einem Manuskript zu einem Buch über sexuellen Missbrauch gehört, das ich mir besorgen konnte. Hier hatte eine Frau das Unsagbare in wunderbarer Lyrik ausgedrückt. Ich, die noch mitten in all dem Unfassbaren steckte, konnte kaum glauben, dass so etwas möglich sein sollte. Aber es lag ja vor mir – schwarz auf weiß. Diese Frau musste ihre Geschichte wirklich überwunden haben, sonst könnte man nicht in dieser Sprache darüber schreiben, so dachte ich.

Ich wollte unbedingt wissen, wie sie das geschafft hatte. Vielleicht könnte es mir dann auch gelingen, endlich aus meinem tiefen Wellental wieder aufzutauchen. Über ihren Verleger holte ich mir das Einverständnis, einen Brief an sie zu schreiben und zu telefonieren.

1. Mai 1994

Mein Herz hat einen großen Sprung getan. »Es beherrscht mich nicht mehr. Ich beherrsche es!« Das ist die wichtigste Aussage aus dem Telefongespräch. Ich musste sie schnell aufschreiben und darf sie auf keinen Fall vergessen. Das möchte ich auch irgendwann von mir sagen können. Aber nachdem ich es gewagt habe, sie anzurufen, fühle ich wieder Mut. Mein Brief hat sie wirklich beschäftigt, und sie hat auch eine Antwort geschrieben. Vielleicht tut sich hier ein neuer Weg, eine neue Hilfe auf.

Diese Energiequelle wurde wirklich von Monat zu Monat stärker. Wir wechselten Briefe, telefonierten, und nach einem Vierteljahr trafen wir uns zum ersten Mal. Schließlich entstand eine echte Freundschaft daraus. Immer wieder konnten wir uns gegenseitig helfen. Nach einem weiteren Vierteljahr und weiteren Treffen sagte ich ehrlich überzeugt »meine Freundin Hanna«. Hin und wieder nannte ich auch schon vorher ein Mädchen oder eine Frau »Freundin«, aber eine wirklich tiefe Freundschaft hatte es noch nie in meinem Leben gegeben.

Dennoch hatte ich den Eindruck, mich ungeheuer abzustrampeln und trotzdem nicht wieder hochzukommen. Alle Energie, die ich von außen aufnahm, reichte gerade dazu aus, mich nicht untergehen zu lassen.

29. Mai 1994

Im Moment fühle ich mich überhaupt nicht wohl in meiner Haut. Es scheint mir so, als bekomme ich nichts mehr geregelt. Die Pflichten türmen sich weiterhin als übergroße Berge vor mir auf, und ich bin an vielen Tagen völlig unfähig, sie auch nur ansatzweise in Angriff zu nehmen. Ich fühle mich gar nicht mehr normal – auf jeden Fall bin ich nicht mehr die Frau von früher, die ich glaubte, genau zu kennen, mit der ich umzugehen wusste. Bin ich verrückt, wenn mich ständig diese Gedanken an meine Erlebnisse verfolgen und sie mich dann nicht mehr so wie andere leben lassen?

Meine Freundin Hanna sagt: »Ja, wir sind ver-rückt. Alles hat man in uns ver-rückt durch die schlimme Verletzung. Wir müssen lernen, es wieder gerade zu rücken.« Genau das schaffe ich im Moment nicht. Ich sehe nur mein Gedankenchaos, vor dem ich verzweifle und das ich einfach nicht geordnet bekomme. Immer wieder fange ich von vorn an und bleibe dann irgendwo stecken, ohne einen Fortschritt zu machen. Dabei kann mir auch niemand anders helfen, das kann nur ich allein. Aber ich schaffe es nicht, den entscheidenden Durchbruch zu finden.

Ich weiß nicht einmal, in welcher Zeit ich mich befinde. Manchmal komme ich mir wie ein kleines Kind vor, das beschützt werden will. Dann lege ich meinen Kopf in Siegfrieds Schoß und lasse mich streicheln. Es ist so, als müsse ich hier ein Stück kindliche Geborgenheit nachholen. Und Siegfried ist zum Glück bereit, mir diese Hilfe zu geben.

Bei Dr. P. denke ich, schon in der Pubertät zu sein. Da habe ich im Moment das Bedürfnis, mich langsam von ihm zu lösen und allein, ohne seine Hilfe zu leben. In meinen Überlegungen geht es mir wirklich wie im Verhältnis Vater – Kind. Zuerst konnte ich in der Tat nicht ohne seine Hilfe auskommen. Wenn er einmal nicht für mich da war oder die Therapiestunde unbefriedigend verlief, fühlte ich mich hilflos alleingelassen. Irgendwann suchte ich mir dann zusätzlich andere Bezugspersonen, deren Hilfe ich auch annahm und die mir viel bedeuteten. Das Loslösen begann. Jetzt ist es so weit, dass ich schon ungeduldig auf die Zeit warte, in der ich es allein schaffe. Manchmal denke ich richtig »motzig«: »Ich will aber nicht mehr dahin müssen!«

Das ist sicher eine gute Entwicklung, aber dennoch bin ich allein noch zu unsicher. Da brechen plötzlich erneut alte Wunden auf, und ich kann nicht damit umgehen. Wie ordne ich diese widersprüchlichen Emotionen nur! Einerseits sehe ich Fortschritte, andererseits falle ich dann wieder in ein Loch.

Ganz schlimm sind für mich die unendlichen, schlaflosen Nächte. Immer wieder wache ich gegen drei oder vier Uhr auf, und dann spielt mein Kopf mit mir verrückt. Tausend Gedanken durchkreuzen ihn. Ich kann sie überhaupt nicht ordnen oder beeinflussen. Zwischendurch verfalle ich in einen »Wachschlaf«, in dem ich irgendetwas träume. Doch der Sinn dieses Traumes kommt mir danach nicht wieder ins Bewusstsein. Jedes Mal komme ich wieder mit einem unverständlichen Satz oder Wort ins Bewusstsein zurück, so als habe ich das jetzt viele Male wiederholt und müsse genau das immer wieder und wieder nachsprechen. Dann bin ich anschließend völlig hilflos, schlapp und fühle mich nur noch krank. Bald danach beginnt der nächste Wachtraum.

Diese Nächte waren furchtbar, und die Stunden des Schlafes wurden immer kürzer.

5. Juni 1994

Ich weiß einfach nicht, was mit mir los ist. In mir steckt schon wieder diese brennende Angst und die entsetzliche Unruhe. Ich merke es deutlich in der Brust, und es zieht den Hals hoch. Heute Mittag hatte ich ein schreckliches Erlebnis.

Ich wollte einen Mittagsschlaf halten, konnte aber nicht einschlafen. Plötzlich überfiel mich wieder dieses unsagbare Gefühl am After, das sich ähnlich unangenehm anfühlt, als ob jemand eine bestimmte Reizschwelle beim Kitzeln überschreitet und es dann zu schmerzen beginnt. Ich hatte den Eindruck, als kleines Kind rücklings auf einem Schoß zu sitzen. Meine Beine hängen zwischen den anderen Beinen und dann durchbohrt mich etwas furchtbar schmerzhaft von unten, als würde ein großes Messer in meinen Körper gestoßen – wie ein Stich bis hin zum Herzen – wieder und wieder im Rhythmus des Herzschlages. Mein Herz klopft immer lauter. Das beginnt sogar jetzt beim Niederschreiben erneut. Auch die Schmerzen spüre ich noch sehr deutlich. In meiner Erinnerung war es so, als ob ich plötzlich das Gleichgewicht verliere und vornüber falle. Aber im letzten Moment halten mich Hände von hinten fest.

War das wirklich so? Eine schreckliche Erinnerung! Über eine Woche ging es schon ohne Schmerzen gut. Ich glaubte, alles sei vorbei, weil ich mich nicht weiter erinnern konnte. Hin und wieder hoffte ich auch, ich könne mich nicht erinnern, weil das alles gar nicht stimmt. Und genau dann kommt ein neuer Erinnerungsfetzen, der mir zu verstehen gibt, es war doch so.

All diese neuen Erinnerungen ließen für eine Weile die Musiklehrergeschichte in den Hintergrund treten. Das, was ich jetzt aus meinem Gedächtnis zutage förderte, war von ganz anderer Art. Hier handelte es sich selten um ganz konkrete Bilder oder längere Zusammenhänge. Ich sah und fühlte immer nur kurze Gedankenblitze; oft waren es lediglich Emotionen und Körpererinnerungen, die mich aber völlig aufwühlten.

7. Juni 1994

Einige Male schon hat mich diese furchtbare Unruhe befallen. Mein Herz klopfte wild, und ich konnte nicht mehr ruhig sitzen oder stehen. Auch mich auf einen Gedanken zu konzentrieren war nicht möglich. Heute überfiel mich diese Stimmung in der Schule, und diesmal wusste ich sie einzuordnen.

Ich hatte eine Freistunde; plötzlich überkam mich das Gefühl, ich müsste weglaufen. Mich erfasste eine entsetzliche Angst. Dann habe ich mich auf mein Fahrrad gesetzt und bin nach Haus gefahren. Doch ich dachte, fahren hilft mir nicht, ich muss rennen, mit meinen Füßen wegrennen. Zu Haus konnte ich mit mir nichts anfangen und lief voller Unrast im Zimmer auf und ab. Was sollte ich machen? Bei Dr. P. meldete sich nur der Anrufbeantworter, und außerdem musste ich ja gleich wieder in die Schule.

War das eine Erinnerung? Früher als kleines Kind wollte ich weglaufen, konnte aber nicht. Jetzt übertrage ich dieses Weglaufen auf die verschiedensten Bereiche: Weglaufen vor der Schule, vor den Pflichten, vor dem Essen. Aber ich kann nicht weglaufen. Also türmt sich alles nur immer höher vor mir auf, so als ob es mich bedrohe. Ich fühle mich völlig hilflos. Wieder kommen die damit verbundenen Schmerzen im Analbereich. »Nur weglaufen«, aber es geht einfach nicht. Ich sehe keinen Ausweg.

Mittags rief dann Dr. P. zurück – endlich! Ich fühlte mich in diesem Moment so klein und hilflos, als ob ich unbedingt jemanden brauchte, der mir einen Ausweg zeigt, mir hilft, wegzulaufen. Natürlich konnte er das nicht. Er redete ganz ruhig auf mich ein, wie ein Vater vielleicht sein hilfloses Kind tröstet. Tatsächlich hatte ich anschließend keine Angst mehr und war beruhigt.

Das Gelähmtsein und Nicht-weglaufen-Können verfolgte mich noch über längere Zeit. War damit etwas Besonderes verbunden?

13. Juni 1994

Ist es die Erinnerung an ein Gefühl von damals? Vielleicht hatte ich früher, als diese unfassbare Geschichte passierte, auch eine lähmende Angst. Es gibt doch die Situation, »gelähmt vor Angst und Schrecken« zu sein. Das würde zu meinem Erlebnis von neulich passen, als ich weglaufen wollte. Ganz einfach schnell weglaufen, allem entrinnen! Aber ich kann doch nicht weglaufen! Bleibe ich dann erstarrt vor Angst einfach da, wo ich mich gerade befinde?

Gedanken und Träume quälten mich. Am Tag konnte ich nicht abschalten, weil sich mein Gehirn immer wieder mit dieser unfassbaren Geschichte und meinem eigenartigen Verhalten beschäftigte. Nachts fand ich auch nicht die nötige Ruhe, um mich endlich erholen zu können. Da verfolgten mich Alpträume. Den früher normalen Alltag bekam ich überhaupt nicht mehr in den Griff.

12. Juni 1994

Ich kann nicht einmal sagen, wie es mir geht. Im Moment überwiegt wieder der Teil in mir, der keine Gefühle zulässt. Dafür gibt es natürlich tausend rationale Gründe: die vielen Arbeiten zum Schuljahresschluss, die Erstellung des neuen Physikplanes, die Urlaubsvorbereitungen. Siegfried mag ich nicht belasten, weil er eine Grippe hat. Es ist so wie früher, ich lasse nichts zu mir vordringen und trage nach außen eine perfekte Maske.

Nur überfallen mich ständig diese kurzen Momente der Unruhe, des Weglaufens. Aber ich kann ihnen ja nicht nachgeben und wirk-

lich weglaufen. Wie verarbeitet man Gefühle, wenn man sie nicht ausleben darf?

Dann kommt auch immer wieder der Gedanke, was war an mir, dass es gleich zweimal passierte? Ein so missbrauchter Körper kann doch nicht mehr normal sein! Ist er jetzt verunstaltet? Manchmal komme ich mir vor wie ein Krüppel, wie eine Missgeburt. Dann wieder werde ich den Schmutz, der an mir haftet, nicht los. Ich dusche, wasche, schrubbe auf mir herum und creme mich mit der wohlriechenden Körperlotion ein. Dabei habe ich den Eindruck, allen Schmutz nur zu übertünchen. Aber in Wirklichkeit befindet sich das Missgestaltete und Schmutzige noch unter dieser duftenden Schicht, wie unter einer Decke. Wenn es nur niemand merkt! Doch meine Maske funktioniert im Moment perfekt. Dieses Verhalten hat sich so tief bei mir eingeprägt, dass ich es einfach nicht mehr loswerde.

Heute mittag hatte ich einen seltsamen Traum: Ich wohnte in einem größeren Haus. Zwei Kinder tobten durch die Gegend. Ein drittes Kind trug eine Maske im Gesicht. Ich dachte, es sei eine Clownsmaske, aber dafür sah sie zu schön aus. Eine Gesichtshälfte war weiß, die andere in blau-roten Tönen bemalt. Das Kind schien sehr traurig, aber durch die Maske sah man keine Tränen. Sein Gesicht war völlig bedeckt; die wunderschöne Maske passte gar nicht zu der traurigen Stimmung. Ich hockte mich hin, und das Kind kam auf meinen Schoß, weil es getröstet werden wollte. Seltsamerweise dachte ich im Traum, das sei mein trauriges Ich, das getröstet werden wolle.

Als ich wach wurde, fühlte ich mich traurig und so erschöpft, dass ich kaum aufstehen konnte. Ich kam mir richtig krank vor und hatte den Eindruck, in meinem Unterleib sei nur widerlicher Dreck – darin bestünde alles ausschließlich aus stinkendem Schlamm, den man herauskratzen müsse. Ich sah nichts Wertvolles mehr in mir.

Dann legte ich mich wieder zu Siegfried, mit dem Kopf auf seine Brust, um mich streicheln zu lassen wie ein Kind. Das war für mich Trösten, Geborgenheit und Sicherheit zugleich.

Schon vor längerer Zeit hatte mir Dr. P. vorgeschlagen, Tabletten zu nehmen, um all das Schreckliche nicht mehr ganz so stark empfinden zu müssen. Nein, ich wollte es mit eigener Kraft schaffen. Aber die schwand von Tag zu Tag mehr. Noch einmal sprach er das Thema Tabletten an – er hatte eine Probepackung, nur für den Fall, dass ich es überhaupt nicht mehr aushalten könne. Ja, ich konnte es wirklich nicht mehr ertragen.

Diese Tabletten halfen mir zwar, endlich wieder zu schlafen, aber am Tag war ich nicht mehr ich selbst. Mir war alles egal, denn das Leben schien nur noch gedämpft wie durch ein Wattepolster zu mir vorzudringen. So bekam mein Körper zwar wieder etwas Ruhe, aber wohl fühlte ich mich in dieser fremden Haut nicht. Als etwa zwei Wochen später die Sommerferien begannen, habe ich diese Tabletten deshalb wieder abgesetzt, in der Hoffnung, die Ferienatmosphäre könne mir vielleicht helfen. So kam es auch tatsächlich. Ohne Tabletten konnte wieder zu mir selbst finden und habe mich auch tatsächlich wiedergefunden. Mir ist natürlich klar, dass für mich dieser Weg deshalb der richtige war, weil Siegfried mir als Partner immer zur Seite stand. Ohne seine liebevolle Unterstützung hätte ich die Hilfe der Tabletten gebraucht.

Als wohltuend und hilfreich empfand ich jetzt, dass mich in den Ferien keine äußere Hektik, keine Pflichten und keine Verantwortungen mehr trieben. Ich hatte volle sechs Wochen Ruhe und Abstand von allem Geschehen zu Haus. Gott sei Dank quälten mich meine beiden Geschichten jetzt nicht mehr ständig zugleich. Es war ein eigenartiges Nacheinander – heute die eine, morgen die andere. Manchmal brauchte eine Geschichte auch eine ganze Woche, ohne dass die andere zum Vorschein kam. Ich habe es einfach so akzeptiert, wie es kam.

Um diesen häufigen Wechsel hier nicht noch einmal nachzuvollziehen, will ich zuerst nur den einen Teil zu Ende bringen – die Musiklehrergeschichte. Das andere Verbrechen hat mich noch weit länger belastet. Ich möchte es aber an diesem Punkt abtrennen und erst später den Faden wieder aufnehmen, um den Zusammenhang zu wahren.

Das Schiff ist erreicht

Am Tag, bevor wir in den Urlaub starteten, wollte ich mich noch einmal telefonisch von Hanna verabschieden, denn zwischen uns hatte sich in den letzten Wochen schon eine engere Beziehung entwickelt. Dieses Telefongespräch brachte eine neue Wendung, es gab mir eine unendlich große Energie. Darauf hätte ich in meinen kühnsten Träumen nicht mehr zu hoffen gewagt.

Die Ursache dieser plötzlich aufflackernden Euphorie: Bald nach den Ferien wird eine Ausstellung von Fotocollagen eröffnet, bei der auf poetische Art über eine Puppe das Thema sexueller Missbrauch und die damit verbundenen Verletzungen angesprochen werden. An diesem Abend soll außerdem Hannas neues Buch der Öffentlichkeit vorgestellt werden. Da es sich um eine offizielle Veranstaltung handele, könne ich doch dort Klavier spielen, schlug Hanna vor. Ich bat um einen Tag Bedenkzeit, weil ich mir nicht sicher war, so etwas wirklich zu können.

Sofort nach dem Gespräch spürte ich eine unbändige Kraft in mir hochsteigen. Ich wollte es schaffen, und gleich am nächsten Tag sagte ich zu. Hier traute mir jemand in der Musik etwas zu. Außerdem konnte ich zu dem Thema, das mich so sehr quälte, etwas beitragen – vielleicht mit von mir tief empfundener Musik anderen helfen. Das beflügelte mich ungeheuer. Ich sah eine positive Perspektive. Der nächste Wellenberg existierte wirklich, auch wenn ich schon nicht mehr daran geglaubt hatte. Jetzt wollte ich ihn auch erreichen.

24. Juni 1994

Im Augenblick fühle ich mich unglaublich wohl. Ich habe wieder neue Energie getankt. Man sollte nicht glauben, wieviel Auftrieb mir der Vorschlag gegeben hat, bei der Ausstellungseröffnung Klavier zu spielen. Ich kann endlich einmal meine Gedanken und Gefühle zu diesem Thema positiv nutzen; sie bekommen ein sinnvolles Ventil.

Nach dem Telefongespräch wurde ich plötzlich ein ganz anderer Mensch. Ich konnte mich auf den Urlaub freuen und hatte wieder Kraft – natürlich nicht so viel wie früher, aber ich musste mich nicht mehr gleich nach jeder kleinen Anstrengung hinsetzen. Jetzt habe ich auch wieder die Hoffnung, dass es wirklich nach oben geht. In der letzten Zeit kam ich mir vor wie eine Pflanze, die von Tag zu Tag weiter verwelkt – soviel man auch unternimmt, es nützt nichts mehr, sie geht einfach ein. Da die Wut in mir keinen Gegner fand, und es kein anderes Ventil gab, verpuffte sie immer mehr.

Jetzt dagegen spürte ich unterwegs eine ungeheure Euphorie. Ich konnte wieder lustig sein und singen. Noch vor wenigen Tagen hätte ich dazu gesagt: »Ich glaube, ich werde langsam verrückt.« Aber jetzt kann ich das alles akzeptieren: »Mein Körper ist gar nicht hässlich, nicht abstoßend, nicht ekelerregend, sondern ganz normal gebaut. Meine Beine funktionieren, meine Arme funktionieren und alles andere auch. Ich lebe wirklich, und ich will bewusst leben.« Über lange Strecken hatte ich das schon völlig aufgegeben. Plötzlich liefen mir Freudentränen über die Wangen – einfach so. Wie oft hatte ich in der letzten Zeit geweint, aber immer nur aus Trauer und Verzweiflung.

Jetzt konnte ich denken: »Ihr ekligen, fiesen Männer, ihr sollt keine Gewalt mehr über mich haben – weder über meine Gefühle noch über meinen Geist. Ich will mich jetzt selbst beherrschen.« Immer wieder habe ich an mir heruntergesehen und gedacht, das sind meine Arme, meine Hände, meine Beine. Das ist mein Körper, den beherrsche ich allein. Darüber wird niemand mehr Macht gewinnen.

Dabei konnte ich nach langer, langer Zeit wieder die Natur genießen. Ich freute mich ganz einfach über den schönen Sonnentag, die Bäume, die Blumen, die Vögel – und vor allem über mein zurückgewonnenes Leben. Ich bin nicht mehr tot! Ich lebe und werde diesen Urlaub genießen.

Ja wirklich, ich sah und hörte wieder mit dem Herzen. Welche enorme Energie spürte ich in mir! Davon sollten auch Christina und Birgit profitieren. Ich schrieb den beiden einen langen Brief und hätte ihnen so gern etwas von meiner Kraft abgegeben. Ich hoffte, dass sie aus meiner neuen Erfahrung zumindest ein wenig Hoffnung und Zuversicht schöpfen könnten.

Den größten Teil unseres Urlaubs verbrachten wir am Millstätter See. Hier stellten sich viele positive Veränderungen ein, über die ich wirklich Freude empfinden konnte – eine Freude, die ich schon gar nicht mehr gekannt hatte. So entwickelte sich mein Körpergefühl noch weiter. Bislang war mir alles unterhalb meines Kopfes unwichtig erschienen. Diesen Teil hatte ich im allgemeinen sogar abgelehnt. Jetzt stand ich manchmal nach dem Schwimmen vor dem Spiegel und konnte meinen Körper wohlwollend betrachten, ihn sogar hin und wieder vorsichtig streicheln.

12. Juli 1994

Neulich besuchte ich das Eröffnungskonzert der Millstätter Festwochen. Ich konnte die Musik wieder genießen! Erst gegen Ende des Konzertes fiel mir auf, dass ich nicht einmal auf die Idee gekommen war, die Hände des Dirigenten zu beobachten. Meine Geschichte war mir an diesem Abend überhaupt nicht in den Sinn gekommen. Als ich dann bewusst auf die dirigierenden Hände sah, verursachte das keine Schmerzen. Im Moment wächst in mir das Gefühl, wieder leben zu können.

In dieser Zeit begann ich, meine Tagebuchaufzeichnungen noch einmal intensiv zu lesen. Dabei ergab sich eine ganz neue Art der Hilfe – eine Selbsthilfe aus meinem Tagebuch. Viele Dinge wurden mir erst im nachhinein, beim Lesen mit diesem zeitlichen Abstand, deutlich. Daraus entwickelte sich eine Eigentherapie. Ich ging meine Geschichte noch einmal mit meinem jetzigen Wissens- und Emotionsstand durch.

So entdeckte ich plötzlich das Mädchen in der Pubertät zwischen den Zeilen. Genau das hätte ich vielleicht damals auch geschrieben, wenn man mich hätte normal entwickeln lassen. Es war wirklich verblüffend zu sehen, wie genau ich mich wieder in diesem Alter befunden hatte.

Dann suchte ich gezielt nach Aufzeichnungen, die mir zeigten, wie ich die Schrecken von damals noch einmal durchlebt habe. Auch wenn es oft schmerzlich war, ich habe sie wirklich alle noch einmal durchlitten, nur dieses Mal in der unterstützenden Begleitung des Therapeuten. Beim Lesen wurde mir die Methode deutlich. Er half mir, alle Gefühle und Entwicklungen, die dieser Verrückte damals in mir ver-rückt hatte, durch ein nochmaliges Erleben wieder geradezurücken. Die begleitende Hilfe von Dr. P. war immer sehr behutsam und sensibel und wohl so geplant, dass er mich nun langsam loslassen konnte. Ich fühlte mich jetzt fähig, mir schon ein großes Stück selbst weiterzuhelfen und mich endlich wiederzufinden.

14. Juli 1994

Manchmal gibt es Tage, an denen ich ausgesprochen vergnügt bin. Dann sehe ich die Natur und die wunderschöne Landschaft wirklich mit dem Herzen und kann mich daran erfreuen. Im Wohnmobil spiele ich Keyboard, weil es mir Spaß macht. Ich kann die Musik wieder genießen. Dabei habe ich das Gefühl, endlich eins geworden zu sein mit dem verletzten Mädchen von damals. Wir sind nicht mehr zwei verschiedene Personen.

Dieses Gefühl habe ich wirklich erlebt, der Tag ist mir noch genau in Erinnerung. Ich kam aus dem Wasser und fühlte mich unglaublich leicht. Im Gras saßen einige Mädchen von vielleicht 15 Jahren, die sich lachend unterhielten. Ich betrachtete sie im Vorbeigehen und sah dann an mir herunter. Plötzlich fühlte ich mich wie sie, lustig und frei. Ja, so musste ich vor dieser schlimmen Verletzung gewesen sein. Jetzt hatte ich mich wiedergefunden. Ich hätte am liebsten die ganze Welt umarmt. Diesen Satz habe ich an den folgenden Tagen oft wiederholt und das befreiende Glücksgefühl genossen: »Ich habe mich wiedergefunden; ich bin wieder eins mit dem Mädchen von damals, mit mir selbst!«

15. Juli 1994

Ich wusste gar nicht, wie oft in meinem Tagebuch die Angst auftaucht, die mich plötzlich überfällt, in der Brust brennt und – wie ich es manchmal ausdrückte – »Beklemmungen« hervorruft. Nein, jetzt bin ich ganz sicher, es sind nicht Beklemmungen. Das ist die Angst vor dem Eingeklemmtsein in der Kirche. Es gab kein Entrinnen. Eine Orgelbank steht fest, man kann sie nicht einfach so wegrücken. Ich erinnere mich noch genau an die Situation in der Kapelle. Schräg hinter mir verlief eine Wand. Wenn der Musiklehrer dort stand, war ich vollkommen eingeklemmt. Außerdem hatte er ja auch noch die Tür abgeschlossen. Ich muss eine abgrundtiefe Angst gehabt haben bei diesem Eingeklemmtsein!

Von meinem sicheren Schiff aus konnte ich daran arbeiten, diese Angst, die noch in meiner Brust saß, zu überwinden. Dann kam mir ein Zufall zu Hilfe.

27. Juli 1994

Ich habe wieder etwas geschafft – eine Leistung, über die ich mich riesig freue. In einem kleinen Dorf in der Nähe unseres Campingplatzes im Altmühltal haben wir eine sehr interessante romanische Dorfkirche mit schönen alten Fresken besichtigt. Dabei stellte ich fest, dass die Orgel nicht verschlossen war. Also wagte ich es, mich auf die Orgelbank zu setzen und zunächst bewusst noch einmal das Gefühl des Eingeklemmtseins nachzuvollziehen. Ich spürte keine Angst mehr in meiner Brust. Vorsichtig und nur mit ganz leisem Register spielte ich vielleicht zehn Minuten auf dieser Orgel. Es war ein wunderschönes Gefühl.

War das nur ein Eintagserlebnis oder wirklich eine gefestigte Haltung? Das wollte ich unbedingt ausprobieren. Für mein Keyboard hatte ich einige Noten mit in den Urlaub genommen. Dazu gehörte auch bezeichnenderweise die »Deutsche Messe« von Schubert, spielte sie doch in meinem Leben einmal eine so bedeutende Rolle! Vor dem Urlaub waren diese Noten absichtlich einige Monate lang in der Versenkung verschwunden geblieben. Aber ich hegte die unbestimmte Hoffnung, sie irgendwann einmal ohne seelische Qualen spielen zu können. Wenn ich das endlich schaffen könnte, wäre die schlimme Verletzung geheilt.

29. Juli 1994

Gestern bin ich dann noch einmal mit den Noten der »Deutschen Messe« von Schubert in diese schöne Dorfkirche gefahren. Ich setzte mich auf die Orgelbank und fühlte mich wieder überhaupt nicht eingeklemmt. Die warme, helle Sommersonne durchflutete die gesamte Kirche und auch mich. Die Orgel war noch immer nicht abgeschlossen, und ich spielte alle Teile der »Deutschen Messe« ohne dunkle Gefühle. Im Gegenteil, ich wurde immer fröhlicher und erfreute mich daran. Ich konnte dieses für mich so schicksalsträchtige Werk ohne die Schatten der Vergangenheit spielen – in einer Kirche an einer wirklichen Orgel. Dabei wurde ich nach und nach mutiger und schaltete immer lautere Register dazu. Eine herrliche Musik – eine herrliche Orgel – und ich schwebte mitten in der Musik.

Dann spielte ich weiter und weiter. »Geh aus, mein Herz, und suche Freud«, dieses Lied kannte ich aus meiner Konfirmandenzeit. Ja, ich war wieder eins mit mir geworden, mit dem Mädchen von damals. Also spielte ich weiter irgendwelche fröhlichen Lobgesänge. Sie ließen mein Gefühl der Freude und des Glücks klingen.

Ich glaube wirklich, diese furchtbare Geschichte endlich überwunden zu haben. In der nächsten Woche gehe ich nach langer Zeit wieder zu Dr. P., dann möchte ich dort unbedingt auf dem Flügel spielen. Wenn ich das ohne Schmerzen von damals, ohne irgendeine Übertragung schaffe, dann bin ich ein ganzes Stück weiter.

6. August 1994

Seitdem ich mich in der Kirche freigespielt habe, sind die Schmerzen in der Brust und die damit verbundene Angst nicht mehr aufgetreten. Unfassbar, aber sie verschwanden wirklich vollkommen. Es ist mir sogar gelungen, in der nächsten Therapiestunde Klavier zu spielen. Nur ganz kurz zwischendurch kam ein kleiner Gedanke von früher. Ansonsten fühlte ich mich völlig frei davon.

Das Ende meiner Heilung in dieser Musiklehrergeschichte verlief sehr schnell. Ich habe sie in der Tat überwunden und kann damit leben. Hin und wieder gibt es noch einmal einen schmerzhaften Stich, aber aus meiner neu gewonnenen Sicherheit heraus kann ich ihn jetzt verkraften.

13. August 1994

Direkt vor unserer Abfahrt nach Osnabrück bat ich Siegfried, sich doch einmal die beiden Stücke anzuhören, die ich am nächsten Tag bei der Ausstellungseröffnung spielen wollte. Ich begann, als er noch im Badezimmer war. Dann sah ich ihn aus dem Augenwinkel heraus im Türrahmen stehen, spielte zwar weiter, fühlte mich aber unwohl. Das wurde schließlich zu einer ungewissen Angst. Prompt verspielte ich mich, sagte dann noch lachend: »Das darf mir morgen nicht passieren.« Danach setzte ich neu an, doch die Gestalt in der Tür schien mir immer bedrohlicher. Dort stand nicht mehr Siegfried, sondern eine Person, die mir Angst einflößte – eine Angst, die sich immer weiter steigerte. Wieder verspielte ich mich entscheidend, schließlich konnte ich nicht weiter und musste aufgeben. Siegfried ging, und ich lief in Panik im Zimmer auf und ab. Schon nach wenigen Minuten war mir dann klar, was sich in mir abgespielt hatte: Nicht Siegfried, sondern den Musiklehrer hatte ich gesehen. Wie oft verfolgte er mich damals, stand in irgendwelchen Türeingängen oder lauerte hinter Bäumen! Genau in der Situation befand ich mich jetzt wieder und fühlte mich genauso bedroht. Auch damals wusste ich nicht, wie das enden wird – oder ob diese Verfolgungen überhaupt jemals aufhören werden. Ich hatte sogar manchmal Angst, er wolle mich umbringen.

In der heutigen Situation überfiel mich nicht nur erneut diese Angst, sondern zugleich die Panik: »Ich werde ihn noch immer nicht los.« In der letzten Zeit war ich so davon überzeugt gewesen, diese Geschichte – jedenfalls im großen und ganzen – überwunden zu haben. Ich hatte doch deutlich gespürt, dass ich wieder eins mit dem Mädchen von damals geworden war. In der Kirche im Altmühltal hatte ich mich regelrecht freigespielt. Ich konnte die Stücke von damals wieder mit Freude spielen, ohne böse Gefühle. Und all das sollte jetzt wieder vorbei sein?

Diese Stimmung hielt zwar noch einige Stunden an, doch ich hatte sie bald überwunden. Es war nur wie ein böser Traum, dessen Schrecken mit dem Licht des Tages verschwinden.

Das letzte Gastspiel des Musiklehrers

Zwei Monate lang lebte ich in der Sicherheit, die Musiklehrergeschichte überwunden zu haben. Diese Grundlage brauchte ich auch, um genug Kraft zur Verarbeitung meiner anderen furchtbaren Verletzung zu finden. Doch dann folgte ein kurzer, aber heimtückischer Rückfall.

Durch mein Mitwirken bei der Ausstellungseröffnung, einem damit verbundenen kurzen Besuch, aber vor allem durch lange Briefe vertiefte sich die Freundschaft zwischen Hanna und mir immer mehr. Als es mir dann eine Weile nicht besonders gut ging, schlug sie vor, ich solle sie doch einfach für ein paar Tage besuchen. Zunächst fühlte ich mich unsicher, ob ich dem Vorschlag zustimmen sollte. Aber Siegfried überzeugte mich, dass dieses freundschaftlich gemeinte Angebot mir helfen könne.

16. Oktober 1994

Endlich weiß ich, was es heißt, eine echte Freundin zu haben. Das gegenseitige Verstehen war so groß, als wären wir uns schon immer vertraut gewesen. Wir konnten uns einfach in diese Freundschaft hineinfallen lassen. Kein Abwehrmechanismus signalisierte: Halt! Stopp! Mir war klar, dass ich dadurch unendlich verletzbar wurde, aber ich bin auch sicher, hier nicht verletzt zu werden. Mich füllte ein neues Glücksgefühl aus.

Aber dennoch sitze ich jetzt wieder hier mit meiner Wärmflasche auf dem Bauch, weil mich Bauchschmerzen plagen. Es sind zwei Gedanken, die mich mit der Erinnerung an dieses schöne Erlebnis und die wohltuende Freundschaft regelrecht quälen.

Auf der Rückfahrt hatte ich in Osnabrück Aufenthalt und saß in der Sonne auf einer Bank. Plötzlich stürzten alle Gefühle auf mich ein, die in den vergangenen Tagen freigesetzt worden waren. Ähnlich wie am Abend vorher wurde mir »schwindlig vor Gefühlen«. Ich weiß, das gibt es nicht, aber dennoch war es so. Dann hatte ich den Eindruck, sie werden übermächtig und erdrücken mich. Nachdem ich alle Jahre vorher solche Emotionen immer unterdrückt hatte, konnte ich jetzt nicht mit ihnen umgehen. Ich bin 54 Jahre alt geworden, habe endlich eine wirkliche Freundin und kann mit den Gefühlen, die damit verbunden sind, überhaupt nicht umgehen. Mich überkam Unsicherheit, eine tiefe Angst und Traurigkeit. Auch jetzt, während ich das schreibe, muss ich weinen. Ich brauche wohl noch viel Zeit, mich in eine Freundschaft hineinzufinden. Aber das möchte ich so gern.

Der zweite Gedanke bezieht sich auf eine ganz teuflische Übertragung. Hanna hat – natürlich in guter Absicht und ganz ehrlich – in mir etwas angesprochen, das auf verblüffend ähnliche Art und Weise der Musiklehrer damals auch machte. Ich möchte ihr natürlich nicht die damit verbundenen heimtückischen Absichten unterstellen, sondern in mir etwas gerade rücken, damit ich auch solche Äußerungen, solche Gefühle, solche Verhaltensweisen uneingeschränkt als schön empfinden kann: Unsere Verbindung entstand durch ihre lyrische Sprache, und in Gesprächen entdeckten wir immer neue Gemeinsamkeiten. Später hörten wir zusammen Musik – sogar die »Deutsche Messe«. Bei dem Musiklehrer war es wohl auch so, dass ich jemanden suchte, den Musik so tief berührt wie mich, mit dem ich diese Musik hören und darüber sprechen konnte, der mich also verstand. Der Anfang dieser unseligen Beziehung lief auch genauso über die Musik wie jetzt die Freundschaft mit Hanna.

Eine weitere Gemeinsamkeit ist vielleicht die traurige Sehnsucht nach einer echten Freundschaft. Hanna drückt diese Gefühle in ihrer wunderschönen Lyrik aus und ich in der Musik. Aber dennoch versteht jede die Sprache der anderen. Ich weiß genau, dass ich mich damals auch nach einer echten Freundschaft sehnte, nach einer Freundschaft, in der ich verstanden wurde. Der Musiklehrer ließ mich durch sein Verhalten anfangs glauben, in ihm einen solchen Freund gefunden zu haben.

Hanna und ich konnten miteinander traurig sein. Diese Traurigkeit zeigten wir und fühlten uns darin vereint. Damals war es für mich das Teenageralter, in dem wohl viele den großen Weltschmerz empfinden. Auch in diesem Punkt fühlte ich mich zunächst von dem Musiklehrer verstanden. Er suggerierte mir ja, den gleichen Schmerz zu empfinden. Und genau darüber lief seine Verführung. Denn »die größte Liebe und der größte Schmerz« gehörten zusammen, wie Schubert schrieb.

Es ist ein niederträchtiger Mechanismus, der da in Gang gesetzt wurde, der mich ein Leben lang keine Freundschaft mehr eingehen ließ. Und jetzt, wo ich mich darüber hinwegsetzen möchte, quält mich diese Prägung so sehr, dass sie mich fast wieder beherrscht. Aber ich will diese Freundschaft nicht abblocken, sie ist zu schön. Ich weiß doch genau, dass Hanna es ehrlich meint. Dahinter stecken nicht wie damals die widerlichen Absichten, steckt nicht das pure Ausnutzen für die eigene Befriedigung.

Warum belastet mich eine schöne, ehrliche Freundschaft? Das ist doch völlig absurd! Beginnt die Tortur von neuem?

20. Oktober 1994

Wieder dieser Wundschmerz zwischen Brust und Hals! Der große Stein drückt dort und hat die Wunde erneut so stark aufgerissen, dass mir der Hals zuwächst. Irgendetwas erdrückt mich, nimmt mir die Luft zum Leben, als ob ich ersticke. Dann laufe ich wieder voller Unruhe im Zimmer herum und weiß nicht wohin.

Es folgten einige schlimme Tage. Aber ich wollte dagegen ankämpfen, weil mir diese Freundschaft so viel bedeutete. Zwischendurch fühlte ich mich auch stark genug, den Kampf aufzunehmen. Wieder war mein Mittel das der gedanklichen Verarbeitung in meinen Tagebuchaufzeichnungen. Ich suchte mir aber auch die Hilfe meines Mannes, und als es gar nicht mehr allein ging, rief ich Dr. P. an.

22. Oktober 1994

Es scheint wirklich so, als ob noch etwas von diesem Musiklehrer in mir ist, das mich beherrscht. Er hat einmal diesen Mechanismus in Gang gesetzt, der mich noch heute keine tiefere Freundschaften eingehen lässt. Damals gab es Hannelore, das einzige Mädchen, das ich nach dem Umzug in unser neues Haus bereits vorher kannte. Wir waren in einer Jugendgruppe und fuhren nach den Gruppenabenden gemeinsam mit dem Fahrrad nach Haus. Ich kann mich an einen Winter erinnern, in dem uns der Musiklehrer immer wieder in der Dunkelheit verfolgte. Hannelore merkte nichts davon. Wenn ich einmal glaubte, er hätte uns nicht gesehen, blieb ich mit ihr an der Ecke stehen, und wir sprachen noch eine Weile miteinander. Aber eigentlich durfte ich das nicht. Wenn der Musiklehrer doch wieder unbemerkt irgendwo gestanden hatte, holte er mich auf meinem letzten Wegstück, das ich allein fuhr, ein und machte mir Vorhaltungen. Ich sollte, ohne anzuhalten, immer sofort nach Haus fahren. Angeblich sei es für ein Mädchen gefährlich, sich irgendwo auf der Straße aufzuhalten.

Ich weiß auch wieder, dass ich mich nicht mit Christa, dem Mädchen, das mit mir die Lehre als Bauzeichnerin begann, anfreunden durfte. Sie wohnte auch nicht weit von uns entfernt, und ich mochte sie recht gern. Einmal besuchte ich sie. Aber der Musiklehrer hat darüber gewacht, dass ich Christa nicht zu uns einlud. Also wurde aus dieser Freundschaft wieder einmal nichts.

Aber jetzt soll er mir nicht wieder eine Freundschaft verderben. Ich will dagegen ankämpfen. Immer gegen Abend werden die Schmerzen zwischen Brust und Hals größer, bis ich schließlich den Eindruck habe, jemand hält mir den Hals zu. Vor zwei Tagen, als mir das klar wurde, hatte ich die naive Idee, bei Dr. P. anzurufen und ihn zu fragen, wie man diesen Mechanismus wieder außer Kraft setzt. Ich glaubte wirklich, er könne mir dazu so etwas wie ein Patentrezept geben. Natürlich war das nicht möglich. Aber während des Telefongesprächs passierte etwas völlig Unglaubliches.

Als ich ihm meine Situation erklärte, wurde mir das Atmen immer schwerer, und plötzlich, von einer Sekunde auf die andere, schliefen mir beide Hände und Arme bis zu den Ellenbogen ein. Ich konnte den Telefonhörer nicht mehr halten, also klemmte ich ihn zwischen Kopf und Schulter. Ich versuchte die Hände zu bewegen, aber es stach und kribbelte darin, und die Durchblutung kam nicht wieder in Gang. Bald fühlte sich der Mund beim Sprechen ganz taub an – genau wie die Hände. War auch hier die Durchblutung gestört? Mir wurde leicht schwindelig, und im Kopf entstand ein Gefühl, das ich noch nie hatte; es war eine große Leere darin, und ich fühlte mich benommen.

Dr. P. erklärte, in mir stecke noch ein Teil von meinem damaligen Ich, das sich keine Freundschaften erlaube. Aber jetzt könne ich mich dagegen wehren. Ich sei ja durch diesen Anruf gerade dabei, mich aufzulehnen. Doch mein Körper schien alle Körperteile, die an dieser Auflehnung beteiligt waren, abschalten zu wollen. Es war wirklich so, als ob sich in mir jemand anderes gegen meinen Kampfwillen auflehnt. Ich konnte zunehmend weniger vernünftig und zusammenhängend sprechen, und irgendwann redete Dr. P. nur noch beruhigend auf mich ein, weil mein Kopf absolut leer war. Seine Worte drangen wohl über mein Gefühl in mich ein: »Sie haben ein Recht auf diese Freundschaft. Die dürfen Sie sich gönnen. Er hat keine Möglichkeit mehr, Ihnen das zu verderben. Sie können sich jetzt dagegen wehren.« Und immer wieder dieses: »Sie können sich jetzt dagegen wehren. Das werde ich Ihnen immer wieder bestätigen, so lange Sie es brauchen.«

Danach bin ich benommen ins Wohnzimmer gewankt, habe meinen Kopf auf Siegfrieds Schoß gelegt und geweint. Er hat mich tröstend gestreichelt. Es dauerte eine ganze Weile, bis die Benommenheit aus meinem Kopf wich und ich wieder meine Hände spürte. Erst dann konnte ich erzählen, was passiert war. Siegfried sagte, ich sei völlig verstört gewesen, als ob ich unter Hypnose stünde. Genau so habe ich mich auch gefühlt: Ich war zwar bei Bewusstsein, aber dennoch nicht ich selbst. So stelle ich mir eine Hypnose vor. Aber kann die-

ser Musiklehrer denn noch nach mehr als 30 Jahren eine solche Wirkung auf mich ausüben? Wenn mir jemand anders eine solche Geschichte erzählt hätte, wäre ich sicher der Meinung gewesen, der spinnt. Aber ich habe sie wirklich selbst erlebt, Siegfried war Zeuge und bestätigte mir das.

Nach einiger Zeit waren meine Hände wieder so weit durchblutet, dass ich zumindest langsame Sachen auf dem Keyboard spielen konnte. Als ich dann wieder das volle Gefühl in den Händen spürte, habe ich mich ans Klavier gesetzt und eine Weile gespielt. Plötzlich fühlte ich mich unendlich stark und konnte laut sagen: »Das machst du mit mir nicht noch einmal. Das lasse ich mir nicht mehr gefallen; und diese Freundschaft machst du mir auch nicht kaputt.«

27. Oktober 1994

In der letzten Therapiestunde ging es um meine Probleme, eine tiefere Freundschaft einzugehen. Dadurch dass der Musiklehrer mir auf sehr subtile Art jegliche Freundschaften verboten hatte, entstand in mir etwas, das vergleichbar ist mit den Moralvorstellungen, die sich durch Religion und Umwelt in jedem von uns bilden. In der Entwicklung eines Menschen graben sie sich tief in sein Unterbewusstsein ein und wirken ein Leben lang. Diese Moralvorstellung ist dann so fest verankert, dass man gar nicht dagegen verstoßen mag. Wer es aber dennoch wagt, geht das Risiko ein, von der Gesellschaft dafür bestraft zu werden. Wenn ich mich also gegen das noch immer in mir wirkende Verbot verhalte, ist es wie ein Verstoß gegen allgemeingültige Moralvorstellungen. Das bedeutet, dass ich mich nur sehr schwer dagegen auflehnen kann.

Ich lehne mich auf, also bestrafe ich mich selbst. Natürlich nicht bewusst, das macht mein Körper, denn in ihm ist ja noch diese alte Vorstellung programmiert. So könnte man z. B. die Körperreaktion bei meinem Telefongespräch mit Dr. P. sehen. Mir schliefen Hände und Arme ein. Rund um den Mund herum kribbelte es furchtbar. Im Kopf war ich schließlich so benommen, dass kaum noch vernünftige Sätze herauskamen. Doch genau diese Körperteile benutzte ich in dem Telefongespräch, um mich gegen die von dem Musiklehrer geprägte »Moralvorstellung« zu wehren, keine Freundschaften einzugehen. Aber ich weiß genau, ich will mich wehren und kann diese unsinnige Prägung in mir auslöschen.

Das andere wichtige Thema der Therapiestunde war: Wie gehe ich mit der Freundschaft zu Hanna um? Ich sehe in ihrem Verhalten immer wieder Parallelen zum Musiklehrer. Diese Vergleiche suche ich gar nicht bewusst, sie drängen sich mir geradezu auf. Ich weiß auch genau, dass es sich nur um vordergründige Ähnlichkeiten handelt. Dr. P. sieht darin eine ganz wichtige Überlebenschance für eine echte Freundschaft. Er meint, es sei mir gar nicht möglich, sie unvoreingenommen einzugehen. In meinem Unterbewusstsein stecke nach der schlechten Erfahrung von damals einfach die Vorsichtsmaßnahme, auch eine Freundin erst genau prüfen zu müssen. Nur so könne ich Sicherheit gewinnen, die unbedingt nötig und wichtig für eine Freundschaft sei. Ich solle an meinem Verhalten doch das Positive sehen: Endlich könne ich mir die Grundlage dafür schaffen, eine Freundschaft einzugehen, die ich für gut und richtig halte; denn bisher habe ich mich immer selbst in solchen Situationen blockiert.

Vielleicht ist die Erfahrung des In-Frage-Stellens wirklich wichtig, damit ich darüber mit Selbstvertrauen und ohne Zweifel eine Freundschaft eingehen kann. Ich muss wohl wirklich klären: Wo endet die Freundschaft, wo beginnt das Ausnutzen, der Missbrauch? Das mag vielleicht eine furchtbar einfache Frage sein, aber nach meiner Erfahrung von früher lässt sie mich einerseits wachsam sein, und andererseits stößt sie mich in Verzweiflung. Dennoch will ich mir die Freundschaft mit Hanna nicht zerstören lassen.

Ich bin mir inzwischen sicher, dass ich mich im Gegensatz zu damals wirklich frei für diese Freundschaft und alles, was damit zusammenhängt, entschlossen habe. In mir ist etwas Neues, unbegreiflich Schönes wach geworden, das ich vorher nicht kannte. Ein mir bisher unbekannter Teil ist zum Leben erweckt worden. Ich muss ihn noch zu meinem übrigen »Teil Leben« hinzufügen oder an der richtigen Stelle einfügen. Vielleicht bin ich dann endgültig wieder »ganz« und kann geheilt leben.

Ja, wirklich, der Musiklehrer hatte mich nochmals fast zwei Wochen lang in seinen Krallen. Es war, als ob er durch Hypnose alles in mir lahm legen könne, was sich gegen ihn wehrt. Aber ich habe es geschafft, ihn abzuschütteln. Nach der inzwischen schon über zweijährigen Therapieerfahrung hatte ich die Kraft dazu, und das Ganze blieb Gott sei Dank nur ein kurzer, wenn auch sehr heftiger Rückfall. Ich war wieder frei!

ZWEITES BUCH

Einleitung

Eine Zeit lang schrieb ich so, wie ich es mit Hanna vereinbart hatte, an meinem Therapieverlauf. Als ich bis hierher gekommen war, schickte ich Hanna das Manuskript zur Begutachtung. Hier ein Teil ihres Antwortbriefes:

> »Indem Du zu einer so analytischen Aufarbeitung fähig bist, hast Du Dich doch schon über das Geschehen gestellt, Du beherrschst es, nicht mehr es Dich – wie Du meinen Satz, den ich Dir im ersten Telefongespräch gesagt habe, unbedingt aufschreiben musstest. Du wirst mit den Erinnerungen leben und sie nicht mehr als lastende Schwere empfinden, nachdem Du sie aussprechen konntest.«

Ich glaube wirklich, die Musiklehrergeschichte jetzt mit meinem Verstand zu beherrschen. Diese Sicherheit brauchte ich, denn da gab es ja auch noch das andere in mir Verschlossene. Bislang hatte ich immer wieder versucht, es in den Hintergrund zu schieben oder mir gar zu sagen, das sei alles nur Einbildung. Dennoch nagte es in mir weiter und kostete unendlich viel Kraft – soviel, dass ich manchmal meinen Alltag nur mit Siegfrieds Hilfe meistern konnte.

Der riesige Stein lastete noch in mir. Immer wieder zog er mich mit seiner Schwere nach unten. Ich mochte kaum davon reden und mühte mich oft allein damit ab.

Erst im nächsten Jahr hatte ich das rettende Schiff erreicht, von dem aus es mir möglich war, meinen Heilungsprozess zu überblicken und dieses Buch zu Ende zu schreiben.

Neue alte Fragen bestimmen meinen Tag

Zwischendurch versuchte ich immer wieder, Probleme und Fragen, die besonders in mir bohrten, zu klären – Schreiben als Therapie mit meinem üblichen »Ich will!«. Ich wollte wirklich daran arbeiten, so schnell wie möglich voranzukommen.

Die Frage der Grenzen

Das Problem mit den Grenzen ist mir nie so richtig klar geworden. Dr. P. hat es oftmals erwähnt und auch damit erklärt, dass ich nach der Gewalterfahrung mit Onkel Max keine Grenzen mehr setzen konnte. Wahrscheinlich haben solche widerwärtigen Männer wie der Musiklehrer intuitiv ein Gespür dafür, genau hier mit ihren perversen Wünschen landen zu können. Weil ich aber den gesamten Zusammenhang noch nicht so recht begriffen hatte, schien es mir wichtig zu sein, mich einmal ausführlich mit dieser Frage auseinanderzusetzen.

18. August 1994

Ich sagte in der Therapiestunde, die Verletzung, die mir als Kleinkind zugefügt wurde, habe ich ja nie als sexuelle Verletzung begreifen können, weil ich dazu noch zu klein war. Für mich hat doch wahrscheinlich nur der Schmerz im Vordergrund gestanden. Meine Frage war: »Wäre es nicht das gleiche gewesen, wenn mir jemand eine Brandverletzung zugefügt hätte?« »Nein«, antwortete Dr. P., »das wäre etwas völlig anderes. Es gibt solche Fälle von Gewalt, wo jemand z. B. auf dem Arm eines Kindes Zigaretten ausdrückt. Diese Verletzung findet außen statt. Der Mann damals ist aber in Sie eingedrungen und hat damit Ihre natürliche Grenze überschritten. Die Haut ist die natürliche Grenze eines Menschen. Damit wurde Ihre Menschenwürde angegriffen. Wenn jemand so tief verletzend in einen anderen eindringt, ist damit eine ganz wichtige Grenze zerstört. Dieser Mensch schafft es jetzt nicht mehr, seine Grenzen zu setzen, ›Nein‹ zu sagen. Außerdem kommt noch hinzu, dass diese Verletzung nicht wie bei der Brandwunde von dem gewalttätigen bösen Mann kommt, sondern von dem doch eigentlich ›lieben‹ Papa oder Onkel.«

Ich hatte vom »Grenzen-nicht-setzen-Können«, vom »Nicht-Nein-sagen-Können« gelesen und wusste immer, dass mich das auch betrifft. Ich wollte das zwar immer überwinden, hatte mir aber noch nie die Ursache dafür überlegt. Also war mir noch nie der Mechanismus klar geworden, der dahinter steckt.

Ich schuf mir zwar in meinem Leben eine künstliche Grenze, nämlich meine Dornenhecke, durch die niemand zu mir vordringen konnte. Niemand durfte in meine Persönlichkeit, in mein Fühlen und Denken eindringen. Mit meinem Körper war das anders, den habe ich zur Not abgespalten und fühllos gemacht. Also konnte ich nicht »Nein« sagen und habe Dinge mitgemacht, die ich gar nicht wollte. Weil ich meinen Körper nicht abgrenzen konnte, war es mir nicht möglich, »Nein« zu sagen.

Das letzte Beispiel dazu war der Nachmittag bei Hanna. Sie lud uns zum Kaffee ein. Ich esse nicht gern Süßes, mochte aber nicht schon von vornherein sagen: »Bitte keinen Kuchen.« Jetzt gab es dazu auch noch Sahne, und ihr war das Missgeschick passiert, dass diese Sahne nicht fest wurde. Also handelte es sich für mich um eine weiße, fettige, halbflüssige Masse, die mir ausgesprochen widerlich erschien. Da Siegfried aber keine Sahne isst und selbstverständlich »Nein« sagen konnte, fühlte ich mich verpflichtet, davon zu nehmen. Ich wollte ihr Missgeschick nicht noch mit Verweigerung beantworten. Essen fällt mir im Moment sowieso schwer. Nun auch noch Sahne, das war für mich einfach eklig. Für den Rest des Tages konnte ich nichts mehr essen, und mir war entsetzlich übel. Ich hatte den Eindruck, mein Magen wolle dieses widerliche Zeug einfach nicht verdauen.

Es gab noch viele Gelegenheiten, in denen ich es nicht schaffte, »Nein« zu sagen, meine eigentlich natürliche Grenze zu setzen, so dass niemand in meinen Körper eindringen konnte – auch im übertragenen Sinn. Dann nahm ein anderer Besitz von meinem Körper, der doch eigentlich mir ganz allein gehört.

Jetzt erst verstehe ich die Aussage von Dr. P., durch den ersten Missbrauch in meiner frühen Kindheit sei zu verstehen, dass ich bei dem Musiklehrer nicht »Nein« sagen konnte. Meine eigentlich normale Grenze war ja schon nicht mehr vorhanden. Ich konnte nur noch meinen Körper abspalten, um möglichst nichts mehr von den Verletzungen zu spüren.

Der Zaun vor meinem Grundstück war vor langer Zeit zerstört worden – einfach niedergetreten. Warum sollte ich da noch ein Schild aufstellen: »Betreten verboten!? Was sollte man nicht betreten? Ein Grundstück, das sowieso keine Grenzen hat? Das ergibt doch keinen Sinn! Es existiert einfach kein Hindernis, ein solches Grundstück zu betreten, darauf zu spielen, darauf herumzutrampeln, alles niederzutreten. Da kann man selbst nur fassungslos zusehen und verzweifeln oder das alles gar nicht mehr registrieren. Ich hatte mich damals wohl für das Letztere entschieden.

Gott sei Dank gibt es aber auch Menschen, für die es natürlich ist, dass ein Grundstück eine Grenze haben muss, auch wenn man sie nicht sieht. Die verstehen sie gleichzeitig als eigene Grenze und respektieren sie. Ohne diese Menschen wäre das Leben für mich gar nicht zu ertragen gewesen.

Das Bild kann ich noch weiter spinnen: Irgendwo auf diesem Grundstück habe ich mir meine Dornenhecke selbst aufgebaut, um wenigstens einen Teil von mir dahinter zu verstecken – mein Inneres, vielleicht meine Seele? Die hat wirklich immer nur mir allein gehört. Dahin habe ich auch niemanden vordringen lassen. Aber hinter dieser Dornenhecke war es all die Jahre verdammt einsam und traurig. Sie ist mir inzwischen auch viel zu hoch und zu dicht geworden. Hin und wieder wage ich mich inzwischen schon hinaus. Aber dann bin ich so verletzbar, weil mein Grundstück doch noch immer keine Grenze hat!

Wie kann ich es nur schaffen, diesen Zaun aufzurichten? Ich möchte es so gern.

19. August 1994

Zu dem Begriff »Grenzen setzen« ist mir noch eine wichtige Tatsache eingefallen. Meiner Meinung nach hängt der Begriff »Selbstbewusstsein« unmittelbar damit zusammen. Wenn man sich seiner selbst bewusst ist, ist man sich ganz sicher. Dann hat man auch feste Grenzen, die automatisch niemand überschreitet. Man befindet sich mit dem richtigen Selbstbewusstsein hinter der eigenen Grenze und weiß diese auch notfalls zu verteidigen.

Bei mir ist das immer anders gewesen. Da ich meine Grenzen nicht setzen konnte, war ich verletzbar. Eine Verletzung tut aber immer weh. Um nun nicht zu oft verletzt zu werden, habe ich nach außen die Starke mit dem großen Selbstbewusstsein gespielt. Mir war durchaus bewusst, dass diese Selbstsicherheit nur gespielt war. In Wirklichkeit dachte ich ständig, gar nichts zu können, mein Versagen nur zu überspielen. Der Grund für diese Haltung wurde mir aber nie klar.

Für mich war jetzt Hanna wichtig, die aus ihrer eigenen Betroffenheit zu meinen Problemen auf eine andere Art Stellung nahm, so wie in diesem Brief:

> »Ich kann perfekt nach außen stark sein und unberührbar und muss sagen, dass ich das auch aus Überzeugung will. Nicht jeder braucht mich wirklich kennen zu lernen, dann bin ich ja auch viel eher und viel mehr Verletzungen ausgesetzt, das muss nicht sein. Bei Dir ist es anders und zum ersten Mal anders, weil Du auch ständig diese Konflikte mit den Grenzen aushalten musst; wenn ich das weiß, und wenn Du das weißt, können wir uns doch nie verletzen, und wir zeigen, was für ein Mensch hinter der glatten Fassade wohnt. Mir eröffnet das eine Freiheit, in der ich in einer selten erfahrenen Geborgenheit lebe.«

Hier sah ich ganz konkret, das Problem der Grenzen betrifft auch andere Frauen, die sexuelle Gewalt erfahren mussten. Wie ähnlich wir doch dachten und fühlten! Diese Gemeinsamkeit ließ mich um so mehr Vertrauen zu Hanna gewinnen.

Das Problem mit dem Essen

Seit den Osterferien wusste ich nun schon von dieser Geschichte mit Onkel Max. Immer wieder holte sie mich ein. Nicht nur die Erinnerungen, sondern auch meine Verhaltensweisen drängten mich dazu, sie schließlich anzunehmen. Etwa seit Mai plagten mich größere Essprobleme. Nach der Schule fühlte ich mich oft so kraftlos, dass ich nur noch, ohne zu essen, ins Bett gehen konnte. Aber auch am Wochenende fiel mir das Essen zunehmend schwerer. Oft schaffte ich nur einen kleinen Teil der Mahlzeit. Der Rest blieb auf dem Küchentisch stehen, und immer, wenn ich vorbeikam, zwang ich mich, wieder einen Löffel voll davon zu nehmen. Gegen Abend hatte ich dann endlich mein Mittagessen geschafft.

Ich erinnerte mich wieder, dass ich mit fünf oder sechs Jahren schon einmal über längere Zeit nicht essen konnte oder wollte. Fotos aus dieser Zeit zeigen, wie dünn ich damals war. Meine Mutter musste mich wieder füttern, obwohl ich ja eigentlich schon zu alt dafür war.

Dieses Problem verfolgte mich Tage, Wochen und Monate. Ich schämte mich fast, das auszusprechen. Aber obwohl mir mein Verstand sagte, wie unsinnig ein solches Essverhalten sei und es mich zur Verzweiflung brachte, konnte ich nicht dagegen ankommen und nahm immer weiter ab. In einem Brief hatte ich Hanna diese Verzweiflung mitgeteilt. Mein Vertrauen zu ihr war inzwischen so weit gewachsen, dass es kaum noch Grenzen zwischen uns gab. Ihre Antwort:

»Deine Essstörung macht mir Sorgen, Dir auch. Da ich weiß, wieviel Du immer verschwiegen und versteckt hast, ist es für mich ein großer Vertrauensbeweis, dass Du es mir gesagt hast. Zwölf Kilogramm sind sehr viel. Ich hätte es nicht bemerkt, da ich Dich noch nie gesehen habe, aber Du bist tatsächlich sehr dünn und zart. Als ich das vor zehn Jahren war, fand ich es eine Weile sehr schön – alles konnte ich anziehen, und alles sah toll aus, bis dann die körperliche Schwäche und all die Begleiterscheinungen so groß wurden, dass ich mir schwor, sollte ich je wieder ein Leben ohne Übelkeit führen können, würde ich nie ein Wort über ein Zuviel an Gewicht verlieren. Und so ist es gekommen. Meine Dankbarkeit, jene Jahre überlebt zu haben, ist viel zu groß, so dass mir die Abmagerungskuren meiner Freundinnen absolut unverständlich und keines Themas wert sind. Aber bei Dir ist es anders. Nicht Dein kosmetisches Schönheitsbewusstsein, wie bei meinen Freundinnen, wehrt sich, sondern Dein Körper, den Du jahrzehntelang füttertest, damit er funktionierte. Nun will er die Funktion nicht mehr erfüllen, sondern nach seinen eigenen Gesetzen leben. Da Du Dich aber nicht von ihm abspalten und aus ihm zurückziehen kannst, das würde den Tod bedeuten, musst Du seinen Bedürfnissen zwar nachgeben, aber das Leben, das er Dir ja ermöglicht, darfst Du nicht vergessen. Wogegen wehrt er sich – wogegen wehrst Du Dich? ... Ist es so, dass Du das Kind von damals bist, das nichts aß, weil ihm der Bissen im Halse stecken blieb vor Angst, vor Pein, vor Ekel? Aber Du bist nicht nur das Kind, Ellen, Du bist eine kluge, lebendige und schöne Frau, die ihre Identität nicht nur über das verletzte Kind bekommen hat, sondern über die Erfüllung, die Dir das Leben ja trotz allem gegeben hat: Dein Mann, Deine Kinder, Deine Musik, Dein Beruf und die Menschen, die Dich brauchen, weil Du Ellen bist, 54 Jahre alt, und nicht auf das Kind reduziert.«

Ja, Hanna hatte recht. Dieser Brief gab mir wieder den Mut und auch die Kraft, mein Essproblem einmal rational zu durchleuchten. Ich glaubte, wenn ich alle Gedanken zu dieser Frage einmal zusammenfassend aufschreibe, den Schlüssel zur Lösung zu finden. Ich schickte sogar Dr. P. meine schriftlichen Überlegungen vor der nächsten Therapiestunde zu. So konnte er sich damit auseinandersetzen. Zusammen mit ihm müsste es mir doch gelingen, aus dem Teufelskreis herauszufinden!

23. August 1994

Warum verfolgen mich diese Essprobleme? Besonders schlimm ist es, wenn wir irgendwo zum Essen eingeladen sind. Dann quälen mich schon vorher den ganzen Tag über die Gedanken, wie ich es am besten anstelle, dort nicht aufzufallen.

Zu Haus esse ich ausgesprochen wenig, fast ausschließlich Obst und Gemüse und dann auch überwiegend in ungewöhnlichen Zusammenstellungen wie z. B. trockenes Brot geröstet mit Paprikaschote, Möhren oder ein Stück Gurke, nur in der Mikrowelle gegart und dann gewürzt. Dabei schmeckt mir das oft nicht einmal. Will ich mich damit extra quälen oder bestrafen? Ich habe sogar das Gefühl, absichtlich keinen Appetit auf etwas Schönes hochkommen zu lassen – so als ob ich einfach nicht essen will oder mir das Vergnügen am Essen nicht gönne. Alle gut gemeinten Ratschläge gehen an mir vorbei, so als ob ich sie nicht annehmen wollte.

Nur vor einem empfinde ich auch tatsächlich Abscheu: Das ist Fleisch, weil es fettig glänzt. Wenn auf Siegfrieds Teller ein Steak mit Kräuterbutter liegt, mag ich nicht einmal hinsehen, weil die langsam zerfließende weiße Butter in mir einen solchen Ekel hervorruft, dass mir regelrecht übel wird.

Wenn ich dann auf die Waage steige und feststelle: Schon wieder ein Kilo weniger, gerate ich fast in Panik, wie neulich, als ich sah, dass ich nur noch 50 kg wiege, also bereits 12 kg abgenommen habe. Ich konnte nur noch denken: »Ich will nicht mehr abnehmen. Ich habe schon viel zu viel abgenommen.« Der ganze Schulvormittag geriet daraufhin durcheinander. Meine Gedanken kreisten den gesamten Tag nur um das Essen und zwangen mich regelrecht, viel in mich hineinzustopfen – auch gegen meinen Willen. Dieses krampfhafte Essen war eine Tortur.

Unerklärlich ist mir dann aber meine Reaktion, wenn ich anschließend feststelle, dass ich zugenommen habe. Das finde ich auch nicht gut. Ich kann mir ruhig sagen, gerade das habe ich doch gestern noch gewollt und außerdem sei es in der Tat gut für mich. Ich bleibe bei meiner Unlogik und esse wieder viel zu wenig. Dann steige ich voller Angst auf die Waage, weil ich doch nicht mehr abnehmen will. Heute habe ich beschlossen, die Waage mindestens eine Woche lang keines Blickes mehr zu würdigen.

Dieses Verhalten erscheint mir so widersprüchlich und unausgegoren wie bei einem kleinen Kind, das noch nicht über solche Dinge nachdenken kann. Vielleicht bin ich wirklich in dieser Kleinkindphase. Damals gab es auch eine Zeit, in der ich nicht essen wollte. Da ist dieses Verhalten sicher nicht von meinem Verstand gesteuert worden. Also wollte ich versuchen, mich in die Gefühlswelt des kleinen Mädchens von fünf Jahren zurückzuversetzen.

Deshalb habe ich einmal einen ganzen Tag lang nichts gegessen und in mich hineingehorcht, was ich dabei empfinde. Es ist mir überhaupt nicht schwer gefallen, auf das Essen zu verzichten. Wahrscheinlich hätte ich das noch tagelang aushalten können. Ich hatte zwar Hunger, aber es war so, als wolle ich das unbedingt erdulden, um mir selbst zu beweisen, dass ich meinen Gefühlen nicht nachgeben muss. Abends standen Knabbersachen auf dem Tisch. Diesen Naschereien konnte ich sonst nie widerstehen. Jetzt aber hatte ich nicht das geringste Problem damit. Dabei setzte sich in mir ein ganz entscheidender Gedanke fest: Ich bin stark! Niemand zwingt mehr etwas in mich hinein! Am nächsten Tag habe ich wieder gegessen; aber nicht, weil mich der Hunger oder das Verlangen überwältigen, sondern weil mich erneut die Panik bei der Gewichtskontrolle ergriff.

Dann habe ich versucht, mich an die Suppenkaspergeschichte zu erinnern, weil ich wieder weiß, dass sie bei uns eine große Rolle spielte. Meine Mutter hat sie mir immer wieder warnend vor Augen geführt, wenn ich nicht essen wollte. Aber ich habe ihr nicht geglaubt, dass ein Mensch so dünn wie ein Strich werden kann. Doch eine andere Geschichte aus dem Struwwelpeterbuch hat mich in diesem Zusammenhang fasziniert. Es ist die vom fliegenden Robert. Ich wusste zwar, dass man nicht so einfach mit dem Schirm vom Wind in die Luft getragen wird. Aber ich glaubte, wenn ich nichts äße, würde ich so leicht zu werden, dass der Wind mich vielleicht doch einfach forttragen könne. Ich erinnere mich genau, dass ich am Fenster stand, draußen regnete und stürmte es, und ich stellte mir vor, wie ich fliege.

Weiter bin ich noch nicht in meine Gefühlswelt als kleines Mädchen vorgestoßen. Was geht jetzt in mir vor?

Ich kann hungrig sein, ohne darunter zu leiden. Das berührt mich überhaupt nicht. Es interessiert mich einfach nicht, dann etwas zu essen. An anderen Tagen, wenn ich unbedingt auch ohne Appetit etwas essen will, stelle ich mir manchmal vor, was ich früher gern gegessen habe. Dann entsteht in mir tatsächlich ein Heißhunger darauf. Aber sobald ich in der Küche bin, um mir dieses Essen zuzubereiten, ist es aus. Ich mag dann einfach nicht mehr und kann auch nicht die Energie aufbringen, mich jetzt mit dieser Essensvorbereitung zu beschäftigen. Mir ist der Appetit vergangen, und ich esse meistens auch nichts mehr.

Am besten gelingt es mir zu essen, wenn ich mich ablenke. Dann beschäftige ich mich intensiv mit etwas anderem und stecke mir nebenbei irgendetwas in den Mund – so als müsse ich mich überlisten.

Ich will das Essen nicht registrieren, nicht schmecken. Deshalb kommen bei mir wohl auch im Moment ganz wirre Zusammenstellungen vor, oder ich esse etwas, das eigentlich gar nicht gut schmeckt. Mir scheint, als schiebe jemand etwas in mich hinein, das ich gar nicht wolle. Kann das eine Übertragung des Missbrauchs sein? Auch da hat man etwas in mich hineingesteckt, das ich nicht wollte.

Wenn wir mit anderen zusammen essen, schlinge ich alles recht schnell in mich hinein. Ich möchte niemanden merken lassen, was sich in mir abspielt. Also kaue ich und kaue wie unter einem Zwang. Einige Zeit später ist mir fast jedes Mal übel. Auf jeden Fall fühle ich noch nach Stunden einen ziemlichen Druck und ein Brennen im Magen, so als wolle er dieses Essen nicht verdauen. Ich habe das Gefühl, viel zu viel gegessen zu haben. Natürlich ist eher das Gegenteil der Fall. Aber ich spüre regelrecht, wie das Essen meinen Magen belastet, wenn wir abends essen gehen, sogar noch am nächsten Morgen. Dieses Gefühl kenne ich. So lange ich denken kann, spürte ich nach fast jedem Essen diesen Druck im Magen – es bedrückte mich.

Dann habe ich über meine Einstellung zum »Dünnerwerden« nachgedacht. Manchmal kommt es mir so vor, als wolle ich das auch tatsächlich, damit andere denken, ich sei krank. Ich möchte darauf aufmerksam machen. Hin und wieder spricht man mich darauf an. Dann fühle ich mich zunächst zwar peinlich getroffen, aber wenn ich ganz ehrlich bin, finde ich es manchmal auch gut, wenn jemand anderes das merkt. Dennoch halte ich es für unsinnig, auf eine Krankheit aufmerksam machen zu wollen; denn Krankheit ist ganz und gar kein erstrebenswertes Ziel. Welch ein unlogischer Unsinn! Kinderlogik? Andererseits sage ich mir, es sieht langsam schrecklich aus, so dünn zu sein. Genau das sagte mir neulich eine Freundin ziemlich klar, und ich muss zugeben, sie hat recht.

Nachdem ich mir diesen Text noch einmal durchgelesen habe, scheint mir vieles unlogisch und widersprüchlich zu sein. Ich komme nicht hinter den Sinn meines Tuns und begreife mich selbst nicht. Vielleicht durchlebe ich eine Kleinkindphase, die sich gar nicht mit meinem jetzigen Erwachsenenverstand analysieren lässt. Muss ich einfach nur abwarten, bis sie vorüber ist? Aber ich will nicht weiter abnehmen, sondern endlich wieder normal essen können.

Dr. P. hatte damals versucht, meinen Text zu analysieren.

31. August 1994

Seiner Ansicht nach sind sehr viele Anzeichen einer Magersucht darin. Magersucht passt aber nicht in die Zeit, denn eine Fünfjährige macht zwar auch durch Nichtessen auf ihr Leiden aufmerksam, kann dann aber doch zum Essen gebracht werden. Diese Reaktion ist eher bei Dreizehnjährigen zu finden. Die sind schon so stark, dass man sie mit nichts mehr zum Essen zwingen kann. Unter Umständen hungern sie sich sogar zu Tode, wenn man sie nicht durch Infusionen am Leben erhält. Da es sich bei mir aber um die Fünfjährige handelt, muss ich wohl abwarten; mein Verhalten wird sich schon irgendwann ändern. Bei der anderen Geschichte habe ich ja auch viele Dinge noch einmal durchlebt und sie damit überwunden.

Dann erklärte er mir, er habe sich durch meinen Brief in meine Gedankenwelt ziehen lassen, in der ich die Ursache meines Verhaltens bei mir selbst suchte. Jetzt sei es ihm plötzlich klar geworden. Ich habe überhaupt keine Schuld an meinem derzeitigen Essverhalten. Onkel Max hat mich, ohne dass ich etwas dafür kann, dazu gebracht.

Ich konnte nur schlucken und sagen: »Ja, ja, das stimmt.« Wirklich, er hat recht. Das war ein ganz anderer Denkansatz. Auch wenn er im Prinzip schon früher immer wieder aufgetaucht war, hatte ich ihn noch nicht auf diese Verhaltensweise übertragen. Das geschah jetzt massiv durch die lautstarke Äußerung von Dr. P., gerade weil sie so emotionsgeladen ausfiel.

Wirklich, ich gab mir für alles selbst die Schuld, auch für dieses Essverhalten. Ich hatte ja Dr. P. meinen Text per Post zugeschickt, damit ihm genügend Zeit blieb, darin die Schuld in meinem Verhalten zu finden. Dann glaubte ich, sie mit meinem Verstand ausschalten zu können.

Onkel Max kehrt zurück

Probleme über Probleme! Wieder fühlte ich mich ganz unten. Manchmal glaubte ich, regelrecht den Strudel in meinen Ohren gurgeln zu hören und die Kraft des Wassers zu fühlen, die mich mit aller Macht in die Tiefe riss, ohne dass ich mich wehren konnte. Doch ich wollte das alles nicht wahr haben. Wie oft ergriff mich eine panische Angst vor den Erinnerungen. Natürlich wusste ich von der Musiklehrergeschichte her um den weiteren Ablauf der Therapie. Es gab überhaupt keine andere Möglichkeit, als zunächst all das Unfassbare in mein Bewusstsein zu holen und es auszusprechen. Dennoch fehlte mir oft die Kraft dazu oder der Mut.

Aber ich hatte ja inzwischen viele liebevolle Helfer. Immer wieder erschien es mir so, als fassten sie meine Hand, um mich, das kleine Mädchen, aus dem tiefen Wasser zu sich nach oben zu ziehen. Wenn ich mich genug gewärmt und getröstet fühlte, begann die Qual von neuem.

Am Anfang hatten mich immer wieder reine Körpererinnerungen überfallen. Jetzt kamen die ersten Bilder, wie kurze Lichtblitze. Damals war ich ja noch recht klein gewesen, und ein kleines Kind ist nicht fähig, längere Erlebnisabläufe im Zusammenhang zu sehen oder zu speichern. Da ich aber immer wieder an der Glaubwürdigkeit meiner Erinnerungen zweifelte, war es für mich wichtig, sie später im Zusammenhang aus den Tagebuchtexten herauszuholen und zu bewerten.

31. August 1994

Nach der Therapiestunde fuhr ich mit dem Fahrrad langsam durch die Felder nach Haus und wurde dabei immer trauriger. Schließlich musste ich sogar weinen. Plötzlich setzte sich in mir ein Satz fest, der immer wiederkam. Das geschah völlig unbewusst. »Bitte nicht, das tut doch so weh. Bitte, bitte nicht.« Ich fühlte mich am Boden zerstört.

Zu Haus tröstete und streichelte mich Siegfried wieder wie ein kleines Kind. Zwischen uns hatte sich längst eine innige Vertrautheit eingestellt, in der ich nichts erklären musste. Siegfried nahm mich wortlos in die Arme und gab mir damit Liebe und Wärme.

Dennoch wurde ich an diesem Abend immer trauriger. Ich ging nach oben, und plötzlich ängstigte mich das Gefühl einer engen Treppe. Ich setzte mich auf die oberste Stufe. Nein, so war es nicht. Ich stellte mich. Nein, so war ich zu hoch über dem Boden. Als ich dann die Augen schloss, hatte ich plötzlich das richtige Bild. Zuerst sehe ich von unten hoch. Es handelt sich um eine ziemlich steile, nicht sehr breite Holztreppe mit einem braunen Teppich. Dann stehe ich oben und fühle diese Treppe regelrecht. Der Handläufer ist, anders als bei uns, auf der linken Seite. Ich kann aber noch nicht hinaufreichen, sondern fasse an eine der senkrechten Streben. Ein Mann kommt auf mich zu. Ich sehe seinen Kopf nicht, sondern in der

Hauptsache einen weiten Mantel. Es muss Abend sein, denn das Licht brennt. Dadurch wirkt der Mantel bedrohlich dunkel. Ich weiß aber, er ist dunkel-beige-grün. Barfuß und nicht vollständig angezogen stehe ich da – vielleicht in einem Nachthemd. Ich friere, habe Angst und rufe immer wieder: »Nein, bitte nicht! Das tut doch so weh! Ich will das auch nicht wieder tun.« Weglaufen will ich, kann es aber nicht. Während ich mir meine Beine und Füße ansehe, denke ich: »Mit meinen Beinen und Füßen kann ich ganz schnell laufen. Ich bin viel schneller als der.« Aber ich kann nicht weglaufen.

Als ich mich in der Gegenwart auf der Treppe sitzend wiederfinde, weine ich, habe furchtbare Angst und friere entsetzlich. Dieses Frieren hielt den gesamten Abend über an. Ich dachte wieder an den Alptraum meiner Kindheit. Darin verfolgte mich immer wieder ein großer Mann im weiten Mantel. Ich wollte fliehen, kam aber trotz aller Anstrengung nicht voran. Jedes Mal wachte ich schweißgebadet und voller Angst auf. Auch meine Kindersandalen mit den Ringelsöckchen fielen mir wieder ein. Ich habe, so lange ich denken kann, also auch noch jetzt, solche Sandalen und Söckchen besessen. Darin fühlte ich mich besonders wohl und frei, weil ich wie ein Kind laufen konnte. Besonders schön war dabei immer das Gefühl, nach unten laufen zu können. Das scheint mir alles genau in diese Erinnerung zu passen.

Das musste ich jetzt loswerden. Zuerst habe ich es natürlich Siegfried erzählt. Später konnte ich auch noch Dr. P. anrufen, und zwar ohne große Gewissensbisse. Ich musste ihm einfach alles erzählen. Es war so, als ob etwas, das mich da drinnen schon lange gequält hat, endlich herausgekommen sei. Wie ein befreiendes Erbrechen?

Ich kann mir zwar rein rational sagen, gut, dass es herausgekommen ist. Aber im Moment fühle ich mich überhaupt nicht wohl, sondern niedergeschlagen und kraftlos. In mir spüre ich eine große Kälte, habe Angst und will nur weinen. Das muss wohl auch damals meine Stimmung gewesen sein. Ich möchte sie jetzt wieder zulassen. Warum soll ich nicht ganz einfach wieder weinen? Doch daraus wird nur ein leises Wimmern. Habe ich das damals auch gemacht?

Heute Morgen bin ich natürlich in die Schule gegangen und habe mein »Gefühle zulassen« auf später verschoben. War das richtig, oder komme ich schneller voran, wenn ich mich ganz diesen Gefühlen hingebe? Vielleicht sind sie dann eher verarbeitet.

Dies war das erste wirkliche Bild, das mir wieder deutlich vor Augen stand. Wie sollte ich damit umgehen? Dr. P. konnte ich es mitteilen. Es ist schließlich sein Beruf, solche Dinge einzuordnen. Siegfried konnte ich das sagen, denn mit ihm bin ich schon über so viele Jahre vertraut. Aber Hanna? Ich mochte nichts davon erzählen. Seltsamerweise schrieb sie mir am nächsten Tag den folgenden Brief, ohne von diesem Erinnerungsbild zu wissen.

> »Ich gehe zum ersten Mal auf Deine immer nur sehr kurzen Bemerkungen über den Onkel in der Kindheit ein. Ich habe es bisher bewusst vermieden, weil Du offenbar selbst noch Zeit brauchst, für diese Erfahrung Worte zu finden. Du siehst einen Zusammenhang zwischen dieser Erinnerung und der Unfähigkeit zu essen. Sag mir so viel, wie Du mir von jener Erinnerung sagen möchtest.«

Doch wie weit kann man eine Freundin mit solchen Geschichten belasten? Der Wunsch, alles aus mir herauszulassen, damit endlich nicht mehr der schwere Stein in mir lastet, war einfach zu groß. Ich schrieb diese erste Bilderinnerung in einem Brief. Hannas Antwort:

> »Ach, Ellen, Du belastest mich nicht. Ich kann nicht sagen: Im Gegenteil – es ist etwas anderes, das mich schon traurig macht und verzweifelt, aber auch so viele Kräfte mobilisiert, wach zu bleiben und aufmerksam und konsequent. Wie kann ein kleines Mädchen mit diesen Hässlichkeiten an Gewalt leben? Hast Du nie etwas gesagt? Ellen? Nein, ich weiß, es gibt keine Sprache dafür, nur die Sprache des Körpers, sie hört nie auf zu sprechen.«

War dieses »Nicht-essen-Wollen« meine Sprache gewesen, die ich jetzt wiederholte? Hanna hörte sich nicht nur meine Geschichte an, sondern versuchte, sie durch ihre eigene Betroffenheit und ihr Wissen einzuordnen, sie zu analysieren. Das war für mich neben den vielen Gesprächen mit Siegfried eine große Hilfe.

Aber dennoch überfielen mich bei der nächsten Erinnerung wieder Angst und Traurigkeit. Obwohl ich die Inhalte im Prinzip kannte, erlebte ich wohl die furchtbare Hilflosigkeit des kleinen Mädchens erneut.

30. Dezember 1994

Ich stehe oben an einer Holztreppe. Es ist die gleiche Treppe, an die ich mich schon einmal erinnert habe. Wieder kommt der Mann mit dem langen Mantel hoch. Ich renne weg. Er läuft hinter mir her und lacht auf seltsame Weise. Heute würde ich es angetrunken nennen. Ich habe furchtbare Angst und laufe um Tische und Stühle. Zunächst gelingt es mir. Im Zickzack entrinne ich ihm immer wieder knapp und denke, wenn ich doch nur die Treppe hinunterlaufen könnte zur

Haustür hinaus, die andere Treppe hinunter und endgültig weg. Ich sehe das Ganze aus einer Kleinkindperspektive und weiß, meine kleinen Beine schaffen die hohen Stufen nicht. Und genau vor der Treppe fasst er mich, bringt mich in ein Zimmer, wo ich mich auf seinen Schoß setzen muss. Er macht etwas mit seinen Händen unten zwischen meinen Beinen, das sehr weh tut.

Diese Erinnerung hatte mich in eine solche Unruhe und Angst versetzt, dass ich nicht wieder einschlafen konnte. Außerdem plagten mich furchtbare Bauchschmerzen, die ich noch den gesamten nächsten Vormittag spürte. Schließlich fühlte ich mich wirklich wie ein kleines Mädchen und weinte. Am liebsten wäre ich zu Siegfried ins Bett gegangen. Er hätte mich trösten sollen und mir Sicherheit geben können, damit nichts mehr passiert. Aber ich wollte ihn nicht wecken.

Hin und wieder gab es neue, kurze Erinnerungsblitze. Aber genau so oft zweifelte ich an ihrem Wahrheitsgehalt. Doch dann standen die Erinnerungen wieder deutlich vor mir. Nur wie kann es möglich sein, einem kleinen Kind so etwas anzutun? Solche Perversitäten sind für einen normalen Menschenverstand einfach nicht fassbar. Deshalb fiel es mir wohl auch so unendlich schwer, diese Ungeheuerlichkeiten auszusprechen. Sowohl Siegfried als auch Hanna, mit denen ich auf unterschiedliche Art und Weise sehr vertraut bin, gab ich meine Erinnerungen lieber schriftlich durch den folgenden Tagebuchtext.

10. Oktober 1994

Mich quält ständig die Unsicherheit bei meinen Erinnerungen, und ich denke: »Kann das wirklich geschehen sein?« Vielleicht steigere ich mich unbewusst in eine Fantasiewelt hinein. Es könnte doch sein, dass ich irgendwelche realen Dinge als Ausgangspunkt nehme, z. B. meine Bauchschmerzen oder Äußerungen über NS-Verbrecher, und mir darauf aufbauend eine Geschichte einbilde. Ich sträube mich, mir selbst diese schrecklichen Dinge zu glauben. Aber dennoch will ich die »Vielleicht-Erinnerungen« der letzten Zeit aufschreiben:

Über mir sehe ich etwas Dunkles. Nur links ist ein Stück frei, durch das Licht dringt. Ich kneife meine Augen zu, aber zwischendurch nehme ich dieses Bild wieder wahr. Mein Mund ist mit einem Gegenstand völlig ausgefüllt, der sich bewegt. Ich habe den Eindruck, gleich zu ersticken, außerdem ist mir furchtbar übel. Dann fühle ich Schaum in meinem Mund. Ich ekle mich davor.

Ein anderes Bruchstück: Ich sitze vorwärts auf einem Schoß und sehe hochgeschobene Kleidung, einen Teil eines weißen Hemdes und etwas Dunkles, Gestricktes. Dann sticht etwas von unten in mich hinein, ganz tief in den Körper. Das ist ein so großer Schmerz, dass er sich gar nicht beschreiben lässt. Ich sehe Blut. Hinter mir steht eine Person, die sagt: »Du bist doch schon ein großes Mädchen. Du bist doch tapfer.«

Eine dritte Geschichte: Ich liege erhöht auf einem harten Untergrund, vielleicht auf einem Tisch. Meine Arme und Beine spüre ich nicht, kann sie nicht bewegen. Man macht irgendetwas mit mir zwischen den Beinen. Ich kann gar nicht genau sagen wo, spüre nur furchtbare Schmerzen. Dabei höre ich mehrere Stimmen, begreife aber nicht, was sie sagen. Ich denke krampfhaft: »Die Ohren zumachen!« Meine Augen habe ich schon fest geschlossen. Danach höre ich auch wirklich nichts mehr.

Kann so etwas Schreckliches wirklich mit mir passiert sein? Onkel Max war Ortsgruppenleiter, also mit Sicherheit in der NSDAP kein Mitläufer, sondern ein überzeugter Nazi. Hatte er die Mentalität eines KZ-Verbrechers? Was ich mit Sicherheit weiß, ist eine Äußerung meiner Mutter: Die Menschen im Ort hätten sich gewundert, dass Onkel Max mich immer zu anderen Leuten mitnahm. Warum habe ich diese an sich banale Äußerung über eine so lange Zeit behalten? Sie war mir immer im Gedächtnis geblieben und kam nicht erst neuerdings wieder hoch.

Ich kann und will das einfach nicht glauben. Vielleicht spinne ich auch nur.

11. Oktober 1994

In der heutigen Therapiestunde erzählte ich von meinen drei Erinnerungen und hoffte wieder einmal, Dr. P. würde antworten: »Nein, das kann gar nicht stimmen.« Aber das sagte er nicht. Ich habe den Eindruck, in mir wird es von Tag zu Tag schlimmer, und niemand kann mir helfen. Auf dem Rückweg im Auto begann ich zu weinen und konnte irgendwann nicht mehr weiterfahren. Plötzlich war es so, als habe ich die Technik des Autofahrens vergessen. Ich parkte an der Seite, die Tränen brachen aus mir heraus, und ich schrie immer wieder laut »Hilfe! Hilfe!«. Dabei hatte ich den Eindruck, die anderen Autos brausten wie riesige Ungetüme an mir vorüber. Erst nach längerer Zeit beruhigte ich mich ein wenig und konnte weiterfahren.

Aber dennoch musste ich Hanna anrufen. Zu dem Zeitpunkt kannten wir uns noch nicht lange, und ich hatte vor, am nächsten Tag zu ihr zu fahren. Es war mir wichtig, ihr noch heute Abend von meiner furchtbaren Stimmung zu erzählen und zu fragen, ob ich ihr so überhaupt willkommen sei oder sie damit nur belaste. Wenn sie gezweifelt hätte, wäre ich wirklich nicht gefahren. Aber Gott sei Dank meinte sie, ich solle auf jeden Fall kommen. Vielleicht könne sie mir ja helfen.

Später an diesem Abend wurde ich ruhiger und schrieb meine Tagebucheintragungen weiter. Das half mir wie so oft über die dunklen Stunden hinweg.

Die Erinnerung an meine Puppe: Jetzt weiß ich wieder, wie es damals war. Ich hatte eine Stoffpuppe, der ich alles anvertraute. Es war nicht die Zelluloidpuppe, die ich auf den Fotos gesehen habe und die mir mein Vater aus Frankreich mitbrachte. Meine Stoffpuppe hieß Gretel – nach dem Märchen Hänsel und Gretel benannt. Sie trug ein Trachtenkleid mit einer Strickjacke und hatte helle Zöpfe aus Flachs. Nur hin und wieder durfte ich sie kämmen, weil sonst dieses künstliche Haar ausfiel. Das fand ich damals sehr schade; denn kämmen war für mich etwas besonders Schönes. Ich weiß auch, wie die Puppe gerochen hat; die Flachshaare rieche ich förmlich wieder. Da man diese Puppe nicht waschen konnte, sah sie später recht schmuddelig aus. Ich habe sie vor mich gehalten, ihr etwas erzählt, dann mein Gesicht auf ihr Gesicht gelegt und in sie hineingeweint.

Über lange Zeit tauchten immer wieder Bildfetzen eines Oralverkehrs, verbunden mit furchtbarem Ekel auf. Aber genau so oft verfolgten mich die schmerzhaften Körpererinnerungen an den Analverkehr.

1. November 1994

Manchmal, im Bett, habe ich das Gefühl, etwas Schweres liegt auf mir zwischen Brust und Hals, so als ob es mich erdrückt und mir die Luft zum Atmen nimmt. Nicht immer, aber sehr oft kommt dazu das Gefühl, etwas Großes, Ekliges fülle meinen Mund aus. Manchmal stelle ich dann fest, dass ich unbewusst meinen Mund weit geöffnet halte. Irgendetwas rinnt hinten den Rachen hinunter, und mir ist für Augenblicke furchtbar übel. Dabei krampfe ich regelrecht die

Augen zu. Mich erfüllt die Vorstellung, jemand kniee auf meinem Oberkörper. Ich weiß, das kann gar nicht sein, aber immer wieder kommt diese Vorstellung.

27. November 1994

Schon auf des Weihnachtsmarktes in Osnabrück fühlte ich eigenartige, zunächst nur leichte Schmerzen im Bereich des Darmausganges, die sich auf der Rückfahrt noch verstärkten. Ich wusste gar nicht, wie ich mich setzen sollte. Dann, beim Mittagsschlaf war es wieder so weit. Hinter mir lag jemand. Ich spürte deutlich, dass sich etwas an meinem After hin und her bewegte. Wieder fühlte ich genau die Kitzelsituation. Es kitzelte mehr und mehr, bis die Reizschwelle überschritten war und sich ein unheimlicher Druck und Schmerz ausbreitete. Ich konnte mich im Bett drehen, die Beine ausstrecken oder anziehen, die verschiedensten Positionen einnehmen – immer wieder das gleiche Gefühl. Wie froh war ich, als Siegfried aufwachte und wir uns über etwas ganz anderes unterhalten konnten. Aber jetzt beim Schreiben sind die Schmerzen wieder da. Ich kann gar nicht richtig sitzen.

Jedes Kind entwickelt wohl seine eigenen Strategien, um solch brutale Gewalt zu überleben. Dazu hatte ich mir damals eine besondere Fantasie zurechtgelegt. Zu welcher Zeit ich damit begonnen habe, ist mir nicht mehr klar, aber mit Sicherheit beherrschte ich sie in der Kinderzeit, als ich nicht essen konnte.

In unserem Wohnzimmer hing über der Couch ein Wandbehang. Ich stellte mir vor, durch ihn hindurch in eine andere Welt zu schweben. Hier lebten in der Hauptsache Männer, die besonders nett zu mir waren. Bei ihnen durfte ich spielen und essen, was ich wollte – wie im Paradies. Damit das aber niemandem auffiel, schickten die Männer ein Mädchen in die reale Welt, das genauso aussah wie ich. Es hatte jedoch keine Empfindungen. Das habe ich viele Male bewusst vor anderen Kindern demonstriert, indem ich behauptete, nicht kitzelig zu sein. Soviel sie es auch versuchten, ich verzog keine Miene. Ich konnte mich also absolut fühllos machen. Wollte ich mir das mit diesen »Kitzelproben« beweisen?

Wie lange die Phase mit dieser Fantasiewelt dauerte, weiß ich nicht mehr. Als ich älter wurde, sah sie auf jeden Fall anders aus. Immer, wenn ich mich in meiner realen Welt nicht wohl fühlte, flüchtete ich am Tag oder abends kurz vor dem Einschlafen in irgendeine wunderschöne Fantasiewelt hinein. Dort sah ich mich als die Person, der alle freundlich und nett begegneten und die zu bemerkenswerten Leistungen fähig war. Dieser Mechanismus hat bis lange in mein Erwachsenenleben hinein funktioniert. Vor einigen Tagen wollte ich das aus Neugier noch einmal probieren. Aber so sehr ich mich auch bemühte, es klappt nicht mehr.

Diese sicher sehr sinnvolle Strategie beherrschte ich aber nicht von Anfang an. Ich weiß, dass ich oft geweint habe – es tat doch wirklich so weh! Mir ist inzwischen wieder eingefallen, wie man mich damals über meine körperlichen Schmerzen hinwegtrösten wollte.

25. November 1994

Heute glaubte ich, mit einem Schokoriegel wieder kalorienreiche Nahrung essen zu müssen. Im Anschluss daran wurde mir furchtbar übel, und plötzlich wusste ich auch weshalb. Da waren lachende Männerstimmen. Ich weiß nicht wieviele, aber auf jeden Fall mehr als eine. Sie gaben mir Schokolade; meine Tränen tropften auf diese Schokolade. Es hatte sich etwas von unten in mich hineingebohrt, das wie ein Messer schmerzte. Schokolade sollte die Schmerzen lindern, aber ich mochte sie nicht essen. Jetzt blickte ich in meine Handfläche und sah deutlich die kleine Kinderhand mit dem Stück Schokolade, das ich nicht in den Mund stecken wollte. Es wurde in meinen Händen weich, klebrig und eklig. Genau so habe ich mich jetzt vor dem gerade gegessenen Schokoriegel geekelt. Ich musste mir sofort sehr gründlich die Zähne putzen. Jetzt sitze ich wieder mit diesen seltsamen Schmerzen seitlich verkantet auf dem Stuhl.

29. Januar 1995

In einer der letzten Nächte habe ich vielleicht eine Erklärung dafür gefunden, weshalb ich damals stumm vor mich hin gelitten habe, ohne etwas zu sagen. Plötzlich wusste ich wieder, was Onkel Max mir gesagt hatte. Es war sinngemäß folgendes: »Sei ein tapferes Mädchen. Das müssen im Krieg alle sein. Dein Vati ist in Frankreich. Wenn du nicht tapfer bist, kann er auch nicht tapfer sein. Dann wird er erschossen und kommt nie wieder.« Meinen Vater habe ich immer geliebt, also wollte ich doch, dass er zurückkehrt.

Mehr als ein Jahr lang plagten mich diese schrecklichen Körpererinnerungen; immer waren sie mit Schmerzen, Angst und Ekel verbunden. Sogar im Traum verfolgten sie mich weiter.

19. November 1994

In meinem Traum liege ich im Bett und bin ein kleines Kind; denn ich fülle nur den oberen Teil dieses Bettes aus. Plötzlich kommt ein riesiger Penis auf mich zu, der so groß ist wie ein Arm. Außerdem scheint er missgestaltet zu sein. Unten hat er eine Beule und weiter oben kommt ein rundes ekliges Ding wie aus einer Wunde heraus. Das versucht der Mann hineinzudrücken, aber es beult sich immer wieder nach außen, fast wie ein verletztes Auge. Ich habe Angst und will mich unten am Fußende unter der Bettdecke zusammenkauern. Das geht aber nicht, weil ich wie gelähmt daliege. Der Mann sagt etwas, aber ich verstehe die Worte nicht. Da kommt Hanna, legt sich zu mir ins Bett, dreht meinen Kopf von diesem schrecklichen Anblick weg, hält mich fest an sich gedrückt und redet beruhigend auf mich ein: »Ist ja gut – ist ja gut.«

Anschließend lag ich mit panischer Angst und Herzklopfen im Bett. Morgens habe ich Siegfried davon erzählt, aber die Angst blieb in mir. Nach dem Aufstehen drängte es mich geradezu, bei Hanna anzurufen. Ich musste mich einfach nur versichern, sie ist wirklich da, wird mir in Notsituationen helfen und mich festhalten.

29. Januar 1995

Schon vor etwa einer Woche träumte ich etwas, von dem mir nur noch ein kleiner Ausschnitt in Erinnerung geblieben ist. Ich kaute auf meiner eigenen Haut herum. Das Gefühl kannte ich. Es war so, wie ich jetzt und auch in meiner Kindheit die Haut am Nagelbett der Finger abgebissen habe. Doch im Traum handelte es sich um größere Stücke – auch um Haut von den Füßen. Diese Haut war mit irgendeiner weißen, leicht flüssigen, dicklichen Masse vermischt. Je länger ich kaute, desto mehr wurde es. Ich ekelte mich furchtbar. Irgend jemand sagte, ich müsse alles herunterschlucken. Aber ich wollte nicht. Schließlich war es zu viel geworden und quoll aus dem Mund heraus. Dann konnte ich es nicht mehr halten, spuckte und erbrach alles. Der Ekel verfolgte mich noch den gesamten Tag über, und sogar heute nach einer Woche kann ich genau das ekelerregende Gefühl im Mund nachvollziehen.

War die weiße Masse Sperma? Auch nach anderen Erinnerungen muss ich das im Mund gehabt haben. Bald danach begann ich als Kind, die Haut rund um das Nagelbett abzukauen, bis es blutete. Dann hörte ich zwar an dem einen Finger auf, machte aber an einem anderen weiter. Immer hatte ich den Eindruck, da sei etwas Überflüs-

siges, etwas Störendes, das weg müsse. Dahin passt auch die Sache mit den Fußnägeln, die ich schon sehr früh allein geschnitten habe. Ich wollte sie immer kürzer schneiden, bis sie völlig weg wären. Auch die Haut um die Fußnägel herum habe ich so bearbeitet. Natürlich blutete es dabei oft. Ich hatte nie den Eindruck, dass es schmerzte. Erst am nächsten Tag merkte ich zum Teil sogar einen recht heftigen, lang andauernden Schmerz an einigen Fingern oder Zehen.

Die Manie mit den Fingern muss lange angehalten haben, zumindest bis zu meiner Konfirmation. Daran erinnere ich mich noch. Völlig aufgehört hat sie aber nie.

31. August 1994

Ein Verhalten verstärkt sich immer mehr. Auch wenn ich gerade die Zähne geputzt habe, kommt in mir das Gefühl auf, es hafte etwas Ekliges an ihnen. Weil ich damit keine Erinnerung verbinden kann, sprach Dr. P. es aus: »Sperma«. Auf diese Idee war ich zwar auch schon gekommen, mochte es aber nicht sagen. Dr. P. meinte, er könne diese Aussage nicht beweisen, sie sei aber für ihn eindeutig. Das hat mich sehr getroffen. Ich dachte und konnte es auch aussprechen: »Nein, nicht schon wieder etwas Neues dazu. Ich will das ganz einfach nicht. Wie soll ich nun damit auch noch fertig werden?« Diese Gedanken wollte ich nur noch wegdrängen.

Das half aber nicht. Ich putzte und putzte weiter die Zähne, und immer wieder war es da, dieses Widerliche in meinem Mund.

10. September 1994

Ich weiß, es ist die Geschichte mit Onkel Max, die mich so belastet. Und immer noch sträubt sich in mir alles, sie zu glauben. Ich musste mich heute richtig überwinden, aufzuschreiben, was in diesem Zusammenhang geschehen ist. Immer wieder sage ich mir, das sind doch nur Fantasien. Ich habe mich so sehr mit dem Thema beschäftigt, dass ich nun schon spinne. Kann man sich tatsächlich an Gefühle aus der Kindheit erinnern? Ist das, was ich in den letzten Tagen gefühlt habe, wirklich alles wahr?

Die Manie, mir die Zähne putzen zu müssen, wird immer stärker. Ich kämpfe zwar dagegen an, aber manchmal habe ich deutlich den Eindruck, dass nicht nur etwas Ekliges an meinen Zähnen haftet, sondern als sei mein Mund voll mit einer widerlichen schaumigen Flüssigkeit. Ich kann mir ruhig sagen, in meinem Mund sei doch nur

Speichel, das hilft mir aber nicht. Zwischendurch bilde ich mir ein, etwas Faseriges im Mund zu spüren; es ekelt mich an.

Obwohl mir inzwischen der Grund für diese Zahnputzmanie klar war, ließ sie sich nicht so einfach durch mein übliches »Ich will!« überwinden. Einige Monate später bemerkte ich bei mir einen neuen Zwang. Wochenlang beherrschte er mich schon: Ich wusch mich wohl zwanzigmal am Tag sehr gründlich im Genitalbereich. Nur mit viel Geduld und großer Mühe habe ich diese Verhaltensweisen inzwischen abgebaut.

Wenn ich mir das alles zusammenfassend ansehe, die Körpererinnerungen, die Erinnerungsbilder, die Träume, meine Verhaltensweisen, muss ich mir diese Geschichte wohl tatsächlich glauben. Dr. P. meinte: »Es mag sein, dass kleine Nebensächlichkeiten in Ihrer Erinnerung nicht ganz stimmen, aber im Wesentlichen hat das alles so stattgefunden.«

Warum diese Todessehnsucht?

Herbst und Winter 1994 – eine furchtbare Zeit! Bislang hatte ich immer wieder die Energie gefunden, den nächsten Wellenberg zu erreichen. Jetzt aber fühlte ich mich wie eine Ertrinkende, der jegliche Kraft zum Weiterschwimmen fehlte. Dennoch wollte ich meine Tagebuchaufzeichnungen zusammenfassen, um diese Stimmung erklären zu können.

20. September 1994

Die ständigen Schmerzen zeigen, in mir kämpft es wohl wirklich. Einerseits will mein Verstand das alles nicht zulassen. Er erklärt mir, ich müsse es bekämpfen und endlich wieder stark sein. Andererseits sagt mir mein Gefühl, ich bin so klein und hilflos, ich kann mich überhaupt nicht wehren. Meine Kraft schwindet von Tag zu Tag mehr. So liege ich jetzt wieder mit einer Wärmflasche auf dem Bauch vor dem Computer und schreibe. Heute Morgen wollte ich unbedingt meine körperliche Kraft stärken. Deshalb setzte ich mich auf mein Fahrrad. Nebenbei habe ich still vor mich hingeweint und gar nicht gemerkt, wohin ich fahre. Als ich feststellte, dass ich eigentlich schon viel zu weit gefahren war, kostete es viel Mühe, den Rückweg zu schaffen.

Wie komme ich nur wieder hoch? Ich kann mir all die abgedroschenen Sätze noch einmal vorsagen: Ich werde es schaffen, als Kind habe ich es ja auch überlebt, obwohl das sicher schlimmer war. Die Musiklehrergeschichte habe ich doch überwunden. Dabei ging es mir manchmal auch sehr schlecht. Das hilft nicht. Ich fühle mich wie in einem Wasserstrudel, je mehr ich mich abstrampele, um so tiefer reißt es mich abwärts. Jetzt hat mich außerdem die körperliche Kraft auch noch verlassen, und ich denke, bald werden die Wellen vollends über mir zusammenschlagen.

Als ich heute Morgen an einem Acker vorbeifuhr, der gerade gepflügt wurde, kam mir der Gedanke: Diese Erde duftet geradezu verführerisch schön. Wenn ich jetzt in der Erde des Friedhofs läge, wäre endlich Ruhe, keine Schmerzen mehr und kein Kampf.

21. September 1994

Als ich diesen Eintrag später las, erschrak ich vor mir selbst und meinen Gedanken. Nur gut, dass es gerade Dienstag war, und Dr. P. mir wieder helfen konnte. Er erklärte, das sei nicht meine Stimmung von heute, sondern die von damals. Da sei ich mir wohl auch völlig hilflos und machtlos diesem Menschen gegenüber vorgekommen, so dass ich eigentlich nicht mehr leben wollte.

Danach ist mir erst klar geworden, wie ich zu diesen Emotionen gekommen war. Dr. P. hatte ich noch gar nichts davon erzählt, und dennoch konnte er mir die richtige Erklärung geben. Ich hatte nämlich am Tag vorher alte Fotos herausgesucht. Dabei war auch eines vom Grab des Sohnes dieser Familie, der sich mit 16 Jahren das Leben genommen hatte. Jetzt, beim Ansehen des Bildes, wusste ich wieder, dass ich mich damals sehr mit diesem Grab auseinandergesetzt hatte. Vielleicht existierte kindlich in mir wirklich der Wunsch, da unten bei diesem Jungen zu liegen. Wären wir noch länger bei dieser Familie geblieben, hätte ich das dann geschafft?

Um nicht auch noch körperlich alle Kraft zu verlieren, fuhr ich jetzt jeden Morgen etwa eine Stunde lang mit dem Fahrrad durch die Felder. Dabei fühlte ich mich oft vom Herbstnebel völlig eingehüllt. Das steigerte nur meine Traurigkeit und auch meine Todessehnsucht. In dieser Zeit entstand das folgende Gedicht:

Nebel

Nebel dort verhüllt die Welt.
Deck mich auch zu,
dann hab ich Ruh.
Schmerzen bohren drinnen tief.
Hüll sie doch ein,
die ganze Pein.
Nebel lässt mich gar nichts seh`n
– so grau und dicht.
Wo ist das Licht?
Nebel schön, wie Watte weich.
Hörst du den Ton?
Verschlungen schon.
Nebel schließt mein Leben ein.
Die Welt ist fort
– mein Leben dort.
Nebel hier verhüllt die Welt.
Er deckt mich zu,
nun hab' ich Ruh.

25. September 1994

Ich bin im Moment völlig verzweifelt. Wie soll ich da jemals wieder herauskommen? Meistens mag ich Siegfried gar nicht sagen, was in mir vorgeht. Wenn ich mein Verhalten oder meine Stimmungen mit denen bei der Verarbeitung der ersten Geschichte vergleiche, bin ich jetzt in dem Zeitraum, in dem es um die Verarbeitung der seelischen Qualen geht. Im letzten Jahr fühlte ich mich in dieser Therapiephase auch weit unten und energielos. Aber dennoch hatte ich mehr körperliche Kraft als jetzt. Ich konnte doch noch in die Schule gehen. Jetzt komme ich mir wieder wie eine welkende Pflanze vor, deren. Kraft erschöpft ist. Dann kann man sie gießen und düngen, es hilft einfach nichts mehr: Sie kann nichts mehr aufnehmen.

So geht es mir jetzt auch. Siegfried gibt mir sehr viel Liebe. Am Wochenende waren unsere Kinder hier und haben sich besonders liebevoll mir gegenüber verhalten. Aber es hilft alles nichts. Nun müsste schon eine besondere Form der Energie kommen, wenn ich sie wirklich noch aufnehmen könnte.

1. November 1994

Manchmal komme ich mir vor wie eine Sechzehnjährige, besonders wenn ich mit Hanna zusammen bin. Dann fühle ich mich glücklich und fröhlich und kann wieder lachen. Auch wenn es neulich noch den kurzen Rückfall gab, so habe ich doch die Musiklehrergeschichte überwunden. Deshalb ist es vielleicht so, dass ich einiges von dem nachhole, was mir damals verboten war. Vieles in meinem Verhalten erinnert mich an Gunda und ihre Freundin in diesem Alter. So wussten sie sich immer etwas zu erzählen. Gerade hatten sie miteinander gesprochen, und schon wurde wieder telefoniert. Genau das machen Hanna und ich heute. Dabei denke ich manchmal, ich möchte jetzt etwas ganz Verrücktes, Lustiges, Außergewöhnliches machen, weil ich glücklich und fröhlich bin.

Also wollte ich eigentlich leben und auch das Leben genießen. Doch immer wieder finde ich in meinem Tagebuch Sätze wie: »Ich fürchte mich vor den Nächten.« oder »Ich kann es nicht mehr ertragen, und ich will es nicht mehr ertragen. Wenn plötzlich Schluss mit meinem Leben wäre, hätte ich endlich Ruhe. Ich müsste das alles nicht mehr ertragen.« Dazu schrieb mir Hanna in einem Brief:

> »Wem würdest Du in Deinen Todesgedanken helfen, Ellen? Wirklich Dir? Wen lässt Du zurück? Verzweifelt in einer Schuld, Dir nicht geholfen haben zu können. Könntest Du das ertragen? Sollte denn Siegfrieds Liebe und die Deiner Kinder und meine gar nichts ausgerichtet haben können? In welcher Einsamkeit bist Du, dass wir Dich nicht erreichen? ... Bleib bei mir. Geh auch nicht »nur in Gedanken« fort und leg Deine atemlose Unruhe in mein Herz. Vielleicht kann ich sie wandeln in Sicherheit und Frieden. Was nur hält Dich so gefangen in Deinem Schmerz! Vielleicht lässt Du mich eines Tages auch über diese Grenze des Unerklärlichen und Unsagbaren gehen – damit wir eine gemeinsame Ruhe für Dich finden.«

Die Abende wurden für mich immer länger und die Angst vor dem Schlafengehen immer größer. Siegfried nahm mich oft in die Arme und streichelte liebevoll über meinen Rücken. Das waren gute Körperberührungen. Ohne diese stille Liebe, die mir wieder neue Energie gab, hätte ich die Tage und Nächte wohl nicht überstanden. Auch wenn ich manchmal nicht fähig war zu reden, half mir doch die Sicherheit seiner Liebe und Nähe.

14. Dezember 1994

Es war eine schreckliche Nacht, die bis nach drei Uhr dauerte und damit endete, dass ich einen Brief an Dr. P. schrieb und einen anderen an Hanna. Wieder kam ich mit zwischenmenschlichen Beziehungen überhaupt nicht klar. Ich konnte in dieser Situation auch keine Hilfe mehr annehmen. Siegfried hat sich so sehr bemüht, aber ich konnte ihn nicht an mich heranlassen. Ich hätte Hanna anrufen können, aber ich wusste genau, dass ich auch sie nicht hätte zu mir vordringen lassen.

Wenn ich diese Menschen nicht an mich heranlasse, müssen sie ja irgendwann verzweifeln und resignieren. Werden sie mich dann aufgeben? Es ist wie ein Teufelskreis, aus dem ich nicht herausfinde. Heute Morgen beim Fahrrad fahren kam mir der Gedanke, ich bin wieder genau da angekommen, wo ich mich vor vielen Monaten schon einmal befand, nämlich ganz unten. Über mir ist nur ekliger Schlamm und Dreck, der mich völlig zudeckt.

14. 12. 94

Lieber Dr. P.!

Ich schreibe Ihnen diesen Brief mitten in der Nacht, weil ich nicht weiß, wohin mit meiner Verzweiflung, und weil Sie im Augenblick der Einzige sind, dem ich das schriftlich mitteilen kann, ohne dass Sie die Möglichkeit hätten, direkt zu antworten.
Im Moment kann ich überhaupt niemanden an mich herankommen lassen. Ich habe nicht nur bei fremden Menschen das Problem, wie ich mich eingrenze oder welche Nähe ich zulassen kann. Nein, plötzlich merke ich, dass ich überhaupt keine zwischenmenschlichen Beziehungen mehr ertrage und mich auch gar nicht mehr mitteilen kann. So hätte ich heute und in den vergangenen Stunden bei Ihnen noch etliche wichtige Dinge sehr gern angesprochen, aber es ging einfach nicht.
Mein Mann hat heute bis ein Uhr in der Nacht darum gekämpft, mir zu helfen. Ich glaube, ich bin furchtbar undankbar. Aber es ist mir nicht möglich, irgendeine Hilfe anzunehmen. Ich könnte meine Freundin anrufen. Sie hat es mir oft genug angeboten. Ich würde sogar in der Nacht niemanden im Haus stören. Aber ich kann auch das nicht annehmen. Sie war mir in der letzten Zeit eine sehr große Hilfe. Ich weiß, dass ich Ihnen gegenüber kaum davon erzählt habe. Aber auch das liegt daran, dass ich weder etwas aus meinem Inneren herauslassen noch etwas in mein Inneres hineinlassen kann.
Genauso geht es mir in der letzten Zeit im Verhältnis zu Christina und Birgit. Es gelingt mir nicht mehr, irgendeine Hilfe zu geben oder eine Hilfe für mich zuzulassen. Auch wenn ich mich darum bemühe, ich kann nur noch kaputt machen.
Im Moment ist eine Situation erreicht, in der ich einfach nicht mehr meine Stellung im Leben finde. Ich kann und will so nicht weiterleben. Das meine ich in allem Ernst. Woher nehmen Sie die Gewissheit zu sagen, ich werde das alles überwinden? Als ich zu Ihnen kam, plagten mich »nur« Kopfschmerzen. Ich führte kein optimales Leben, aber hatte mich arrangiert und konnte damit umgehen. Jetzt habe ich zwar keine Kopfschmerzen mehr, kann aber meinen normalen Alltag nicht mehr meistern, gehe nicht mehr zur Schule, komme mit keinem Menschen mehr zurecht und kann nicht einmal mehr die Hilfe der Menschen annehmen, die mir nahe stehen.
Inzwischen fehlt mir auch der Mut, so weiterzuleben oder zu glauben, da jemals wieder herauszufinden. Ich habe keine Kraft mehr und will auch ganz einfach nicht mehr.

Ihre ....

15. Dezember 1994

Gerade eben kam die telefonische Antwort von Dr. P. auf meinen Brief – eine gute Antwort. Ich möchte sie mir unbedingt notieren, um nichts zu vergessen.

Zum einen ging es darum, dass ich mir wieder etwas zutrauen solle. Er sprach meine Erfahrung aus der Schule oder mit meinen eigenen Kindern an. Wenn man ihnen etwas zutraut, schaffen sie es auch. Im Moment hat wohl in mir das Kind von damals wieder seinen Raum eingenommen. Nach den schlimmen Erfahrungen habe ich mir nichts mehr zugetraut. Auch von meinen Eltern gab es damals wenig Lob und Anerkennung. Da ich aber trotzdem etwas aus meinem Leben gemacht habe, beispielsweise zwei Kinder großgezogen, aus denen etwas geworden ist, wisse ich doch, dass ich mir etwas zutrauen könne. Aus dem, was er von meinem Leben kenne und was ich geschafft habe, nehme er die Gewissheit, die ich im Brief angezweifelt habe, dass ich alles Schlimme überwinden werde.

Dann sprachen wir über den Egoismus, von dem ich glaube, er stehe bei mir zu oft im Vordergrund. Er meinte, im Moment sei dieser Egoismus für mich und mein Überleben unbedingt nötig. Angefangen beim Essen registriere ich meine Bedürfnisse gar nicht mehr. Das sei wie ein kindliches »Sich-wegmachen-Wollen«. Es sei wichtig, mich und meine Bedürfnisse wieder wahrzunehmen, sie zu befriedigen. Essen sei unbedingt lebensnotwendig. Damit solle ich anfangen und wieder registrieren, wann ich Hunger habe.

Unbewusst konzentriere ich mich ja schon in manchen Dingen auf mich. Nur komme mir das dann als Egoismus vor. Es handele sich aber um ein natürliches Regulativ, das mir diesen Weg jetzt vorschreibe, den ich aber auch sehen und annehmen solle.

Ich war der Meinung, dass es im Moment für mich schwer sei, mich selbst und meine Bedürfnisse ernst zu nehmen. Das dränge ich einfach weg, wie manchmal den Hunger. Deshalb bat er mich, ihn in den nächsten Tagen hin und wieder anzurufen, damit er mir immer wieder neu eine Sicherheit geben könne. Es sei vielleicht auch wichtig, mir noch einmal zu erklären, weshalb er der Überzeugung sei, ich werde es schaffen und ich könne mir mehr zutrauen.

Da ich in dieser Nacht der Verzweiflung auch an Hanna geschrieben hatte, rief sie sofort an, und am nächsten Tag kam von ihr dieser Brief:

»In meinem Anruf heute früh erzähltest Du von der Nacht, in der Du mit Siegfried sprachst, Dich jedoch von keiner Hilfe erreichen ließest. Was quält Dich so, Ellen, dass Du in der allergrößten Hoffnungslosigkeit keinen Weg zu Dir öffnen kannst, um Dich herauszuholen aus der Enge der Gedanken und der Bedrückung und Unerklärbarkeit einer belastenden Stimmung? Wie groß muss eine Liebe sein, dass Du sie als Erleichterung in einer Qual hinnimmst und in ihr und mit ihr zu Dir findest und zur Ruhe kommst? Ich habe eine so elende Angst um Dich. Du sagst, wenn Du jetzt fähig bist, Gefühle zuzulassen, gehören zu den schönen zwischen uns wohl auch die schrecklichen dazu, die Dich in die Tiefe ziehen und einsam machen. Was würdest Du ohne Liebe tun? Der Gedanke erschreckt mich maßlos ... Obwohl Du immer sagst ›Du hilfst mir doch so viel, ohne dich wäre es noch schlimmer und auswegloser‹, bin ich oft ganz stumm, weil ich nicht weiß, welche Worte Dich erreichen können.«

Drei Menschen wussten jetzt von diesen schlimmen Nächten – vielleicht den schlimmsten meines Lebens. Ich hatte sie doch an mich herangelassen, allerdings auf meine eigene, recht komplizierte Art.

Mir war klar, hier handelte es sich um ein Spiel mit dem Tod. Ich spielte bis spät in den Abend hinein Klavier – stundenlang – und dann mit Kopfhörern weiter am Keyboard. Je mehr mich die Musik in diese Stimmung hineinzog, desto größer wurde die Todessehnsucht. Aber Gott sei Dank schreckte ich immer irgendwann wieder daraus hoch. Dann schien mir Schreiben die einzige Möglichkeit zu sein, am Leben zu bleiben. So schrieb ich manchmal fast die Nacht durch bis zum frühen Morgen.

Aufzeichnungen aus diesen Nächten:

16. Dezember 1994

Schubert: Moment musical DV 780, Nr. 2 As-Dur

Dieses Moment musical drückt genau meine augenblickliche Stimmung aus. Es beginnt mit wunderschönen Harmonien, über denen eine eindringliche, leicht wehmütige Melodie liegt. Schon nach wenigen Takten wechselt Schubert zum eindeutig traurigen Moll. In kurzen Crescendi spürt man ein plötzliches Aufbäumen dagegen, und dann kommt wieder die weiche Eingangsmelodie zurück. Erneut ein Aufbäumen, ein lautes Dur, ein leises Moll, so als ringen beide Stimmungen miteinander und schließlich das wunderbare Dahinschmelzen einer Modulation hin zu einer ganz anderen Stimmung in A-Dur.

In einer sehr einfachen Melodie, die hoch über einer ähnlich einfachen Begleitung gebrochener Akkorde schwebt, wird eine unendliche Einsamkeit ausgedrückt, wie ein sich in eine andere Welt

Hineinträumen. Diese Einsamkeit ist nicht nur traurig, sondern in ihrer Ruhe, ihrer Weite und Tiefe auch wunderschön. Sie scheint weit abgehoben zu sein vom wirklichen Leben.

Doch das Leben kommt zurück mit seiner Wehmut und seinen verlockenden Harmonien, seinem Wechsel zwischen Dur und Moll. Dann steigert es sich in große Höhen mit leisen, zerbrechlichen, lockenden, fast durchsichtigen Modulationen. Nach einem kurzen kräftigeren Übergang wird das Thema in einer neuen Variation dargestellt. Die Melodie mit ihrer schönen Harmonie hört man wieder in der rechten Hand. Tief unten gesellt sich eine zweite Stimme dazu, und in der Mitte klingt ein Ton einsam und verlassen durch mehrere Takte hindurch. Diese Einsamkeit wird noch größer, wenn die Harmonien weiter nach unten verlegt werden und das E zwei Oktaven höher wieder ganz allein über mehrere Takte anhält.

Plötzlich ein unheimlicher Hilfeschrei! Mir scheint, als schrie ich selbst um Hilfe, so als wolle ich heraus aus dem, was mich immer erneut in diese todbringende Traurigkeit hineinzieht. Doch dann kommt wieder die träumende, schöne Einsamkeit, die sich geradezu selbst in die wunderschönen Dur- und Moll-Harmonien hinüberleitet. In diese Wehmut und Traurigkeit hinein singt immer wieder der einsame Ton, bis schließlich alles in durchsichtigen Harmonien nach oben entschwindet.

18. Dezember 1994

Schubert: Moment musical DV 780, Nr. 2 As-Dur
Mein Titel: Mich lockt die teuflisch schöne Todeswelt

Eine unendlich sehnsüchtige Melodie mit einer wunderschönen Harmonie lockt mich. Es ist die Todeswelt mit ihrer Ruhe und Weite. Die dunkelweiche Melancholie durchdringt meinen Körper vollkommen und zieht mich an. Hier hat auch die tiefe Traurigkeit ihre eigene Harmonie. Nur kurz bäume ich mich dagegen auf, diese Welt muss wunderschön sein. Sie überstrahlt alles und zieht mich auf wundersame Art an.

Und dagegen meine Lebenswelt? Ja, mein Herz schlägt noch, gleichmäßig, irgendwo ganz unten, traurig, langsam. Und meine Lebensmelodie? Ich mag sie, sie klingt wehmütig und traurig – eine einsame Melodie, die sich über dem Herzschlag bewegt. Aber dennoch ruft sie eindringlich schmeichelnd die Todeswelt wieder herbei.

Da lockt sie wieder mit der gleichen sehnsuchtsvollen Melodie und den Harmonien, die weich ziehend in meinen Bauch hinein-

schwingen. Will ich mich wirklich dagegen aufbäumen? Nein, ich kann gar nicht! Die Melancholie, mit durchsichtigen, fast zerbrechlichen Fetzen zieht mich in eine strahlende Höhe, nicht in die Tiefe. Trügt mich diese hellzerbrechliche Welt? Nein, ich bin schon mitten darin und antworte ein hauchendes Echo. Ja, die Todeswelt ist so schön. Sie lockt mich weiter: »Komm! Komm!« Darüber die weiche Harmonie, und darunter immer wieder die bohrende Verlockung: »Komm! Komm!« Es reicht noch nicht, die Harmonie schwingt sich in die Höhe und darüber der Lockruf: »Komm! Komm!« Die mitlockenden zartweichen Harmonien, so schwingt die Musik in eine hell erleuchtete Höhe und reißt mich mit fort.

Was hat meine Lebenswelt dem entgegenzusetzen? Mein Herz schlägt noch immer traurig, aber gleichmäßig. Es schreit in mir und schreit laut heraus. Das ist nicht mehr zu ertragen. Ja, es ist wirklich so schlimm, ich kann es nicht mehr aushalten. Nein, halt, die Lebensmelodie kommt zurück, mit ihrer unendlichen Traurigkeit und Wehmut, aber auch mit aller stillempfundenen, stillempfangenen Liebe. Ja, eine Liebe, die nicht fordert, die ruhig bescheidenes Glück gibt. Aber dennoch ruft es in mir – unaufhaltsam bohrend – eine unbegreifliche Todessehnsucht.

Ja, da überschwemmt sie mich wieder, die Todeswelt mit ihrer verlockenden Melodie und ihrer schwermütigen Harmonie. Hauchzarte Melancholien, gravitätisch über mir zusammenschlagend, dann wieder besänftigend, aber doch lockend: »Komm! Komm!« Aus der Tiefe zieht es mich unheimlich an mit dem dunklen »Komm! Komm!« und den weichen Harmonien – immer eindringlicher. Mich drückt es nicht mehr nach unten, sondern verrückt mich, entzückt mich in einen Höhenflug nach oben. »Komm! Komm!« Höher, weiter, will ich mit? Es entschwindet, plötzlich, schnell. Will ich mit? Will ich in die Todeswelt? Ich weiß es nicht.

19. Dezember 1994

Heute habe ich das Moment musical wieder gespielt und in den beiden Teilen, in denen ich meine Lebenswelt erfühle, etwas ganz anderes gehört. Meine Lebensmelodie war so weit weg, als sei sie Vergangenheit. Ich betrachtete sie aus weiter Ferne und dachte, jetzt bin ich nicht mehr in diesem Leben. Es ist vorbei. Aber ich konnte ohne Wehmut hören, dass es darin auch einmal schöne Stunden gegeben hat.

20. Dezember 1994

In der letzten Zeit verstricke ich mich immer mehr in die Todessehnsucht. Dann zieht mich dieses Moment musical geradezu magisch an. Für mich stellt es genau meine Stimmung dar. Je länger ich spiele, desto tiefer falle ich in diese Wehmut. Ich weine und kann dennoch nicht aufhören, wie in einem Teufelskreis. Ich spiele so lange, bis ich Angst vor mir selbst bekomme, davor, dass ich diese Sehnsucht in die Tat umsetze. Wenn mir das bewusst wird, kann ich Gott sei Dank abrupt aufhören. Das ist mir jetzt dreimal so ergangen. Dann laufe ich wieder ruhelos im Zimmer herum und schwanke zwischen Kämpfen und Aufgeben. Irgendwann ist es so, als wache ich plötzlich auf. Dann scheint mir das Schreiben der einzige Ausweg zu sein, aus diesem Sog herauszukommen.

Vor genau einer Woche befand ich mich das erste Mal in dieser verzweifelten Situation, als ich mir nach der Therapiestunde meine Lage klargemacht hatte, keinen Ausweg sah und niemanden an mich herankommen lassen wollte. Die Stunden in dieser Nacht waren die schlimmsten. Ich habe geschrieben, und dennoch kam die Stimmung wieder. Also schrieb ich weiter und weiter – Tagebuchaufzeichnungen, einen Brief an Dr. P., einen an Hanna – Hilfebriefe. Es war fast vier Uhr, als ich endlich halbwegs ruhig ins Bett gehen konnte. Ich überlegte noch, ob ich die Briefe zum Briefkasten bringen sollte, damit sie mit der Frühpost abgehen, traute aber mir selbst nicht. In mir steckte noch immer die Idee, wenn ich mit dem Fahrrad an der Kreuzung stehe, könnte ich einfach losfahren, um unter ein schnelles Auto zu geraten. Ich hielt zwar in diesem Moment die Gefahr für gebannt, doch ganz sicher war ich mir nicht. Also bin ich lieber ins Bett gegangen.

Am Freitag ergab sich wieder die Situation, dass ich mich mit dem Moment musical in die gleiche Stimmung spielte. Ich war allein zu Haus, wollte auch niemanden anrufen, um mir helfen zu lassen. Das ist wie ein Anfall, und ich dachte nur, jetzt sofort schreiben, schreiben, schreiben – so lange, bis er vorbei ist. Schon wieder die gleichen Briefe losschicken ging nicht. Also habe ich meine Empfindungen zu der Musik aufgeschrieben und mich an der Tätigkeit des Schreibens und des darüber Nachdenkens wie an einem Strohhalm festgehalten. Am späten Sonntagabend die gleiche Situation, und wieder habe ich mich mit dem Aufschreiben meiner Gedanken und Gefühle herausgerettet.

Ich glaube, ich will diese Todessehnsucht gar nicht mehr wirklich in die Tat umsetzen, obwohl ich mir dabei nicht so recht traue und

Angst vor mir selbst habe. Dabei waren mir Hannas Argumente eine große Hilfe und gaben mir wieder etwas Sicherheit. Nein, ich kann nicht die Verantwortung dafür auf mich nehmen, die Menschen, die mir nahestehen und die mich lieben, mit dem ewigen Schuldbewusstsein zurückzulassen, mir nicht genug geholfen zu haben. Das andere Argument, das sie am Telefon sagte, ist genauso schwerwiegend. Was wäre, wenn mein Vorhaben nicht gelingt und ich als Pflegefall genau von diesen Menschen versorgt werden müsste?

Seltsam ist allerdings, dass dennoch meine Gedanken immer wieder um dieses Thema kreisen. Ich überlege dann, es müsste doch eine andere todsichere Methode geben. Vorher könnte ich auch einen Brief schreiben, in dem ich plausibel erkläre, dass die Menschen, die mich lieben, mir alle erdenkliche Hilfe gegeben haben. Sie träfe keine Schuld, die läge allein in meiner Vergangenheit. Dann frage ich mich, warum ich diese Überlegungen anstelle, wenn ich doch eigentlich weiterleben will. Ich habe es ja auch versprochen.

In der heutigen Therapiestunde sprach ich einen Teil dieser Beschäftigung mit dem Tod an. Dr. P. meinte, es sei die Todessehnsucht, die ich mit fünf Jahren auch schon in mir hatte. Ich konnte bestätigen, dass ich mich damals intensiv mit diesem Thema beschäftigt habe. Das Grab des durch Selbstmord umgekommenen Sohnes von Onkel Max hat mich fasziniert. Ich kann mir dieses Grab, das mit weißen Kieselsteinen zugedeckt war, noch genau vorstellen und auch, wie ich diesen Jungen dort unten in der Erde sitzend mit angezogenen Knien sah. Ich habe mich in Gedanken mit ihm unterhalten und fühlte mich ihm so verbunden, dass ich unbedingt zu ihm in das Grab wollte.

Auch die Tatsache, dass ich mir gerade in diesen verzweifelten Situationen nicht helfen lassen will, hat Dr. P. mir aus der damaligen Zeit erklärt. Ich kann mich an meine Spielecke aus dem Wohnzimmer erinnern und daran, wie ich mich mit meiner Puppe weinend und allein dorthin zurückgezogen habe. Niemand half mir; ich habe wahrscheinlich auch überhaupt keine Chance für eine solche Hilfe gesehen. Keinen der Erwachsenen konnte ich ansprechen. Es ist möglich, dass ich genau das auf die heutige Situation übertrage. Als Erwachsene weiß ich zwar genau, mir wird Hilfe angeboten, und ich kann sie auch annehmen. Aber das Kind in mir weiß nicht darum und hat kein Vertrauen.

Dr. P. hatte es schon einmal viele Wochen vorher gesagt. Aber erst jetzt war ich in meiner Entwicklung so weit gekommen, dass ich wirklich begreifen konnte, die Todessehnsucht der Kindheit noch einmal durchlitten zu haben. Natürlich wusste ich theoretisch schon lange um die Notwendigkeit, in einer Therapie alle Schrecken der damaligen Zeit noch einmal zu durchleiden. Aber immer wieder, wenn ich mitten darin steckte, merkte ich es nicht. Nachdem ich mir nun alle Tagebuchaufzeichnungen dazu durchgelesen und sie schriftlich zusammengefasst hatte, verloren diese Gefühle ihren Schrecken. Endlich! Ich will wieder leben!

Versöhnung zwischen Kind und Frau

Die Erinnerungen, die über viele Monate aus mir herausbrachen, ließen nicht nur ihre Spuren zurück, sondern prägten in dieser Zeit auch mein Leben. Dieses Leben, das wieder in großen Wellen verlief, in dem ich mich erneut vom tiefsten Wellental auf den nächsten Wellenberg rettete. Inzwischen hatte ich ja schon Erfahrungen gesammelt, in einem so bewegten Wasser zu schwimmen. Deshalb versuchte ich zwischendurch immer wieder, ganz bewusst mein Selbstbewusstsein zu stärken, indem ich mir selbst im Tagebuch meine Erfolge aufzählte.

1. September 1994

Nina ist wieder da. Zuerst war ich beim gemeinsamen Musizieren noch recht ängstlich. Sie, die große Opernsängerin und Professorin, und ich, die kleine Lehrerin, die Musik nur als Hobby betreibt! Gestern spürte ich überhaupt keine Hemmungen mehr, sondern spielte auch fremde Lieder einfach so aus Freude an der Musik. Ich holte die Noten von Brahmsliedern heraus, die ich nie vorher gespielt hatte. Natürlich klappte es nicht perfekt. Aber das machte überhaupt nichts.

Bei den ersten Briefen und Telefonaten mit Hanna kam ich mir wirklich als die kleine Unscheinbare vor; sie war die große Autorin. Dieses Zu-ihr-Aufsehen ist völlig verschwunden. Ich fühle mich nicht mehr als die Unterlegene, habe also an Selbstbewusstsein gewonnen.

Vor ein paar Tagen konnte ich Christina aus unserer Selbsthilfegruppe mit diesem Selbstbewusstsein helfen. Sie war völlig am Ende, weil sie sich nur noch hässlich und ihren Körper als abstoßend empfand. Ich konnte plötzlich mit ehrlich gemeinter Wut sagen: »Du bist nicht abstoßend, es waren die Männer, die dich so verletzt haben, dass du jetzt so empfindest.« Wie sie am nächsten Tag sagte, hat dieses Gespräch sie wirklich wieder aufgerichtet.

Sogar Siegfried kam gestern mit einem Problem, das ihn seit seiner Kinderzeit belastet. Ich konnte mit wütender Emotion Verständnis zeigen und kam mir vor, als spielte ich Dr. P. Ich fühlte mich dabei unheimlich stark. So hat er immer weiter erzählt. Das Gespräch dauerte bis 1 Uhr in der Nacht.

Ich weiß nicht, ob ich in diesem Text übertrieben habe, er half mir jedenfalls, neue Energie zu gewinnen. Zu dieser Zeit zog es mich in die Gefühle des kleinen Mädchens hinein, bis ich schließlich in zwei Welten lebte: in der Welt der erwachsenen Frau und in der des fünfjährigen Mädchens. Nur wie sollte ich mich darin zurechtfinden, wie das alles verkraften?

3. September 1994

Heute ist es wieder einmal aus, so als sei ich in einen Abgrund gefallen. Ich bin unendlich traurig und muss ständig weinen. Dann fühle ich mich hilflos wie ein kleines Kind, das sich gar nicht wehren kann.

Dazu gehören auch andere seltsame Dinge. So bin ich in unserer Küche und weiß plötzlich nicht mehr, wo die Teller stehen. Erst beim dritten Versuch finde ich die richtige Schranktür. Ich fühle mich unfähig, mir ein normales Butterbrot zu machen – ein komplizierteres Mittagessen geht dann sowieso nicht.

6. September 1994

Heute fehle ich in der Schule, weil es mir ausgesprochen schlecht geht. Das bereitet mir auch gar kein schlechtes Gewissen. Ich habe den Eindruck, es schmerzt da drinnen jeden Tag mehr. Ich fühle, mein Magen beginnt am Bauchnabel, zieht sich ganz breit durch den Körper, wird dann schmaler und geht bis zum Hals. Darin liegt etwas unendlich Schweres, das mich drückt, bedrückt. Es lastet darin – belastet mich. Ich spüre auch wieder deutlich den Wundschmerz in mir. Der zieht nach oben bis zum Hals und brennt geradezu die Luftröhre hoch. Der Hals schmerzt und wächst zu. Hin und wieder kommen dann ein paar Tränen. Ich sitze traurig und passiv da.

Im After- und Scheidenbereich spüre ich wieder dieses seltsame Gefühl, das ich aus meiner Kindheit kenne. Damals habe ich genauso passiv dagesessen und kam nicht mit den Schularbeiten voran. Auch da hatte ich eine traurige und gar nicht kindgemäße Stimmung. Jetzt verfolgt sie mich seit Tagen und wird immer stärker. Bedeutet das, mein Körper hat wieder genügend Kraft gesammelt, um eine neue Erinnerung herauszulassen? Eigentlich habe ich Angst davor.

In einer der nächsten Nächte entstand das folgende Gedicht:

Sprachlose Trauer

Verschlossen – ich im Schneckenhaus,
so weinen Tränen mir heraus.
Es tropft ins Essen, schwimmt darin.
Ich weine weiter vor mich hin.
Mein Kopf ist schwer, ich halte ihn
in meiner Hand. Wo will er hin?
Im Tränenschleier schwimmt es mir:
der Kopf, das Essen, alles hier.

Ein Löffel stopft in mich hinein.
Ich bin so wehrlos, Kind und klein.
Er kommt schon wieder auf mich zu.
Ich will es nicht, lass mich in Ruh!
Der leere Teller ist nicht schön,
die Bilder kann ich doch nicht seh`n.
Wer malte Tiere bunt hinein,
die Wiese, Blumen, Sonnenschein?

O Mutter, sieh mich richtig an!
Die Trauer hat mich fest im Bann,
bin nicht mehr fröhlich, lustig, Kind.
So soll mich tragen fort der Wind.
Mit Puppen spielen wollte ich,
in meiner Welt, nur ganz für mich.
Da lag auch noch mein Bilderbuch -
die kleine Welt, das war genug.

Das bunte Buch, die Puppe – ja.
Warum kam er mir nur so nah?
Als lieber Onkel fing er an
und hat mir doch so weh getan.
Die Puppen sitzen weiter hier,
sie wollten spielen wohl mit mir.
Zerbrochen ist nun meine Welt,
so dass mir jede Sprache fehlt.

Mein Kopf ist schwer, ich halte ihn
in meiner Hand. Wo will er hin?
Im Tränenschleier schwimmt es mir:
der Kopf, das Essen, alles hier.
Verschlossen – ich im Schneckenhaus,
so weinen Tränen mir heraus.
Es tropft ins Essen, schwimmt darin.
Ich weine weiter vor mich hin.

Ich wollte doch nicht untergehen. Also schickte ich dieses Gedicht auch Hanna. Vielleicht könnte sie mich in meiner Verzweiflung verstehen. Ja, wirklich, sie konnte. Hier ihre Antwort:

»Vielleicht ist Dir manches, was ich speziell zu dem Gedicht »Sprachlose Trauer« zu sagen habe, gar nicht bewusst, aber ich bin überzeugt davon, dass ich es richtig sehe. Beim ersten Lesen habe ich es nur stimmungsmäßig aufgenommen und geweint. Das passiert mir nicht oft, aber die Trostlosigkeit des über seinem Teller sitzenden kleinen Mädchens ist herzzerreißend. Dann habe ich es ein zweites Mal gelesen, laut, das mache ich immer, wenn ich ein Gedicht verstehen möchte, um mir nicht nur die Stimmung zu erschließen und mein Gefühl dazu, sondern die Komposition der Worte. All Deine Stärke, Ellen, all die gewonnene Kraft der letzten Monate spiegeln sich in diesem Gedicht wider, ohne dass Du es vielleicht weißt. Was Du beschreibst, ist traurig und verloren, aber wie Du es beschreibst, ist stark und kompositorisch rund und geglückt. Aber Du bist es, die das Gedicht geschrieben hat, nicht das kleine Mädchen in Dir, Du bist die Frau, die diesem Bild der Erinnerung eine Sprachform gegeben hat und zwar nicht die zerrissene, wortlose der Erinnerung, sondern eine klar strukturierte und feste. Du hast auf dem Weg Deines Heilungsprozesses eine gute und wichtige Phase erreicht, in der Dir ein Ordnen und eine Übersicht der schlimmen Verletzungen möglich ist. Dieses Gedicht wird sich als ein ganz besonderes in mein Herz hineinschreiben. Ich werde es oft lesen.«

Wie gut mir dieser Brief getan hat! Ja, ich hatte ganz sicher Menschen, die mir Kraft gaben, immer wieder hochzukommen. Aber dennoch wurden seit einiger Zeit diese Spätsommernächte zur Qual. Ich hatte regelrecht Angst davor, ins Bett zu gehen. Wenn ich mich dann schließlich um zwei oder drei Uhr schlafen legte, wachte ich trotzdem recht früh wieder auf. So fiel es mir immer schwerer, den Schulvormittag durchzuhalten. Alle Kraft, die mir verblieben war, reichte gerade noch dazu aus, einigermaßen aufrecht vor der Klasse zu stehen. Ein normaler Unterricht war unmöglich.

14. September 1994

In der Schule kann ich mich überhaupt nicht mehr konzentrieren. Als gestern eine sehr fleißige Schülerin aus der 9. Klasse nach der Stunde zu mir kam und meinte, sie könne mich nicht verstehen, weil ich mich so häufig vertue, musste ich ihr im Stillen recht geben. Ab da verlief der Vormittag nur noch chaotisch, denn mir wurde zunehmend mehr bewusst, wie deplatziert ich im Moment in der Schule bin. In der nächsten Stunde gelang mir zwar noch die Einführung, aber danach entstand aus einem mir völlig unerfindlichen Grund auf meinem Schreibtisch ein solches Durcheinander, dass ich nichts mehr fand. Da lagen meine Tasche, Bücher, Unterrichtsmaterial, Zensurenheft, Federetui, Stifte, Papiere aus meiner Schultasche – alles in chaotischem Wirrwarr – und ich stand hilflos davor, ohne auch nur irgendetwas wiederzufinden.

Anschließend folgten die Physik- und Chemiestunden bei den Großen. Die kamen mir entsetzlich groß vor; ich fühlte mich klein und hilflos. Natürlich merken Schüler das sehr schnell und nutzen die Situation aus. Als ich dann versuchte, sie über den Zensurendruck zu disziplinieren, kam ich mir wie eine Versagerin vor. Ich dachte: »Wenn die Schüler jetzt wüssten, wie hilflos du dich wirklich fühlst, würden sie über Tische und Bänke gehen.« Irgendwie habe ich den Rest meiner vier Stunden herumgekriegt. Schon zur letzten Stunde hatte ich meine Jacke mitgenommen, um nicht noch einmal ins Lehrerzimmer zu müssen.

Mit letzter Kraft konnte ich es dann noch bis nach Haus schaffen, dann brach ich einfach weinend am Küchentisch zusammen. Ich fühle mich schwach, hilflos und als absolute Versagerin. Ich weiß überhaupt nicht mehr, was ich vor einer Klasse machen soll. Vor allem vor den Großen fühle ich mich so klein.

Dieser 13. September sollte mein letzter Schultag gewesen sein. Ich konnte einfach nicht mehr. Dr. P. schrieb mich krank. Jetzt endlich musste ich meine Kraft nicht mehr aufteilen. Ich konnte sie nutzen, dem Kind in mir zu helfen – es wieder gesund werden lassen.

Ich will die Krankschreibung zwar nicht völlig akzeptieren, weil ich das Ganze als mein Versagen sehe, für das ich mir selbst die Schuld gebe, aber ich weiß auch, dass ich so auf keinen Fall unterrichten kann. Mir ist der Mechanismus klar, der dahintersteckt, aber das hilft mir nicht, diese Entwicklung zu beschleunigen.

Ich bin wieder in der Kleinkindphase, in der alles geschah, wieder so klein, dass ich viele Dinge einfach noch nicht kann. Vielleicht habe ich mich als Kind damals genauso schuldig und verantwortlich für die Übergriffe gefühlt, die mir geschahen. Jedenfalls meinte der Therapeut das so, weil die Erwachsenen den Kindern oft die Schuld daran geben. Auch der Mechanismus des Nicht-erzählen-Könnens war wieder da. Nach der Schule habe ich nur geweint. Ich konnte Siegfried nicht erzählen, was mich bedrückt. Sogar in der Therapiestunde habe ich nicht besonders viel erzählt. Erst am Abend konnte ich endlich berichten.

Jetzt fühle ich mich auch körperlich krank. Beim Schreiben dieses Textes liege ich mit einer Wärmflasche in meinem Schaukelsessel, die Computertastatur auf dem Schoß. Dabei plagen mich regelrechte Bauchkrämpfe. Kämpfe die dort stattfinden? Außerdem fühle ich mich so unendlich schlapp und bin furchtbar müde. Der Druck im Kopf wird immer größer, mir ist zwischendurch richtig schwindlig. Könnte ich mich doch nur ins Bett flüchten und die Decke über den Kopf ziehen! Mich sollte erst dann jemand wecken, wenn alles vorbei ist.

Meine Welt mit der Puppe

Von Tag zu Tag beherrschte mich der Wunsch mehr, in meine Kindheit zurückzugehen. Das war keine intellektuelle Überlegung, sondern ein Gefühl. Mein Alltag erschien mir zunehmend beschwerlicher, und ich fand mich in meiner Erwachsenenwelt immer weniger zurecht. Mir war klar, für mich als erwachsene Frau ist es weiß Gott nicht normal, sich in eine Puppenwelt zu flüchten. Dennoch wurde in mir das Verlangen danach immer stärker. Weil ich mir so unnormal vorkam und mich schämte, mochte ich zunächst niemandem davon erzählen.

11. September 1994

Ich habe noch einmal über meine Kinderstimmung nachgedacht, in der ich mich zum unwirtlichen Wetter draußen im Zimmer gemütlich und in Ruhe geborgen fühlte. Nur mit mir war ich glücklich – in meiner Welt. War das das letzte Glücklichsein eines Kindes, das letzte unbeschwerte Einssein mit der Welt? Irgendetwas hat mich aus diesem zufriedenen Glücksgefühl herausgerissen. Ich habe den Eindruck, es kommt zur Tür herein. Das spüre ich deutlich wie eine Angst hinter mir; dort droht etwas.

Ich konnte es in meinem Leben auch nie schaffen, mich unbeschwert irgendwo hinzusetzen, mich völlig zu entspannen, mich einfach fallen zu lassen und vielleicht dabei nur Musik zu hören. Ich saß immer angespannt da, wie in Hab-Acht-Stellung: Vielleicht kommt gleich irgend jemand. Dann muss ich mich zusammenreißen und funktionieren. Ich kann mich nicht unvorbereitet überraschen lassen; so fühle ich mich angreifbar.

Es gab nur eine Ausnahmesituation. Wenn Siegfried schon früher ins Bett ging und ich sicher war, dass er schlief, dann konnte ich mich ungestört entspannen, mich fallen lassen und Musik hören. Da mich Siegfried aber niemals bedrohen oder angreifen würde, kann er nicht gemeint sein. Diese Angst muss ich übertragen haben.

Gestern wollte ich mich noch einmal in diese Stimmung versetzen, um festzustellen, was dann in mir vorgeht. Ich wusste etwa um ein Uhr, Siegfried schläft ganz fest. Dann habe ich mir vor unserer Musikanlage eine Decke ausgebreitet, das war meine Welt, und mit Kopfhörern Musik gehört – zuerst die »Kinderszenen« von Schumann und dann den »Feuervogel« von Strawinsky. Dabei kuschelte ich mich ganz klein zusammen und fühlte, das ist meine Welt, ich bin zufrieden mitten darin. Die Decke war meine Grenze, darüber wollte ich niemanden kommen lassen. Ich habe mich nur der Musik hingegeben. Diese Ballettsuite wurde von Strawinsky nach einem russischen Märchen geschrieben. Mitten in der Musik wurde mir plötzlich der Kampf mit dem Ungeheuer Kastschei so deutlich, als beträfe es mich selbst. Ich hatte zwar unbewusst die Feuervogelsuite herausgesucht, aber so wie in dem russischen Märchen der Feuervogel die Seele des Ungeheuers in einem Ei bringt, das dann endgültig vernichtet wird, so wollte ich das Ungeheuer, das mich in meiner Welt bedrohte, auch vernichten. Ich fühlte mich genau in diese kindliche Märchenwelt eingesponnen. Die Musik, der Feuervogel, der Prinz sollten für mich kämpfen. Wie in Trance stellte ich die Suite ein zweites Mal an. Dabei wurde ich immer trauriger, so als sei alles doch aussichtslos. Schließlich konnte ich nur noch weinen, und es brach einfach aus mir heraus: »Ich wollte ja nur spielen, nur Bilder begucken. Ich will nicht, es tut doch so weh.« Unter entsetzlichem Weinen wiederholte ich diese Sätze immer wieder, bis die Musik zu Ende war.

Dann habe ich mich aufrecht hingesetzt, meine Decke betrachtet und mir ganz bewusst gesagt, das ist meine Grenze, über die kommt niemand, wenn ich es nicht will. Ich brauche jetzt keine Angst mehr zu haben. Meine Welt bedroht niemand mehr. In ihr kann ich machen, was ich will. Mit Puppen spielen und Bilderbücher betrachten geht jetzt nicht mehr. Diese Dinge besitze ich nicht, sonst hätte ich es vielleicht sogar probiert.

Inzwischen war es längst nach drei Uhr in der Nacht. Ich konnte die Decke weglegen, ohne meine eigene Welt zu zerstören, und bin ganz ruhig schlafen gegangen. Doch heute Morgen hat die Traurigkeit mich wieder eingeholt. Immer deutlicher sehe ich, wie die heile Welt meiner Kindheit brutal zerstört wurde – einfach gewissenlos zertreten. Ich konnte mich nicht wehren, fühlte mich sprachlos. Meine einzige Sprache war auch damals das Nichtessen und dazu das Weinen.

Wenn in den nächsten Tagen das Verlangen nach »meiner Welt« wieder in mir hochkam, versuchte ich, es als verrückt beiseite zu schieben. Aber in einer Nacht wurde dieser Wunsch und die damit verbundenen Gefühle so übermächtig, dass ich gar nicht anders konnte, als dem nachzugeben.

21. September 1994

Ich habe etwas ziemlich Verrücktes gemacht. Oder eigentlich war es gar nicht so verrückt. Ich wollte mich wieder mit Musik auf meine Decke setzen – dieses Mal mit dem Klarinettenkonzert von Mozart. Dabei spürte ich ganz stark, unbedingt Bilderbücher und eine Puppe dabei haben zu müssen. Bilderbücher fand ich schnell, aber die Puppen, die von unserer Tochter auf dem Boden liegen, sind nur noch hässlich und nackt. Dann fand ich einen kuscheligen Affen mit langen Schlenkerarmen und -beinen – eine Ersatz-Puppe! Meine Welt war komplett, und mit der Musik konnte ich mich wirklich wieder hineinversetzen.

Die Antwort der Puppe? (Das Thema der Ausstellung bei Hanna lautete so.) Nein, sie hat mir damals keine Antwort gegeben. Sie sollte mir keine Antwort geben. Mit der Puppe wollte ich weder etwas ausdrücken noch jemandem etwas von meiner Not sagen. Ich fühlte mich so verletzt, dass ich keinem Erwachsenen mehr traute. Ich konnte mich nur noch meiner Puppe anvertrauen, wenn ich ganz allein mit ihr in meiner Welt war. Dann habe ich sie im Arm gehalten und in sie hineingeweint. Sie konnte mir keine Antwort geben, hat aber meinen Schmerz mit mir ertragen. Wenn ich genug geweint hatte, habe ich sie angesehen und gestreichelt, bewusst vorsichtig, um sie nicht zu verletzen. Damals waren meine Worte vielleicht wirklich: »Ich beschütze dich, damit dir niemand etwas tut.« Die Antwort der Puppe? Nein. Die Puppe – der einzige wirkliche Mensch für mich, weil sie mir nicht antwortet, sondern stumm meine Tränen aufnimmt. Ich habe schon damals Angst vor Antworten gehabt, die mich verletzen könnten.

Genau so saß ich in vielen Nächten da, immer nur, wenn Siegfried schon schlief und ich sicher sein konnte, von niemandem gestört zu werden.

In diesen Nächten der Trauer fühlte ich mich wie in Trance, wiegte mich mit der Puppe im Arm, sprach und weinte in sie hinein. Da ich aber am nächsten Morgen nie mehr wusste, was ich gesagt hatte, begann ich, mir das sofort zu notieren und war später verwundert über diese Notizen. Hier einige Beispiele:

11. Oktober 1994

Warum lassen die uns nicht ganz einfach spielen?
Die machen alles kaputt. Das tut so weh.
Ich passe auf dich auf, die tun dir nichts mehr, weißt du das?
Uns hat gar keiner lieb.
Die sollen dich nicht mitnehmen.
Ich streichele nur ganz oben deinen Bauch. Ich tu dir nicht weh.
Wir sagen das nicht. Das ist nur für uns schön. Ich hab dich doch ganz lieb. Warum mag uns denn niemand?
Du, das wird immer schlimmer, die tun mir immer mehr weh.
Wer hat mich denn beschützt, mich hat doch niemand beschützt.
Mein ganzer Bauch tut weh.
Mein ganzer Bauch tut weh.
Mein ganzer Bauch tut weh.
Da drinnen tut alles so weh. Alles im Bauch tut so weh. Was machen die da drinnen immer? Verstehst du das? Und es ist auch immer so kalt. Mein Bauch ist so kalt.
Das kann gar nicht stimmen. Ich will nicht, dass das stimmt. Ich will gar nichts mehr.
Das tut so weh.
Wir zwei gehören zusammen, auch wenn uns die anderen nicht haben wollen.

Es folgten noch viele Nächte der Tränen, in denen ich mich ganz allein in meine Welt zurückzog und alle Traurigkeit in die Puppe hineinweinte. Durch Briefe versuchte Hanna, mich aus dieser Traurigkeit herauszuholen und mir dadurch zu helfen:

»Vergiss nicht, dass Du im Sommer in einer Dorfkirche ›Geh aus, mein Herz, und suche Freud‹ gespielt hast, Dir zur Freude am Leben, am Fühlen, am Neuentdecken. Ich bin sicher, dass Du nach Beendigung der Therapie, egal, wann das sein wird, ein ganz neues, tieferes Bewusstsein zum Leben bekommen haben wirst. Allein die Briefe, die Du jetzt schreibst, und das Gefühl, das Du über Worte ausdrücken kannst (nie mehr möchte ich von Dir das Wort ›Sprachunbegabung‹ hören!) ermöglichen Dir eine Lebensintensität, die Du in dieser Art vielleicht noch nie gehabt hast. Die Stunden, in denen Dir ein unbestimmtes schmerzliches Gefühl den Tag verdunkelt, wird es sicher immer wieder geben – das kenne ich ja auch nur allzu gut – und niemand kann uns da heraushelfen, nur wir selbst; aber dann ist da ein Mensch, der uns aufnimmt – bei Dir sogar mehrere – und das Dunkle, Lastende weicht wie nach einer Krankheit einer erschöpften und doch heilenden Müdigkeit.«

Diese durchweinten Nachtstunden mit der Puppe brauchte ich wohl unbedingt. Vielleicht holte ich die Traurigkeit, die ich in der Kindheit nicht ausleben konnte, jetzt nach. Doch irgendwann war dieses Bedürfnis tatsächlich gestillt. Heute sitzt der freundliche Affe mit den Schlenkerarmen irgendwo im Bücherregal. Manchmal spielt Hannas Hund mit ihm.

Bin ich wieder fünf Jahre alt?

Die durchweinten Nächte in »meiner Welt« waren zwar überwunden, das bedeutete aber nicht eine endgültige Rückkehr in mein Erwachsenenleben. Im Gegenteil, ab jetzt passierten irre Dinge, wie sie wohl nur kleinen Kinder geschehen. Jemand, der das nie erlebt hat, kann es sich vielleicht gar nicht vorstellen.

Bei einer Geburtstagsfeier wurde mir während des Essens die Fleischplatte gereicht, darauf ein wunderliches Ding von Gabel. Zwei schmale Zinken, auf denen man nie und nimmer ein Stück Fleisch balancieren konnte! Ich schob sie unter das Fleisch und versuchte es hinten, auch rechts und links; aber immer wieder kippte es seitlich ab. Tückischerweise lagen darauf auch noch Pilze. Schließlich versuchte ich, ein Stück davon über den Plattenrand auf meinen Teller zu ziehen. Natürlich konnte das nicht gelingen. Es landete mitsamt den Pilzen auf meiner weißen Hose. Gott sei Dank nahm mir das niemand übel. Man hielt es nur für ein kleines Missgeschick, wie es jedem passieren kann. Niemand merkte meine Unsicherheit und Verzweiflung, in der ich mich einfach nicht mehr erinnerte, wie eine Fleischgabel benutzt wird. Danach beobachtete ich die anderen Gäste genau. Jetzt wusste ich wieder, mit einer Fleischgabel sticht man in das Fleisch hinein. Und in der nächsten Zeit musste ich mich noch manches Mal vergewissern: »Wie verhalten sich die Erwachsenen?« Weil mir das immer wieder große Sorgen bereitete, versuchte ich, dieses Problem durch einen längeren Tagebuchtext zu ergründen.

1. November 1994

Ich bin völlig verunsichert, fühle mich klein und hilflos. Das geht manchmal so weit, dass ich mir regelrecht winzig in meinem großen Bett vorkomme. Immer wieder gibt es Situationen, in denen ich an mir verzweifle; denn einerseits verhalte ich mich wie ein Kleinkind, aber andererseits beobachte ich mich aus meinem Erwachsenendasein heraus und erschrecke über mein Verhalten. Dann bin ich todunglücklich, weil ich mich zwischen beiden Altern hin- und hergerissen fühle, aber in keinem wirklich zu Hause bin. Ich kämpfe als Erwachsene regelrecht gegen dieses Kindsein an.

Wenn ich zunächst auch noch daran zweifle, mich wie eine Fünfjährige zu verhalten, merke ich es spätestens daran, dass ich das Bedürfnis habe, nicht normal zu gehen, sondern mit den Schuhen zu schlurfen. Ich weiß, das habe ich früher auch so gemacht. Deshalb bekam ich extra Metallteile an Hacke und Spitze unter die Schuhe genagelt, weil sie immer so schnell abgeschliffen waren; dann schimpfte mein Vater mit mir. Heute reiße ich mich beim Gehen zwar zusammen, aber manchmal bleibe ich extra zurück, um mit den Schuhen schlurfen zu können. Von meinem Erwachsenenstandpunkt aus gesehen absolut albern!

Neulich besichtigten wir in Wolfenbüttel die Herzog August Bibliothek, in der gerade der Tresor mit dem Evangeliar Heinrichs des Löwen geöffnet war. Eine ältere Dame erklärte nur Siegfried und mir einige Bildseiten daraus. Auch hier befand ich mich immer wieder zwischendurch in der anderen Rolle. Es war ein seltsamer, wirklich unerklärlicher Zustand. Die Bilder des Evangeliars habe ich als wunderschön und herrlich bunt aufgenommen, aber die Erklärungen der Frau waren weit weg. Ich hörte Namen wie Maria Theresia, Salome, Thomas Becket ... Mir war bewusst, diese Namen schon irgendwo einmal gehört zu haben, aber ich konnte sie einfach nicht einordnen. Dann plötzlich, als werde ich wach, bin erwachsen und völlig verzweifelt, weil mir bewusst wird, was gerade geschehen ist.

Am nächsten Morgen passierte etwas Ähnliches. Ich wollte von der Wohnung unseres Sohnes aus mit der Straßenbahn zur Universität fahren. Zwei Tage vorher sind wir mit ihm gemeinsam genau diese Strecke gefahren. Ich hätte also wissen müssen, wo sich die Haltestelle befindet, außerdem kann man sie von seinem Wohnungsfenster aus sehen. Glücklicherweise hatte ich mir die Liniennummern aufgeschrieben. Aber zuerst bin ich fälschlicherweise zur Bushaltestelle gegangen. Dann wusste ich nicht mehr, ob es ein Bus oder eine Straßenbahn sei, mit der ich fahren musste. Ich konnte mir nicht einmal die Richtung für die beiden gegenüberliegenden Straßenbahnhaltestellen erklären. Schließlich ging ich ganz verzweifelt in den Blumenladen an der Haltestelle, um nachzufragen. Ich muss wohl einen konfusen Eindruck gemacht haben, denn der nette Herr dort hat sich nicht einfach mit der Angabe der Liniennummer zufrieden gegeben, er erkundigte sich nach meinem Ziel, ist dann mit mir nach draußen gegangen und hat mir haarklein erklärt, wie ich zu der höchstens 30 Meter entfernten Haltestelle gelange. Als ich schließlich in der Bahn saß, war ich verzweifelt. Es ist doch wirklich nicht normal, eine Haltestelle nicht wiederzufinden, von der man zwei Tage vorher abgefahren ist, die man jeden Tag vor sich sieht und außerdem nicht einmal zu wissen, ob man mit einem Bus oder einer Straßenbahn fahren muss.

Es ist oft so, dass ich mich wie ein kleines Kind verhalte, aber gleichzeitig als Erwachsene verzweifle. Dann versuche ich, mit aller Kraft dagegen anzukämpfen. Dieser Kampf ermüdet mich so sehr, dass ich irgendwann völlig erschöpft einschlafe.

Das Problem selbst hatte ich zwar mit diesem Text noch nicht beseitigt, doch ich geriet in der nächsten Zeit nicht mehr in Panik, wenn mich wieder das Kleinkindverhalten überkam. Das war mir zwar noch nicht sofort bewusst, aber mit dem Schreiben hatte ich meine Strategie gefunden, mich selbst aus dem größten Tief hochzuziehen. Zwischendurch gab es immer wieder Tage, an denen mich die Tatsache, zugleich in verschiedenen Welten zu leben, in eine hoffnungslose Verzweiflung stürzte.

2. November 1994

Ich habe wieder einmal bei Dr. P. angerufen, weil ich so mutlos war. Ständig fühle ich mich abwechselnd in meinen drei Welten: Die schönste ist die mit Hanna. Da bin ich frei und glücklich, unbeschwert wie eine Jugendliche. Ganz schlimm wird es aber, wenn ich mich wie ein Kleinkind fühle und plötzlich die selbstverständlichsten Dinge nicht mehr kann. Die dritte Welt ist mein Erwachsenendasein. Wenn ich aus dieser Welt heraus die anderen betrachte, lässt mich das verzweifeln, und ich habe den Eindruck, mein alltägliches Leben immer weniger in den Griff zu bekommen.

Dr. P. erklärte mir, dass diese Vorstellungen normal seien, und meinte, ich hätte doch bislang auch immer wieder herausgefunden, sogar aus der verzagten Kleinkindwelt. Doch in meinen Ängsten und Einwänden dazu erklärte ich ihm, dass ich sehr oft die Hilfe der anderen gebraucht habe, es also meiner Meinung nach gar nicht allein geschafft habe. Dennoch konnte er mir in seiner ruhig bestimmten Art schließlich meine Ruhe wiedergeben, indem er mir seine Überzeugung vermittelte, ich werde es eines Tages schaffen, diese drei Welten zu einer zu vereinen. Erst dann sei es mir möglich, wieder zur Schule zu gehen. Er sagte vollkommen überzeugend, diese Sicherheit könne ich mir von ihm holen, so oft ich wolle. Er werde mir seine Sicherheit immer neu mitteilen, wann immer ich das brauche. Ich werde nicht immer anrufen, aber dennoch ist es gut, diese verlässliche Möglichkeit im Hintergrund zu wissen.

Die Ängste des kleinen Kindes

25. September 1994

Im Moment plagt mich geradezu eine panische Angst, irgendwelchen Menschen zu begegnen. Manchmal fahre ich für eine halbe Stunde durch die Felder. Da ist es schon vorgekommen, dass ich umgekehrt bin, weil in der Ferne ein Mensch auftauchte. Als wir gestern spazieren gingen, habe ich oft einfach zur Seite oder nach unten gesehen, so wie kleine Kinder es tun: Wenn ich euch nicht sehe, könnt ihr mich auch nicht sehen. Ich fürchte, dass mich jemand ansprechen könnte, und werde dabei immer unsicherer.

Wenige Tage später schrieb ich: »Es verunsichert mich schon, wenn jemand auf mich zukommt. Dann fühle ich mich klein und hilflos.« Von Tag zu Tag fiel es mir schwerer, die Nähe anderer Menschen zuzulassen. Sobald jemand auf mich zukam, kreuzte ich die Arme vor der Brust. Ich fühlte mich attackiert, so als ob dort jemand in mich eindringen will. Das ging sogar so weit, dass ich auch Hannas Nähe nicht mehr ertragen konnte. Ich wollte wieder hinter meine Dornenhecke; niemand sollte mir zu nahe kommen. Plötzlich mischte ich alles in einen Topf: Der Musiklehrer, Onkel Max, alle Menschen, auch Hanna, wollten mir etwas. Ich musste mich schützen. Besser sie angreifen, als mich von ihnen unterkriegen lassen. Das hatte ich damals erlebt – erlitten. Nicht noch einmal! Also schrieb ich einen Brief an Hanna, einen schlimmen Brief mit verletzenden Verdächtigungen.

22. November 1994

Als ich in der vorletzten Nacht wieder nicht schlafen konnte, kamen mir furchtbare Dinge in den Kopf. Ein Telefongespräch mit Hanna am Abend veranlasste mich, über unsere Freundschaft nachzudenken. In der Dunkelheit der Nacht, zusammen mit meinem angstvollen Herz-

klopfen, das mich aufgeweckt hatte, kamen auch dunkle Gedanken. Plötzlich sah ich tausend Parallelen zum Musiklehrer. War es jetzt die Literatur, die schöne Sprache, die mich betörte? Wir hatten auch gemeinsame Musikerlebnisse – genau wie damals. Es gab so viele ähnliche Gedanken und Gefühle. Hanna hatte mir die Gewissheit vermittelt, mich endlich öffnen zu können, mich verstanden zu wissen. Genau das war bei dem Musiklehrer auch geschehen. Befand ich mich jetzt wieder in der gleichen Situation? Sollte das alles nur Vorgaukelei sein, um mich auf geschickte Art und Weise auszunutzen? Diese Fragen kamen mir in jener Nacht und ließen mich nicht nur zweifeln, sondern auch verzweifeln.

Sobald es hell wurde, noch vor 8 Uhr, fuhr ich mit dem Fahrrad durch die Felder. Aber auch hier hellte sich nichts auf. Meine Verzweiflung wurde immer größer. Es war doch eine so schöne und von mir ganz ehrlich gemeinte Freundschaft. Sollte das alles jetzt zu Ende sein? Von Minute zu Minute verzweifelte ich mehr. Wieder fühlte ich mich eingehüllt in Todessehnsucht. Wenn mein Leben jetzt zu Ende ginge, brauchte ich mich nicht mehr damit zu quälen.

Noch an diesem Vormittag musste ich Hanna in einem Brief von meinen Zweifeln, aber auch von meiner Angst um unsere Freundschaft berichten. Dabei war in mir immer wieder der Vergleich zu dem Musiklehrer präsent. Schrecklich, ich habe wirklich all das aufgeschrieben und ganz deutlich vorwurfsvolle Vergleiche gezogen. Wie konnte ich nur! Im Nachhinein stürzte mich das in brennende Verzweiflung. Vom Verstand her wusste ich genau, dass Hanna über jeden Zweifel erhaben ist. Alles, was ich mit ihr erlebt hatte, war ehrlich gemeint. Also, warum musste ich dann zweifeln und diese unerhörten Vergleiche ziehen?

Es ging nicht anders, als das heute in der Therapiestunde anzusprechen. Nach meiner Darstellung der Tatsachen und meiner Verzweiflung fragte Dr. P. nur: »Mussten Sie sich versichern?« Diese gezielte Frage irritierte mich, und ich antwortete fast stotternd: »Ich weiß nicht – vielleicht – ja.« Er machte mir klar, dass es sich dabei um eine ganz natürliche Folge des Missbrauchs handelt. Damals sei ich eine Freundschaft eingegangen, die so furchtbar ausgenutzt wurde, dass es mich noch heute quält. Wenn ich es nun nach so vielen Jahren wage, wieder eine Freundschaft einzugehen, müsse ich mich doch versichern, dass mir so etwas nicht noch einmal passiert, weil in mir noch gar keine Sicherheit wachsen konnte.

Ja, einerseits war es vielleicht wirklich diese Versicherung, aber genauso stark wirkte etwas anderes: das unendlich schmerzende Verwundetsein durch die Nähe eines im kindlichen Sinn geliebten Menschen. Nicht nur den Musiklehrer, auch Onkel Max hatte ich auf meine Art »geliebt«. In gewisser Weise liebte ich jetzt Hanna als Freundin, hatte aber dennoch Angst vor allzu großer Nähe.

Siegfried und unsere Kinder waren die einzigen, die von dieser Angst ausgeschlossen schienen. Mit ihnen gab es schließlich über so viele Jahre die sichere Erfahrung, Nähe ohne böse Konsequenzen zulassen zu können.

Jetzt erlebte ich eine furchtbare Woche, in der ich sehr schmerzhaft unter dem Konflikt litt, ob es auch ehrliche Freundschaften gibt, deren Nähe ich für mich zulassen kann. Hanna hatte ich natürlich durch meinen bösen Brief in große Verzweiflung gestürzt. Aber sie bemühte sich, ruhig zu bleiben und mich durch Briefe und lange Anrufe, die manchmal bis in die Nacht reichten, zu überzeugen. Nach einem solchen nächtlichen Telefongespräch schrieb sie mir diesen Brief:

> »Ich habe Dich in dieser Nacht viel genauer kennen gelernt und manches plötzlich so klar verstanden. Ich erkannte, dass der Einfluss des Musiklehrers viel weiter reicht, als ich es je geahnt habe. Vor 30 Jahren war es Siegfried, der Dich mit seiner Liebe überzeugte. Damals gab es den Musiklehrer in Deinem Leben nicht, keine Erinnerungen, aber Mechanismen, deren Ursprung oder Begründung in der Gewalterfahrung lagen. Heute gibt es den Musiklehrer wieder und eine so große Unsicherheit im Annehmen von Zuwendung und Freundschaft, dass Dich der Konflikt zerreißt; auf der einen Seite möchtest Du die Nähe, auf der anderen Seite kannst Du meine Handlungsweise, meine Intention nicht einordnen und hast Angst, wieder ›benutzt‹ zu werden. Ich weiß, es ist die Angst, die Dich quält und Dich jenen Vergleich hat aussprechen lassen. Das hinterlässt bei mir nur noch eine tiefe Traurigkeit, Dich für eine Weile nicht verstanden und alleingelassen zu haben. Aber vielleicht musste auch ich erst durch manche Schmerzen hindurchgehen, um Dich besser zu verstehen.«

Ja, bei Hanna war ich nach dieser qualvollen Woche sicher geworden. So wie ich durch Siegfried gelernt hatte, es gibt auch gute Körperberührungen, wusste ich jetzt durch Hanna, es gibt in einer Freundschaft auch gute Nähe. Doch in meiner Alltagsbewältigung bestand der Konflikt »Nähe zulassen« weiter. Oft wurde ich orientierungslos von Gefühlserinnerungen hin- und hergeworfen.

5. November 1994

Gestern überfielen mich wieder diese Angstgefühle aus meiner Kleinkindwelt. Das ist, als ob mich ein Anfall überkommt. Entweder wache ich damit in den frühen Morgenstunden auf, oder es überkommt mich, wenn ich mich unsicher zwischen Menschen bewege.

Ich wollte nur eine Kleinigkeit im Baumarkt einkaufen. Schon als ich aus dem Auto stieg, lastete etwas schwer auf mir zwischen Brust und Hals und verursachte mir Schmerzen. Dann bekam ich weiche Knie, bewegte mich langsam und kraftlos, auf den Einkaufswagen gestützt, durch das Geschäft. Mein Herz klopfte so stark, dass ich es im gesamten Körper, ja bis zu den Fußspitzen spürte. Eine unerklärliche Angst überfiel mich, und ich kann nicht einmal genau sagen, wovor.

Einmal sind es sicher die Menschen um mich herum, die mich ängstigen. Aber warum? Sollen sie nicht merken, wie hilflos ich mir vorkomme, oder fühle ich mich von ihnen bedroht? Doch es muss noch mehr dahinter stecken. Die Schmerzen, das Herzklopfen, die Angst bleiben, wenn ich wieder zu Haus bin, auch wenn ich mich ganz allein und sicher in meinem Zimmer aufhalte.

Ich sah kein Licht mehr und merkte überhaupt nicht, dass ich mich mitten in dem Leiden des kleinen Mädchens von damals befand.

11. Dezember 1994

Heute ist wieder ein recht trüber Tag. Das meine ich nicht nur vom Wetter her, sondern auch in mir sieht es trübe aus. Immer wieder überfällt mich gerade am Wochenende diese Stimmung. Ich weiß nicht einmal, wie es beginnt. Sind die körperlichen Schmerzen Ursache für die seelischen oder umgekehrt? Vielleicht läuft auch beides parallel. Ich habe lange nicht mehr so starke Schmerzen überall im Körper gehabt. Zu allem Überfluss liegt auch wieder der Stein zwischen Brust und Hals und verursacht diesen altbekannten Wundschmerz. Ich sitze da und kann mich nicht dagegen wehren. Mein Herz klopft zwar nicht schneller, aber lauter in der Brust und ich kann mich kaum auf den Beinen halten.

Es sind nicht diese körperlichen Befindlichkeiten an sich, die mich belasten, sondern das, was dahinter steckt, das ich aber nicht benennen kann. In mir steckt eine Angst und Unruhe, die mich überhaupt keine vernünftige Tätigkeit beginnen lässt. Ich laufe wieder wie ein gefangenes Tier im Zimmer umher. Dann beginne ich irgendwelche manuellen Tätigkeiten, höre Musik und will mich darein vertiefen, spiele Klavier, beginne ein Gespräch – aber nichts kann ich zu Ende führen. Irgendetwas beherrscht mich und zieht mich nach unten. Wieder kommt es mir so vor, als ob ich mich zwar den ganzen Tag lang abstrampele, aber meine Kraft reicht nicht aus, wirksam dagegen anzukämpfen.

Ich denke, es gibt wohl wirklich neben den bildhaften Erinnerungen nicht nur die Körpererinnerungen, sondern außerdem Gefühlserinnerungen. Auch in dieser Zeit der Angst stand mir Siegfried helfend zur Seite, ohne dass er große Worte darum machte. Ich war jedes Mal sehr froh und erleichtert, wenn er mir die Mühe des Einkaufens abnahm, denn das wurde für mich mehr und mehr zur Qual. Die Menschen, die Regale, alles schien mir zu nahe zu kommen und mich angreifen zu wollen. Aber trotz allem wollte ich nicht aufgeben. Also setzte ich wieder meine Strategie des Schreibens ein.

13. Dezember 1994

Heute in der Therapiestunde ging es zunächst um meine Unsicherheit im Zusammentreffen mit anderen Leuten. Dabei habe ich diese Situationen noch einmal auf gezielte Fragen hin zusammenfassend schildern können:

Einmal überfällt mich Angst, wenn viele Menschen z. B. beim Einkaufen oder an der Kasse um mich herumstehen. Ich habe den Eindruck, sie wollen mich angreifen, obwohl es fremde Menschen sind, die nur zufällig dort stehen oder gehen. Wahrscheinlich registrieren sie mich nicht einmal. Im Extremfall geht es mir dann so wie neulich im Supermarkt, als sehr viele Kunden durch die Reihen gingen. Dort stürzte außerdem die Musik auf mich ein, und ich hatte den Eindruck, sogar die Regale bewegen sich auf mich zu, um mich zu erdrücken. In einem anderen Geschäft ging eine Verkäuferin auf mich zu; wahrscheinlich wollte sie mich nur beraten. Mir schien sie so nahe zu kommen, dass ich plötzlich nicht mehr wusste, was ich überhaupt kaufen wollte. Panikartig verließ ich das Geschäft. Diese Situationen habe ich nicht nur einmal erlebt.

Früher hatte ich meine Dornenhecke aufgerichtet, hinter der ich mich schützen konnte. Die ist aber abgebaut; ich will sie auch gar nicht mehr. Natürliche Grenzen zu anderen Menschen konnte ich aber noch nicht entwickeln, weil ich gar nicht weiß, wie das geht. Also kommt in mir die Angst von früher hoch, die mich unsicher werden lässt, wenn mir jemand zu nahe tritt. Ich muss es wahrscheinlich erst lernen, dass natürliche Grenzen vorhanden sind, mit denen ich auch umgehen kann. Ich muss Nähe zulassen können, die mich aber trotzdem abgrenzt und mich nicht verletzt.

Dabei kam mir auch die Erklärung, weshalb ich mich im Moment so sehr davor fürchte, wieder in die Schule gehen zu müssen. Ich könnte die Nähe der Schüler nicht ertragen, die alle etwas von mir wollen. Noch vor kurzem habe ich mir immer selbst die Schuld für diese Unsicherheit im Zusammensein mit anderen Menschen gegeben. Das machte mich dann noch unsicherer. »Das ist wieder die übliche Geschichte«, meinte Dr. P., »so wie diese Männer Ihnen damals wahrscheinlich die Schuld gaben, so geben Sie sich immer wieder selbst die Schuld. Nein, allein diese ›Herrschaften‹ haben Schuld.«

Diese Gefühlserinnerung der Schuld hat mich mein Leben lang verfolgt. Dabei habe ich sie so sehr verinnerlicht, dass ich mir immer für alles mögliche die Schuld gab. Ich zerbrach mir dann im wahrsten Sinn des Wortes den Kopf, wie ich das ändern könne, und bekam Kopfschmerzen. Nie glaubte ich, das Recht zu haben, schöne Dinge einfach so zu erleben, sondern hatte immer den Eindruck, sie mir erst verdienen zu müssen.

Während der Therapiezeit befand ich mich verstärkt in dieser Gefühlserinnerung. Auch das Selbstbestrafen kam wieder durch.

6. Februar 1995

Während des Nachmittags hatte sich in mir der Eindruck verfestigt, zu nichts mehr nütze zu sein. Die anderen Menschen nehmen mich noch so hin, weil sie mich von früher her kennen, aber eigentlich störe ich jeden und bin für alle nur hinderlich. Ich ging unter die Dusche. Das Wasser lief über mich hinweg und konnte diesen Eindruck nicht mit sich fortwaschen. Dabei fiel mir ein, vor einem Jahr manchmal genauso verzweifelt unter der Dusche gesessen zu haben, aber da ging es um meinen Körper, den ich von allem Schmutz reinwaschen wollte und der mir so abartig vorkam. Heute war mir mein Körper egal, ich empfand ihn gar nicht, er war nicht anwesend. Jetzt hatte ich den Eindruck, meine Ablehnung geht noch weiter. Ich als gesamte Person verabscheue mich. Immer wieder gerate ich in diese schrecklichen Stimmungen und reiße geradezu die Menschen, die mir nahe stehen, mit hinein.

Heute habe ich gedacht, ich möchte wieder hinter meine Dornenhecke. Dort fühlte ich mich viel sicherer. Inzwischen weiß ich zwar, man kann befreit leben, aber werde ich das je erreichen? Meine Persönlichkeit scheint mir so kompliziert konstruiert zu sein, dass ich das trotz der vielen liebevollen Hilfen nicht schaffen kann. Ich weiß, die meisten anderen erfahren diese Liebe nicht. Und ich, die daraus so viel Kraft schöpfen könnte, komme trotzdem nicht hoch. Ich kann es doch niemandem zumuten, mich zu lieben oder mir helfen zu wollen! Es ist doch wirklich so, als fiele das alles auf unfruchtbaren Boden oder als wolle ich gerade diese Menschen immer nur für mich ausnutzen. Und genau das belastet mich so sehr.

Wieder habe ich den Eindruck, mit zwischenmenschlichen Beziehungen überhaupt nicht klarzukommen. Heute las ich noch einmal mein Manuskript über den Therapieverlauf der letzten beiden Jahre. Das Thema »zwischenmenschliche Beziehungen« taucht immer wieder auf, das heißt aber, ich bin darin überhaupt noch nicht vorangekommen. Warum strampele ich mich so ab, wenn sich doch nichts ändert? Ich bin weiterhin gerade für die Menschen, die mich lieben, ein Klotz am Bein. Manchmal denke ich, es wäre besser, sie würden mich ganz einfach fallen lassen, sich von mir trennen. Im ersten Moment würde ich wirklich in ein tiefes Loch fallen und es als schrecklich empfinden. Aber dann würde ich meine Dornenhecke wieder wachsen lassen können. Das Leben dahinter wäre zwar nicht schön, aber mir vertraut, und ich könnte sicher damit umgehen. Auf jeden Fall würde es mich dann nicht mehr belasten, wenn ich genau den Menschen immer wieder weh tue, die ich liebe.

Am Abend setzte ich mich hin und schrieb einen Brief an Hanna, in dem ich das alles erklärte und ihr vorschlug, sich von mir zu trennen, weil ich sie doch immer wieder nur belaste. Anschließend ging ich zu Siegfried und schlug ihm mit genau der gleichen Begründung eine Trennung vor. Seine Reaktion war kurz und bündig. Er nahm mich in die Arme und meinte: »So ein Unsinn! Ich liebe dich, und was ist eine Liebe wert, die den anderen in der Not verlässt?« Ich wusste, wie er es meinte, und fühlte mich von seinen Armen gehalten.

Hannas Antwort sah so aus:

»Welche unbegreifliche Macht in Dir lässt Dich so etwas denken und schreiben und abschicken? Du willst ja gar keine Zustimmung und fürchtest sie mehr als alles andere; ist da nicht aber dieser unbewusste, geheime Gedanke: Wenn Hanna mich und meine Stimmungen und Komplikationen nicht mehr ertragen kann und unsere Verbindung zueinander beendet, ist es meine Schuld, für die ich bestraft werden muss. Gedanklich nimmst Du das alles vorweg, malst Dir die Konsequenz aus und beraubst Dich einer ungeteilten Freude an unserer besonderen Freundschaft. Du bestrafst Dich ständig, willst Dich als unliebenswert und unerträglich gesehen wissen, weil Dich Dein Schuldgefühl an dem damaligen verbrecherischen Geschehen noch immer nicht loslässt. So sehe ich es.

Ich weiß, Ellen, welche Last Du als junger Mensch mit in Dein Leben nehmen musstest. Meine Großmutter tat für mich unbewusst das Richtige: sie bestrafte den Stiefvater, indem sie ihn aus dem Haus warf, und gab mir somit zu verstehen, dass ich schuldlos war; denn nur der Schuldige wird bestraft. Bei Dir erfolgte nie eine Bestrafung nach schuldig oder unschuldig; das Gewicht aber lag eindeutig mehr bei schuldig auf Deiner Seite, also erfolgte die Bestrafung wenn nicht von außen von anderen durch Dich: Du verbotest Dir Freundschaften, Freundinnen, Du ließest keine Ruhe und Muße zu, Du versagtest Dir sogar für Jahre die Musik und das Klavierspiel. Nachdem Dir nun langsam Stück für Stück das Geschehen der Wahrheit entsprechend und der Eindeutigkeit der Seite der Schuld zurechtgerückt und bewusst gemacht wird, holst Du Dir auch langsam all das zurück, das Du Dir über viele Jahre versagt hast. Manchmal willst Du es nicht glauben können und fällst in die alten Mechanismen zurück und schreibst Briefe, mit denen Du Dich mal wieder bestrafen möchtest, weil Du nicht glauben kannst, ein der Liebe werter Mensch zu sein. Aber ich weiß um jene Vorgänge in Dir und ordne sie dementsprechend ein.
Ich werde nicht aufhören, an den wahren Menschen, den ich kennen gelernt habe, in Dir zu glauben und Dir den Glauben an Dich und Deine Fähigkeiten zurückzuholen. Ich wünsche sehr, dass das Zweifeln eines Tages aufhört und Du Dich keinen Strafen mehr aussetzt.«

Ja, auch von Hanna fühlte ich mich durch diesen Brief gehalten. In der nächsten Therapiestunde sprach ich diese Vorgänge an.

8. Februar 1995

Ich habe von meinen Problemen gesprochen, nicht zur Schule zu gehen, davon, meinen Alltag nicht meistern zu können, und davon, dass ich den Eindruck habe, alles falsch zu machen und nichts zu leisten. Dr. P. erklärte mir, wie in einem Kind, das diese Art von Gewalt erfährt, automatisch ein Schuldgefühl entsteht. Es begreift ja nicht, was geschieht. Es spürt Schmerzen, die ihm ein Erwachsener zufügt, der doch eigentlich im Recht sein muss, weil er der Erwachsene ist, vielleicht auch noch, weil man ihn gern hat. Also wird das Kind die Schuld bei sich selbst empfinden, eine Schuld, für die es bestraft werden muss. Dr. P. meinte, dass mein Verhalten genau diesen Schuldkomplex ausdrücke, nämlich, dass ich den Eindruck habe, nichts wirklich zu leisten und alles falsch zu machen.

Dahinein gehört auch die Tatsache, dass ich immer wieder Schwierigkeiten habe, Hilfe anzunehmen. Bei Siegfried und Hanna geht es ja meistens, aber bei anderen scheint es mir immer wieder unmöglich zu sein. Dr. P. meinte, es setzte sich unbewusst durch den Schuldkomplex die Vorstellung fest, keiner Hilfe würdig zu sein. Das ginge sogar so weit, dass man sich selbst bestraft. Etwas anderes ist es doch auch wirklich nicht, wenn ich einerseits das Bedürfnis habe, gut gemeinte Hilfe anzunehmen, aber andererseits sowohl Siegfried als auch Hanna ernsthaft bitte, sich von mir zu trennen.

Durch diese Reaktionen wurde mir zwar vieles klar, aber der Schuldkomplex sitzt so tief, dass es mir nicht möglich ist, ihn so schnell abzubauen.

Ich kann das Kind in mir trösten

In der nächsten Zeit war ich oft das kleine Kind, das sich nach der schlimmen Erfahrung mit dem »lieben Onkel« von fast allen Menschen angegriffen fühlte und ihre Nähe nicht zulassen konnte. Dr. P. hatte mit seiner Erklärung recht: Wenn ein Erwachsener einmal das Vertrauen eines Kindes missbraucht hat, dauert es lange, bis dieses Vertrauen wieder wächst.

Eines Tages geschah mir etwas Seltsames im Anschluss an eine Einkaufspanik, als mich auch später zu Haus die Angst noch nicht losließ.

5. November 1994

Dort zwischen Brust und Hals, wo es so schmerzte, saß ein kleines Mädchen zusammengekauert, mit angezogenen Beinen und die Hände vor dem Gesicht, das ich beruhigen und trösten sollte. Ich habe die Arme um meinen Brustkorb gelegt, so als müsse ich dieses Kind beschützen. Plötzlich merkte ich, mich auf meinem Klavierhocker so zu bewegen, als wolle ich dieses Mädchen ganz vorsichtig wiegen. »Ganz vorsichtig« war überhaupt die Haltung, in der ich mit dem Kind umgehen wollte. Ich habe in meinem Innern beruhigend auf das kleine Mädchen eingeredet und mit ihm zusammen geweint, bis mich das Telefon aus dieser Stimmung herausriss. Aber seltsamerweise wurde ich viel ruhiger. Die Angst war wie weggeblasen, und ich fühlte mich wieder ausgeglichener.

Das war wirklich eine ungewöhnliche Reaktion. Was sollte ich davon halten? Erzählen mochte ich das niemandem, weil es mir irrsinnig vorkam, in sich ein Kind zu fühlen, das man tröstet. Ich glaubte, jetzt endgültig verrückt zu werden, und traute mich zunächst nicht einmal, Siegfried oder Hanna davon zu erzählen. Aber konnte ich es in der Therapiestunde ansprechen? Nein, eine solche Ungeheuerlichkeit nicht!

8. November 1994

Dr. P. berichtete ich zunächst davon, wie mich oft die Situation überfällt, in der ich mich als Kleinkind fühle, und schließlich konnte ich den Tagebuchtext zeigen, in dem ich beschrieben habe, wie ich mich selbst tröstete. Erzählen mochte ich das alles nicht, weil mir diese Situation zu unnormal vorkam. Natürlich fand der Therapeut mein Verhalten völlig in Ordnung, zumal ich mich wirklich dadurch beruhigt hatte: »Damit haben Sie doch einen großen Fortschritt gemacht und sind eine Entwicklungsstufe weitergekommen. Sie waren nicht mehr das Kleinkind, sondern die Erwachsene von heute. So haben Sie das kleine Mädchen, das ja wirklich in Ihnen ist, angenommen und getröstet. Möchten Sie dieses kleine Mädchen noch einmal sprechen? Sollen wir es gemeinsam versuchen?« Nein, das konnte ich nicht. In mir herrschte eine viel zu große Unruhe und Angst. »Wovor haben Sie Angst, wenn das kleine Mädchen spricht?« »Ich weiß es nicht genau. Vielleicht davor, dass es sagt, was damals alles geschah.« »Was würden Sie dem kleinen Mädchen jetzt sagen wollen?« Wieder liefen meine Tränen, und ich sagte spontan: »Ich habe genau solche Angst wie du.« Dann meinte Dr. P., ich sei wohl im Moment wieder das Kleinkind und könne es deshalb auch nicht als Erwachsene trösten. Ich solle aber durchaus wieder die Verbindung zu diesem Kind aufnehmen. Vielleicht gelänge es mir ja besser, wenn ich allein sei. Das müsse auch nicht unbedingt mit ihm als Therapeuten zusammen geschehen. »Überlegen Sie einmal, wie Sie, die erwachsene Frau und Mutter ein Kind trösten würden, wenn Sie es in dieser Lage treffen. So könnten Sie vielleicht auch das kleine Mädchen in sich trösten.«

Gott sei Dank, es ist eine ernsthafte Sache, die sich in mir abspielt, und keine Spinnerei. Dr. P. hat mir die Gewissheit gegeben, das kleine Mädchen in mir, das ich selbst bin, trösten zu können. Dadurch werde ich wieder ruhiger und komme einen Schritt weiter in meiner Heilung. Das werde ich ernsthaft versuchen.

Der Schluss dieser Zusammenfassung klingt ziemlich naiv. Das kann ich heute sagen, aber damals erschien es mir wichtig. Den eigentlichen Sinn dieser Worte habe ich erst jetzt im Nachhinein begriffen: Bis zu diesem Zeitpunkt war ich in solchen Situationen immer nur dieses hilflose kleine Mädchen gewesen. Jetzt konnte ich zugleich als erwachsene Frau in mir das Kind annehmen, ihm helfen, die Angst zu überwinden, wieder Selbstsicherheit und Vertrauen zu gewinnen.

Dieser Prozess sollte zwar noch eine ganze Weile dauern, und es ergaben sich immer wieder Situationen, in denen ich mich allein als kleines Kind fühlte; aber ich war auf dem richtigen Weg.

Die Wellen stabilisierten sich langsam. Es begann die Zeit, in der ich nicht mehr nur hilflos wie ein Ball von Wind und Wasser wahllos nach oben oder unten geschubst wurde. Doch in der Nacht überfielen mich immer wieder Alpträume und Erinnerungen. Dann war ich manchmal in der Unsicherheit so gefangen, dass ich lange Zeit brauchte, aus der Angst herauszufinden.

30. Dezember 1994

Ich versuche wieder, dieses kleine Kind in mir zu finden und mit ihm zu sprechen. Dabei habe ich die Arme um mich gelegt und mich gestreichelt. Dann konnte ich fest versprechen: »Du bist in meinen Armen ganz sicher. Ich passe auf, dass er so etwas nie wieder mit dir macht. Außerdem sind wir so weit entfernt, dass er dich hier nie findet.« Seltsamerweise half es nicht zu sagen, er lebe ja nicht mehr. Immer wieder habe ich das kleine Mädchen in mir gestreichelt und auf mich eingeredet. Dabei wurde ich ruhiger und ruhiger, bis ich wieder einschlafen konnte.

Ja, manchmal ging ich schon mit dem Kind in mir recht gut um. Es gab aber auch Stunden, in denen ich nicht die Erwachsene war, die dieses gequälte Kind trösten konnte.

5. Januar 1995

Jetzt wache ich jede Nacht mit furchtbaren Kopfschmerzen auf. Ich habe den Eindruck, nicht mehr liegen zu können. Dann stehe ich auf, wandere unruhig und voller Angst durch das Haus. Ich glaube, ich suche jemanden, der mich in die Arme nimmt und tröstet. Es ist fast so wie bei kleinen Kindern, die schlecht geträumt haben und nachts zu den Eltern ans Bett gehen, nur dass ich nicht weiß, zu wem ich gehen soll.

Aber ich hatte ja Menschen, die mich immer wieder trösteten und mir die Kraft gaben, den nächsten Wellenberg zu erreichen. Manchmal, wenn mir mein Kopf von all dem zu schwer wurde, legte ich ihn auch jetzt noch in Siegfrieds Schoß, und er streichelte behutsam über meinen Rücken. Wie oft nahm er mich wortlos in die Arme. So fühlte ich mich wirklich gehalten. Gute Körperberührungen, die mir Kraft gaben!

Hanna half auf ihre Weise durch viele Briefe:

»Meine Gedanken gehen über Dein Leben, Du bist klein, Du bist jung, Du bist jetzt – wir holen das verstörte Kind in Deine Verantwortung; aus Deiner gewachsenen Sicherheit wird es in seiner Entwicklung geschützt und nicht allein gelassen werden. Wir kümmern uns um das geschundene Mädchen, dessen aufkeimende Gefühle einer schwärmerischen Liebe missachtet, ausgenutzt und zerstückelt wurden, bis nichts mehr übrig blieb als Misstrauen, Kälte und Verdrängung; wir berühren es in seinem Versteck von Hilflosigkeit, Unsicherheit und Unordnung und zeigen ihm einen Weg aus dem Labyrinth der Verletzungen. Du bist die Frau in dem Kind, in dem Mädchen, Du bist auf einer Reise in die Vergangenheit über die Gegenwart in eine Zukunft, in der Kind und Mädchen und Frau eins werden, nicht vergessend, was war, aber im Bewusstsein dessen, was aus Dir geworden ist: eine empfindsame, gefühlsstarke, wissende Frau.«

Hanna hatte also auch das kleine Mädchen in mir angenommen und war bereit, ihm zu helfen.

12. Januar 1995

Es ging mir in der letzten Zeit oft nicht gut, sowohl physisch als auch psychisch, aber dennoch denke ich im Nachhinein, dass ich aus diesem Leiden auch gar nicht so schnell herauswollte. Damit war mir die verstärkte Fürsorge und Zuwendung liebender Menschen sicher. Ich wollte mich in sie hineinkuscheln und streicheln lassen. Wenn ich genau überlege, forderte ich ein Streicheln über die Wunden ein, die wieder aufgebrochen waren. In dieser liebenden Geborgenheit beginnen sie nun endgültig zu heilen.

Damals, sowohl in der einen wie auch in der anderen Situation, gab es niemanden, der dieses Leiden sah und mich hätte trösten können. Also wurden die Wunden nur zugedeckt, die Zähne aufeinander gebissen und alles möglichst schnell vergessen. Deshalb war es für mich wohl unbedingt nötig, in dieser Hilflosigkeit von damals zu verharren. Nur so konnte ich die fehlende Liebe und Geborgenheit nachholen, die als Grundlage jetzt vorhanden ist, mein Leben wieder der Realität anzupassen.

Es ist seltsam. Wenn ich das heute lese, merke ich erst, wieviel Kraft mir diese unbewusst entwickelte Strategie des Schreibens gab. Dadurch hatte ich wieder den Mut, das verängstigte kleine Mädchen in mir zu hören, auch wenn ich noch nicht wieder die erwachsene Frau war, die dieses Kind trösten könnte.

21. Januar 1995

Seit einigen Tagen spürte ich in mir eine unerklärliche Traurigkeit. Wieder begann ich, mich zurückzuziehen und nur noch wenig zu erzählen. Neulich wurde es konkreter. Ich hatte den Eindruck, in mir weine ein Kind. Das mochte ich natürlich nicht laut sagen, denn es kam mir ziemlich albern vor. Aber dennoch nahm diese Vorstellung immer konkretere Formen an. Ich spielte die Mondscheinsonate von Beethoven auf dem Klavier und hörte plötzlich an bestimmten Stellen den Aufschrei eines Kindes in mir. Dann stellte ich mir dazu die CD an, und das Weinen dieses Kindes wurde immer deutlicher. Ich dachte, das könne ich niemandem erzählen; denn so etwas kann es ja nicht in Wirklichkeit geben. Zunächst habe ich dagegen angekämpft, weil ich es nicht wahr haben wollte. Dann fiel mir ein, ich konnte das kleine Mädchen ja sonst auch schon in mir annehmen, es trösten und fühlte mich dann ruhiger. Beim Mittagsschlaf heute ging das wieder recht gut, aber am Nachmittag wollte es nicht mehr gelingen. Ich wurde immer unsicherer und hatte den Eindruck, das kleine Mädchen mit seiner Angst nimmt mich vollkommen ein. Es bleibt gar kein starker Teil mehr übrig, der die Kraft zum Trösten aufbringt.

Wie schwer fiel mir dieser Teil der Therapie! In mir ein gequältes kleines Mädchen, das Hilfe braucht – andererseits ich, die erwachsene Frau, die diesem verängstigten Kind helfen möchte. Eine völlig irreale Situation, die ich kaum einem Menschen in meiner Umgebung erklären kann! Dr. P. meinte: »Betrachten Sie Ihre momentane Situation doch einfach wie einen Erziehungsurlaub. Sie haben ein kleines Mädchen adoptiert, das Schlimmes erlebt hat, und müssen ihm jetzt helfen, in das Leben zurückzufinden.« Ja, wenn das so einfach wäre, mit ungewöhnlichen psychischen Vorgängen umzugehen!

26. Januar 1995

Dazu gehört im Moment auf jeden Fall die Angst des kleinen Mädchens in mir. Gerade in der letzten Zeit habe ich sie immer wieder verdrängt. Ein Grund war der, dass ich mir lächerlich vorkam. Ich mochte niemandem erzählen, mich als zwei Personen zu fühlen. Wenn Birgit von ähnlichen Erlebnissen berichtet, kann ich das nachvollziehen, aber bei mir akzeptiere ich es nicht. Wie oft schrieb ich das und nahm mir dann vor, alles zu ändern. Aber so einfach geht das eben nicht.

Ein weiterer Grund war mit Sicherheit der, dass ich dachte, ich will hier nicht das kleine Mädchen spielen, das getröstet werden möchte, wo ich doch schon so viel Hilfe von liebenden Menschen bekomme. Ich kann nicht noch zusätzlich Mitleid von ihnen erheischen wollen. Diese Gedanken sind Unsinn. Ich will ja gar kein Mitleid. Das Beste wäre sicher, man ließe mich ganz einfach »machen« – ohne Kommentar. Ich kann es nur allein schaffen, mich als kleines Mädchen zu trösten, mir Sicherheit und Selbstvertrauen zu geben und irgendwann wieder eins mit diesem Kind von damals zu werden.

Die ersten Monate dieses Jahres verliefen wirklich seltsam. Manchmal steckte ich so mitten in den Leiden des kleinen Mädchens, dass ich oft nicht wusste, wie ich mich daraus befreien sollte. Die Folge dieser Situation waren verstärkte körperliche Probleme. Wieder gab es Wochen, in denen ich mich keine Minute schmerzfrei fühlte.

Aber immer, wenn es mir gelang, das traurige kleine Mädchen in mir anzunehmen, konnte ich Abhilfe schaffen.

3. Februar 1995

Heute Morgen bin ich weinend zu meiner morgendlichen Radrunde aufgebrochen. Ich wusste, es ist das kleine Mädchen in mir, das getröstet werden möchte. So habe ich zwischen Weiden und Feldern liebevoll auf dieses Kind eingeredet. Ich bin auch verständnisvoll auf die Unterleibsschmerzen als Folge der Verletzungen eingegangen. Danach waren sie plötzlich verschwunden.

Langsam gewann ich mehr Sicherheit darin, das kleine Mädchen in mir anzunehmen, weil ich merkte, wie sehr mir dieses Annehmen hilft. Dazu trug ganz wesentlich die Unterstützung von Dr. P. bei.

22. Februar 1995

Die gestrige Therapiestunde hat mich vollkommen aus dem Gleichgewicht gebracht. Zunächst habe ich davon erzählt, wie sehr mich die Schwierigkeiten im Umgang mit anderen Menschen belasten. Die körperliche Nähe bedrückt mich. Ich spüre es wirklich oberhalb der Brust, so als ob dort etwas drückt. Dr. P. meinte, ich müsse mich ja auch nicht immer wieder in diese Situationen bringen oder könne, sobald die Angst hochkommt, einfach gehen. Aber ich denke, es ist nicht gut, mich immer mehr zurückzuziehen. Allerdings musste ich zugeben, mit mir allein ganz zufrieden zu sein und mich manchmal gern in meine Ecke im Arbeitszimmer zurückzuziehen. Er erinnerte mich an meine Spielecke im Wohnzimmer bei Onkel Max, von der ich erzählt habe. Ja wirklich, in die zog ich mich damals mit meiner Puppe zurück und nahm eine ähnliche Armhaltung ein, wie ich es jetzt manchmal mache. Dr. P. erklärte, ich brauche diese Zeit unbedingt, um wieder Vertrauen zu den Menschen zu lernen. Dann könne ich automatisch auch sicherer und ohne Angst mit anderen umgehen. Er meinte, es sei nicht gut, wenn ich mich immer wieder zu etwas zwinge. Erstens ließe ich dann dem Kind keine Ruhe, langsam Vertrauen aufzubauen, und zweitens setze ich mich damit immer wieder selbst Misserfolgen aus. Ich führe mir ständig vor, was ich alles nicht kann, das müsse mich ja verzweifeln lassen. Ich solle Strategien entwickeln, die diese immer wiederkehrenden Misserfolge vermeiden. Als Beispiel führte er die Sache mit dem Einkaufen an. Wenn man einem Kind zutraut, allein einkaufen zu gehen, kann es mit diesem Vertrauen auch wirklich einkaufen. Wenn es aber weiß, dass man ihm das nicht zutraut und es trotzdem einkaufen schickt, wird das Kind unsicher und scheitert viel eher. Ich solle mir also einige Dinge bewusst zutrauen.

Damit hatte ich in der letzten Zeit ja schon angefangen. So freute ich mich etwa, wenn ich es schaffte, allein einzukaufen. Dazu entwickelte ich mir die Strategie, gleich früh morgens zu gehen, wenn noch nicht viele Menschen im Laden sind. Außerdem besorgte ich selten alles im gleichen Geschäft, weil ich mich dann nie über eine längere Zeit zwischen den Regalen aufhalten musste. Schließlich hatte ich es auf diese Weise oft geschafft, meine Lebensmitteleinkäufe allein zu erledigen.

Ich hatte mich schon eine Weile gewunden, etwas anzusprechen, von dem ich gar nicht erzählen mochte, denn dieses Verhalten erschien mir ziemlich albern und unnormal. Bisher habe ich noch niemandem davon erzählt – ich schäme mich.

Manchmal überkommt mich ein ganz intensives Bedürfnis, mich allein in eine Ecke zu setzen und zu nuckeln. Ich hatte schon in der letzten Zeit überlegt, wie es früher mit dem Nuckeln war. Zu Beginn der ersten Klasse nuckelte ich auf jeden Fall noch, weil ich genau weiß, dass mein Vater mir dazu in Verbindung mit dem Schulbeginn Vorhaltungen machte. Ich denke, es ist nicht normal, mit sechs Jahren noch intensiv zu nuckeln. Dr. P. meinte, bei einem sechsjährigen Kind, das sicher im Leben steht, sei das wohl auch nicht üblich. Aber das Nuckeln helfe, ein Kind zu beruhigen. Damals musste ich wohl meine Angst und Unsicherheit beruhigen, und das sei jetzt auch wieder der Fall. Deshalb wäre ich nicht unnormal oder müsse mich schämen. In meiner Situation sei das völlig in Ordnung. Dennoch fühlte mich klein und hilflos.

Nach der Therapiestunde wollte ich mich gegen diese Stimmung wehren und stark sein, weil Hanna mich mit dem Auto abholte. Aber ich konnte einfach nicht gegen meine Tränen ankämpfen. Es war so, als ob alles aus der Therapiestunde auf einmal auf mich einschlüge. Ich sollte mich so akzeptieren, wie ich im Moment bin, mit aller Unsicherheit, mit allen Angst- und Panikreaktionen, mit allem Kleinkindverhalten, auch dem Nuckeln. Ich will das aber nicht mehr akzeptieren! Ich will nicht mehr krank sein! Alles, was ich in der letzten Zeit dagegen unternommen habe, war falsch. Unbedingt wollte ich es schaffen, möglichst schnell wieder in das normale Leben zurückzufinden. Ich wollte zu Sitzungen gehen, ich wollte wieder mit anderen Menschen zusammenkommen – ich wollte es schaffen und erzwingen. Jetzt war mir plötzlich klar, dass Dr. P. recht hatte, mit all diesen Versuchen erlitt ich ja immer wieder Schiffbruch. Es stimmte auch, dass mich diese Misserfolge jedes Mal erneut verzweifeln ließen. Nur weiß ich gar nicht, wie ich alle Verhaltensweisen, die ich doch so sehr ablehne, einfach hinnehmen soll. In dem Moment, in Hannas Auto, mochte ich gar nichts mehr an mir, und mein Weinen drückte die gesamte Verzweiflung über diese Situation aus.

23. Februar 1995

Als wir nach der Therapiestunde auf dem Rückweg anhielten und Hanna mich umarmte, um mich zu trösten, weil ich weinte, gingen in mir zwei eigenartige Dinge vor. Ich hätte Stunden einfach nur so in der Geborgenheit und Dunkelheit ihrer Umarmung festgehalten werden mögen, um nichts von meiner Umgebung zu sehen, die mich immer wieder in Angst und Verzweiflung stürzt. Dabei hatte ich den Wunsch, wie ein Säugling im Arm zu liegen und an einer Brust zu saugen. Ich fühlte, dass mich das wieder ruhig werden lassen würde. Aber mir wurde sofort die Absurdität dieses Gedankens bewusst, und ich kam mir als Erwachsene ziemlich abartig vor. Dann versuchte Hanna, mir die Dinge aufzuzählen, die sie positiv an mir sieht. Ich hörte zwar diese Sätze und dachte, sie sagt das, um mir zu helfen. Allein die Tatsache, dass mir jemand helfen möchte, war sehr wohltuend. Aber den Inhalt der Sätze konnte ich für mich nicht übernehmen, so als ob ich das alles gar nicht begreife.

Dieses Verhalten finde ich in der Folgezeit oft in meinen Tagebucheintragungen. Ich selbst akzeptierte es manchmal, Kleinkindbedürfnissen nachzugeben. Aber anderen mochte ich das nicht zeigen – nicht einmal Siegfried und auch nicht Hanna. Ihr deutete ich es nur vorsichtig an. Deshalb holte sie sich Rat bei einer Freundin, die beruflich mit Psychologie beschäftigt ist. In einem der folgenden Briefe schrieb sie mir, was diese Freundin dazu gesagt hatte:

> »Dann soll sie doch nuckeln«, sagte sie so spontan und fast heftig und schilderte mir dann Verhaltensweisen, in die Du vielleicht zurückfallen könntest, die für den Heilungsprozess unbedingt geschehen müssen. »Erschrick nicht«, sagte sie, »wenn Ellen eines Tages in einer kleinkindhaften Sprache spricht, wenn sie sich wiegen möchte oder irgendetwas nimmt und es hin- und herschaukelt. Sie muss zurück in die Zeit, in der ihre Sprache niemand verstand und ihre Worte nicht gehört wurden; natürlich bedeutet das Fassungs- und Orientierungslosigkeit für sie – das ist aber notwendig, weil nur aus dem Chaos heraus sich neue Wege auftun; dass sie diese Wege erkennt und wahrnimmt, ist sicher; wer eine solche Erfahrung überlebt hat, ist ein starker und absolut lebenswilliger Mensch.« Das, Ellen, ist nur die Kurzfassung einer langen, leidenschaftlich vorgetragenen Aussage. Was mich so vertraut auf die Worte hat lauschen lassen, war dies Nichtvorhandensein jeglicher Peinlichkeit.«

Diese Versicherung brauchte ich, um einigermaßen mit mir und dem kleinen Mädchen umgehen zu können. Es war auch gut, dass Hanna es in einem Brief geschrieben hatte; denn darüber reden konnte ich weiterhin mit niemandem. Warum nur? Würden sie mich dann ablehnen? Es ist immer wieder die Versicherung »Hast du mich noch lieb?«, die für mich so wichtig ist und die ich nicht mit diesem abstrusen Verhalten aufs Spiel setzen möchte.

Schließlich habe ich mich bewusst dazu entschlossen, diese Kleinkindphasen für mich allein zu durchleben. Auch im Nachhinein halte ich das für richtig, weil es mich nicht in neue Unsicherheiten und Konflikte stürzte. Ich konnte mir ja in der Tat nur allein helfen, indem ich diese Phase rein gefühlsmäßig noch einmal durchlebte und mich darin selbst tröstete. Damit schuf ich mir einen eigenen Freiraum, in dem ich aber auch allein für mich verantwortlich war. Ich fühlte mich nicht mehr nur auf die Opferrolle reduziert, sondern konnte mir selbst helfen, wieder hochzukommen. Auch wenn ich mich in der nächsten Zeit oft hin- und hergerissen fühlte, konnte ich doch endlich die Kleinkindbedürfnisse in mir befriedigen – ganz für mich allein–, und ich merkte, wie es mir half.

11. Mai 1995

Es ist in mir im Moment eine seltsame Stimmung. Im Grunde genommen fühle ich mich recht kraftvoll und denke auch, mein Leben irgendwann einmal wieder voll und ganz meistern zu können. Diese positiven Phasen nehmen immer weiter zu und halten länger an. Doch dann kommen Zeiten wie heute.

Schon früh morgens saß ich mit meiner Frühstücksteetasse da, weinte und nuckelte. Eigentlich wollte ich Zeitung lesen. Aber daraus wurde nicht viel, weil ich mich nicht beschützt fühlte. Doch mit dieser Stimmung mag ich niemanden belasten. Ich habe schon so oft und so viel Hilfe bekommen, gerade von Siegfried und Hanna, deshalb kann ich sie nicht überstrapazieren. Und dennoch brauche ich vielleicht gerade jetzt jemanden, der mich in den Arm nimmt, bei dem ich mich geborgen fühle und einfach weinen kann, der keine Kraft von mir fordert, mir nur wortlose Wärme gibt. Ich weiß ja, dass ich aus dieser Stimmung wieder herauskomme. Aber dennoch scheint diese Traurigkeit, dieses Weinen und Nuckeln, verbunden mit der Sehnsucht nach menschlicher Wärme, immer wieder hochzukommen wie ein Grundbedürfnis, das ich unbedingt stillen muss.

Dabei stelle ich mir vor, dass ich mich ganz klein zusammenziehe. Ich liege irgendwo, wo es weich und dunkel ist. Jemand umfängt mich vollkommen und ich fühle Wärme. Hier kann ich mich ohne Angst einfach fallen lassen. Ich werde leicht gewiegt und manchmal gestreichelt. Das Streicheln durchdringt meinen Körper. Dann setze ich mich in meinen Schaukelsessel, ziehe die Beine an, mache mich ganz klein und decke mich bis über den Kopf mit einer Wolldecke zu. Darunter ist es warm und dunkel. Ich weine, nuckele, schaukele und halte mir dabei manchmal mit der flachen Hand die Ohren zu. Anschließend fühle ich mich viel ruhiger. Das habe ich auch gerade eben zwischendurch gemacht. Früher brauchte ich meine Puppe – ersatzweise den Affen – und weinte in ihn hinein: »Keiner hat uns lieb.« Dieses Verlangen kommt jetzt nicht mehr. Wenn ich daran denke, weiß ich immer sofort, das stimmt nicht mehr. Ich habe jetzt wohl wirklich vom Verstand in mein Gefühl übertragen können, dass es Menschen gibt, die mich liebhaben.

Ich glaube, für mich ist es wichtig, diesen Kleinkindbedürfnissen nachzugeben, um Entwicklungsphasen nachzuholen, die mich dann befähigen, die positiven Stunden wirklich zu genießen und sie zu stabilisieren.

Ich habe versucht, mir den Mechanismus der Opferrolle klarzuma-

chen und muss mich deshalb nicht mehr hineinflüchten, sondern kann sagen: »Ich will gesund werden. Ich will mein Leben kraftvoll und positiv führen.« Dazu ist es nötig, gewisse Entwicklungen aus meiner Kindheit nachzuholen; die mir damals durch die Verletzungen nicht möglich waren. Deshalb ist es aber nicht nötig, dass jetzt jemand mit mir wehklagt, mich bedauert und tröstet. Ich brauche ganz einfach stilles Verständnis, Wärme und Liebe, um das in Ruhe nachholen zu können. Ich will nicht mehr Opfer sein, sondern leben – und das muss ich erst richtig lernen. Ein normal aufgewachsenes Kind lernt das nach und nach automatisch, aber ich kann vieles davon erst jetzt nachholen. Leben lernen ist an und für sich ein natürlicher Prozess. Das Unnatürliche bei mir liegt nur daran, dass ich einiges davon in meinem Alter und dann auch noch im Schnellverfahren nachholen muss. Aber diese Zeit muss ich mir lassen und es einfach nur so hinnehmen.

Ich glaube, den richtigen Weg eingeschlagen zu haben. Die Wellentäler erlebe ich mit mir, dem verängstigten kleinen Mädchen, allein. Die Wellenberge, die jetzt durchaus schon länger andauern, erlebe ich mit den anderen Menschen, die mir Kraft geben. Dann kann ich mir wieder selbst durch Schreiben nach oben helfen.

15. Mai 1995

Ich habe mir gerade darüber Gedanken gemacht, dass wir, die wir einmal diese Gewalterfahrung machen mussten, immer wieder Versicherungen brauchen. »Hast du mich noch lieb? Werde ich irgendwann wieder gesund? Bin ich überhaupt krank? Kann ich überhaupt noch etwas leisten? Bin ich der letzte Dreck?« Immer wieder Fragen, die jede auf ihre Art den anderen stellt, um eine Bestätigung zu suchen.

Diese Tatsache habe ich jetzt einmal für mich durchdacht, und vielleicht gilt das für andere in ähnlicher Situation genauso. Mir wurde damals sicher ein großer Teil meines Selbstwertgefühls genommen. Zurückgeblieben ist nur diese große Irritation. Früher habe ich mir wohl eine Ersatzbestätigung durch die viele Hektik und die perfekte Arbeit geholt. Gerade in der letzten Woche merkte ich, wie ich wieder hektischer wurde. Es wird noch einige Zeit dauern, bis eine neue, ruhige Grundlage geschaffen ist; das muss ich einfach akzeptieren. Deshalb dachte ich auch heute Morgen, es sei besser, mich bei Dr. P. zu versichern, ich würde doch wieder gesund, als weiterhin diese Hektik um mich zu verbreiten.

Die Sache mit dem Kranksein wird wohl bei mir zu einer unendlichen Geschichte. Einerseits möchte ich immer gesund erscheinen, also habe ich mir möglichst nie etwas anmerken lassen. Ich hasse es, bedauert zu werden. Andererseits ist es so, wenn alle Leute denken, ich sei ja in Wirklichkeit gesund, müssen sie meinen, ich schwänzte nur die Schule. Doch ich fühle mich wirklich unfähig zu unterrichten.

In den vielen Monaten des Kämpfens hatte meine körperliche Kraft so stark abgenommen, dass ich kaum noch meine Hausarbeit schaffte. Bei Radtouren machte ich nach wenigen Kilometern schlapp. Dr. P. riet mir zu einer Krankengymnastik, die meine erschlafften Muskeln wieder stärken sollte. Das half in der Tat.

Endlich oben!

12. Mai 1995

Ich fühle eine Liebe in mir, die ich in einem vorher nie gekannten Verständnis für meine Mitmenschen weitergeben möchte. Mein Verstand sagt mir zwar, das alles steht noch auf wackeligen Füßen. Ich kann auch noch umkippen und sollte mich deshalb nicht in allzugroßer Sicherheit und Sorglosigkeit wiegen. Aber die innere Freude, mein Gefühl wiedergefunden zu haben und aus dieser Wärme heraus leben zu können, bleibt mir dennoch.

Ich hatte den Eindruck, einen großen Teil dieses neu gewonnenen Gefühls, aber auch der Freude, Dr. P. zu verdanken. Das musste ich ihm unbedingt sofort mitteilen. Weil es bis zur nächsten Therapiestunde noch etliche Tage dauerte, schrieb ich ihm diesen Brief:

14. 6. 1995

Lieber Herr Dr. P. !

Bisher habe ich Ihnen immer nur geschrieben, wenn ich verzweifelt war und allein keinen Ausweg mehr sah. Aber warum soll ich Ihnen nicht einmal genau aus dem gegenteiligen Grund einen Brief schreiben? Anlass dazu ist ein Film über Schubert, den ich heute im Fernsehen sah und den ich vor gut einem Jahr schon einmal gesehen habe. Damals war ich natürlich in einer ganz anderen Stimmung als heute, der Film zog mich völlig in den Abgrund. Heute konnte ich ihn und die Musik darin genießen. Und nicht nur das – mir wurde bewusst, welch tiefes Gefühl

ich mit 15 Jahren empfunden habe; denn einige Zitate und längere Passagen habe ich in der 10. Klasse in meiner Arbeit über Schubert verwendet. Danach habe ich über 30 Jahre lang einen großen Teil meines Gefühls ausgeschaltet und damit sehr viel an wirklichem Leben verloren.
Heute wurde mir bei dem Schubertfilm bewusst, dass ich diese Tiefen in der Musik wieder empfinden kann. Und nicht nur das – ich kann auch dazu stehen, obwohl ich weiß, dass diese Musik nicht mehr aktuell ist. Aber ich kann aus Überzeugung sagen, sie entspricht meinen Empfindungen. Ich finde es schön, dass ich sie als schön empfinde. Ein irrer Satz!! Aber er sagt, dass ich mich endlich so akzeptiere, wie ich bin. Und mit den Empfindungen für meine Art von Musik sind auch die allgemeinen Gefühle für das Leben wieder gekommen. Darin fühle ich mich endlich wohl und glücklich. Natürlich bin ich mir bewusst, dass das alles noch auf etwas wackeligen Füßen steht, weil ich die andere Geschichte noch nicht überwunden habe. Manchmal holt sie mich ein und zieht mich hinunter. Aber im Moment habe ich die Zuversicht, die Sie mir immer vermittelt haben, das werde ich auch noch überstehen.
Ich bin wirklich unendlich froh und glücklich, sicher auch durch Ihre Hilfe, zu mir selbst und zu meinen Gefühlen zurückgefunden zu haben. Weil ich Ihnen dafür dankbar bin, habe ich diesen Brief geschrieben. Mit herzlichen Grüßen ...

Es gab jetzt in mir zwar immer noch die zwei Welten meines Lebens. Doch die Stunden, in denen ich mich in diese traurige und von Furcht erfüllte Welt des kleines Kindes zurückzog, nahmen ab. Immer häufiger bemerkte ich als erwachsene Frau dieses gequälte kleine Mädchen in mir, das wieder einmal die Nähe der anderen Menschen nicht ertragen konnte und weinen musste. So wurde ich nach und nach sicherer darin, es anzunehmen und zu trösten. Wirklich, ich, die Erwachsene, konnte schließlich beruhigend auf das Kind einreden, und fast immer gelang es mir, ihm die Angst zu nehmen oder wenigstens diese bange Zeit abzukürzen.

Dabei traute ich mir immer mehr zu. In diesem Jahr waren wir wieder zu der Geburtstagsfeier eingeladen, bei der mich im letzten Jahr die Fleischgabel in eine heillose Verwirrung gestürzt hatte. Jetzt wurden sogar noch mehr Gäste erwartet. Aber ich kannte ja inzwischen meine Strategien, mit der Nähe anderer Menschen umzugehen. Schon am Nachmittag hatte ich das kleine Mädchen in mir beruhigt und ihm versichert, es am Abend zu schützen. Während der Geburtstagsgesellschaft setzte ich mich neben Siegfried an eine Tischecke, um nicht zwischen zu vielen Menschen eingeengt zu sein. Ich musste nicht, wie so manches Mal vorher, irgendwann fluchtartig in Angst und Panik fliehen.

Im Laufe des Abends traute ich mir immer mehr zu. Später, als wir mit mehreren Bekannten zusammenstanden, merkte ich einen leisen Anflug von Angst in meiner Brust. Sofort konnte ich mir klarmachen, nicht ich habe diese Angst, sondern das kleine Mädchen in mir. Also sagte ich ihm in meinem Inneren: »Du musst dich nicht fürchten. Ich bin bei dir und helfe dir.« Meine automatische Reaktion war in einer solchen Situation immer gewesen, die Arme wie zum Schutz vor der Brust zu kreuzen. Das versuchte ich jetzt bewusst nicht. Ich wollte mir zutrauen, die Nähe der anderen zu ertragen. Deshalb nahm ich meine Hände auf den Rücken. Es kam mir so vor, als gäbe ich damit meine Brust den anderen schutzlos preis. Darin spürte ich ein leises, banges Ziehen. Fast zu einer Mutprobe wurde das Abwägen zwischen der Frage: »Wie lange halte ich das aus?« und der Feststellung: »Ich traue mir zu, das auszuhalten.« Ich habe es geschafft; niemand hat mich angegriffen.

Erst am nächsten Tag wurde mir klar, dass es sich genau um die Situation handelte, von der Dr. P. schon vor längerer Zeit einmal sprach: »Sich etwas zutrauen.« Damals konnte ich das nicht begreifen. Jetzt hatte ich mir etwas zugetraut und es wirklich geschafft. Dieses Erlebnis gab mir Auftrieb und Kraft, auf dem eingeschlagenen Weg weiterzugehen.

Den ganz großen Fortschritt erreichte ich auch dieses Mal wieder in den Sommerferien beim Campingurlaub. Dabei wurde mir erst richtig bewusst, wieviel positive Kraft in mir gewachsen war.

14. Juli 1995

Ich bin, solange ich denken kann, gestern das zweite Mal in meinem Leben völlig selbstsicher und ohne die geringste Angst Auto gefahren (das erste Mal war vor zwei Wochen die Fahrt mit Hanna nach Meppen). Beim Wohnmobilfahren habe ich Siegfried selten und in der letzten Zeit so gut wie nie mehr abgelöst. Er fühlte sich neben mir als Beifahrer nicht wohl, weil ich zu unsicher fuhr. Ich selbst konnte mein Verhalten nie erklären und sprach von meiner emotionalen Fahrweise, weil ich schon beim Gespür eines leisen Windzugs, bei einem ungewöhnlichen Geräusch oder einer seltsamen Bewegung im Auto den Fuß vom Gaspedal nahm. Furchtbare Ängste stand ich bei jedem Überholvorgang aus. Dann schien mir die Straße zu eng zu werden; ich fühlte mich eingeengt – rechts ein Auto, links eine Straßenbegrenzung und ich mitten dazwischen. Auch wenn mich einmal ein LKW überholte, spürte ich, schon bevor er mit mir auf gleicher Höhe fuhr, diese bedrängende Angst im Nacken. Und immer auf Brücken überkam mich die Furcht davor, gleich in die Tiefe zu stürzen.

Das alles ist jetzt plötzlich verschwunden. Auch Siegfried fühlte sich neben mir als Beifahrer sicher und meinte, ich habe überhaupt in der letzten Zeit an Selbstbewusstsein gewonnen, sei nicht mehr so furchtsam und traue mir mehr zu.

20. Juli 1995

Siegfried hat mir inzwischen in mehreren Unterhaltungen aufgezählt, in welchen Bereichen ich früher ängstlich war und es heute nicht mehr bin. Das ist nicht allein das Autofahren. So habe ich es z. B. nie gewagt, in Gegenwart anderer Leute emotionale Bereiche anzusprechen oder gar solche, in denen ich mich schwach fühlte. Im Gegenteil, immer musste ich meine Stärken hervorkehren – auch wenn ich dabei andere verletzte. Heute kann ich mich über meine Gefühle unterhalten, auch Schwächen zugeben und sogar über Sexualität reden.

Viele Jahre habe ich überhaupt nicht Klavier gespielt. Irgendwann fing ich wieder an. Jetzt kann ich mit Freude musizieren und wage das auch öffentlich.

Übrigens, essen kann ich inzwischen auch wieder fast normal. Nur hin und wieder tauchen kleine Schwierigkeiten auf; die werde ich aber wohl auch noch überwinden.

Natürlich gab es auch im Urlaub noch das kleine Mädchen in mir, das sich so schnell fürchtete.

9. August 1995

Während der Ferientage ergab sich immer wieder einmal die Situation, in der ich mich traurig oder unsicher fühlte. Sie dauerte aber Gott sei Dank nie lange an. So hatte ich beispielsweise einmal beim Einkauf an der Kasse den Überblick über die Getränke und die Pfandflaschen verloren. Ich fühlte mich durch dieses eigentlich banale Ereignis so tief getroffen, dass ich auf dem Heimweg in einiger Entfernung mit dem Fahrrad hinter Siegfried herfuhr und weinte.

In solchen Situationen der Traurigkeit und Unsicherheit hilft es mir immer, wenn ich mit dem Kind in mir spreche und es tröste; denn eigentlich weint ja dieses Kind in mir. Natürlich hätte ich es nie gewagt, laut mit mir selbst zu reden oder jemandem davon zu erzählen. Ich glaube, es kann auch niemand nachvollziehen, dass ich dieses Kind in mir inzwischen als Realität ansehe – ein Kind, mit dem ich spreche, das ich tröste, dem ich helfe, erwachsen zu werden.

Sogar meine Träume in dieser Zeit zeigten manchmal, wie ich mich mit meiner Geschichte auseinandersetzte und auch, dass ich sicher war, mich auf dem richtigen Weg zu befinden.

10. August 1995

Ein Traum aus den letzten Tagen:

Ich bin mit einem Kind auf der Reise. Wir wollen mit dem Flugzeug fliegen. Da kommt ein Mann und sagt, wir sollten doch nicht so lange auf den Flugkapitän warten, er könne das Flugzeug auch fliegen. Ja, er kann wirklich fliegen. Irgendwo landet er auf einer Straße am Wald, um uns eine Toilettenpause zu ermöglichen. Die Leute gehen dazu in den Wald hinein. Erst als er wieder startet, fällt mir ein, ich hätte ja mit dem kleinen Mädchen auch gehen sollen.

Plötzlich geraten wir ins Trudeln und stürzen ab. Währenddessen sagen andere Passagiere, es sei nicht der erste Absturz, den dieser Mann verursache. Er sei ein bekannter Verbrecher. Ich nehme das kleine Mädchen an die Hand, wir kommen als erste aus dem Flugzeug heraus und laufen los, so schnell wir können. Ich erkläre ihm, dass wir Deckung suchen müssen, weil das Flugzeug gleich explodieren wird. So geschieht es dann auch.

Wir sind zusammen mit einigen anderen Menschen gerettet und befinden uns auf einer einsamen Insel in einem altmodischen Hotel. Von hier aus will ich zu Haus anrufen, damit man sich keine Sorgen macht. Ich wähle irgendetwas. Eine ältere Frau meldet sich, die uns Notgelandete als rechte Anarchisten beschimpft, die selbst Schuld an diesem Absturz hätten. Ich widerspreche ihr energisch und lege auf. Dann stelle ich fest, dass man von dieser Insel überhaupt nicht in andere Länder telefonieren kann, also auch nicht nach Haus.

Habe ich mit diesem Traum wieder ein Stück meiner augenblicklichen Situation verarbeitet? Ich, die zusammen mit dem kleinen Mädchen unterwegs ist? Ein Mann, ein Verbrecher, brachte uns in die Katastrophe; denn er war gar kein richtiger Flugkapitän. In meinem Traum überstehe ich schließlich mit dem Mädchen – zwar verschreckt, aber heil – das Unglück, bin aber noch nicht wieder zu Haus, sondern auf einer weit abgelegenen Insel. So scheint es mir ja auch in Wirklichkeit zu sein. Ich habe das kleine Mädchen in mir angenommen, fühle mich gerettet, habe aber das Ganze noch nicht vollkommen überstanden. Auch die Schuldfrage steckt in diesem Traum, die mich ja immer wieder beschäftigt. Diese Schuld weise ich am Telefon zurück. Von der weit abgelegenen Insel kann ich tat-

sächlich nicht nach Haus anrufen. Aus meiner inneren Welt mit dem kleinen Mädchen hat es auch in der Wirklichkeit kaum Nachrichten nach außen gegeben.

11. August 1995

Mit Freude stelle ich fest, dass ich während der Ferienzeit wieder ein positiveres Körpergefühl bekommen habe. In dieser großen Sommerhitze konnte ich mich sogar ohne große Probleme, oft nur mit einer kleinen Badehose bekleidet, um unser Wohnmobil herumbewegen. Wenn ich an mir heruntersah, betrachtete ich meinen Körper wohlwollend. Dabei kam mir immer wieder eine Erinnerung aus meiner Kindheit in den Sinn, die sich mir aber nie vollständig entschlüsseln wollte.

In der Zeit, als ich so wenig aß und extrem dünn war, bemängelte mein Vater immer wieder zwei Dinge an mir: Er konnte meinen Oberarm mit einer Hand umspannen und meine Taille mit seinen beiden Händen. Damit erklärte er, ich sei viel zu dünn und müsse mehr essen. Ich aber fand es gut, von außen meine Knochen zu spüren. Jetzt habe ich immer wieder in mich hineingehorcht, um das Gefühl von damals zu ergründen. Aber es ist mir nicht gelungen.

Im Urlaub arbeitete ich weiter an meinem Manuskript und las dabei wieder einmal meine Tagebuchtexte des vergangenen Jahres im Zusammenhang. Plötzlich empfand ich Ähnliches wie im letzten Jahr. Ich stand sozusagen über diesen Texten und stellte rückblickend folgendes fest:

Anfangs fühlte ich mich auf das verletzte kleine Kind reduziert, das möglichst niemanden an sich heranließ. Dann folgte die Zeit, in der ich zunächst sporadisch, dann immer häufiger als Erwachsene dieses Kind in mir sah, und schließlich war ich so weit vorangekommen, diesem Kind helfen zu können. Ich sah in meinen Tagebuchtexten ganz deutlich diese Fortentwicklung. Meine Erkenntnis gab mir viel Auftrieb, denn jetzt war ich sicher: Ich war nicht stehengeblieben.

Gestern Abend schließlich passierte etwas so ungewöhnlich Schönes, dass ich noch heute fast vor Freude darüber weinen möchte. Freudentränen sind gute Tränen.

Ich saß abends im Bett und schrieb an meinem Manuskript. Ohne Absicht fasste ich an meinen Rippen entlang und spürte jede von ihnen – dann auf der anderen Seite – noch einmal jede einzelne Rippe, immer neu. Dieses Fühlen konnte ich genießen. Richtig, so habe ich mich als kleines Kind angefühlt. Es war, als ob ich zu mir selbst vordringe oder in mich hinein. Das da drinnen – ICH! Ich bin wieder eins mit mir selbst – ich, das Kind, die Erwachsene. Ich muss mich nicht mehr trösten; ich bin wieder eins. Als ich das Licht löschte, bin ich mit den Händen um meine Rippen gelegt glücklich eingeschlafen.

Heute hat sich dieses Gefühl zwar noch nicht wieder eingestellt. Aber wenn es schon einmal da war, wird es auch wiederkommen. Der Ansatz ist vorhanden, und bald werde ich wieder ganz eins mit mir selbst sein.

Dieses Erlebnis ließ fast eine Explosion von Gefühlen in mir hochkommen. In meiner Urlaubszusammenfassung steht:

Jegliche Berührungen auf meiner Haut habe ich verstärkt und als wunderschön empfunden. Damit meine ich keine menschlichen Berührungen, sondern z. B. das kühle Wasser beim Schwimmen, den frischen Wind beim Fahrrad fahren oder die wärmende Sonne auf meinem Bauch. Früher bemerkte ich das nie. Jetzt dachte ich: Wie herrlich, mein Körper fühlt, ich lebe!

Ich weiß, dieses Glücklichsein, die wunderschönen Körpergefühle, das »Wieder-ganz-Sein«, das neue Leben sind noch nicht stabil. Aber ich sehe mit Ruhe und Gelassenheit in die Zukunft. Es gibt auch jetzt noch hin und wieder Situationen, in denen ich die Nähe anderer Menschen nicht ertragen kann. Diese Stimmungstiefs halten aber Gott sei Dank nicht mehr lange an.

10. September 1995

Die gestrige Silberhochzeitsfeier verlief gar nicht gut. Obwohl ich mich am Anfang noch recht wohl fühlte, begann es plötzlich, als ich zwischen vielen mir zum Teil unbekannten Menschen am kalten Büfett stand. Ich fühlte mich dermaßen bedroht, dass ich mich sofort auf meinen Platz zurücksetzte. Hier konnte ich nichts anderes denken als: »Das will ich nicht!« Später, als am Büfett kaum noch jemand stand, wagte ich einen neuen Versuch. Zwar konnte ich mir etwas zu essen holen, aber die Angst kroch immer weiter in mir hoch.

Heute denke ich, da war wieder so sehr ein verängstigtes kleines Mädchen, dass in mir gar kein Teil der erwachsenen Frau übrig blieb, dieses Kind zu trösten. Obwohl ich mir in der Vergangenheit die Strategien gut zurechtgelegt hatte, kam mir überhaupt nicht die Idee, dieses kleine Mädchen in seiner Not auch nur zu sehen. Ich steckte mitten darin, wurde immer trauriger und hilfloser, bis mir schließlich die Tränen in die Augen stiegen. Die versuchte ich zwar zu bekämpfen; aber als schließlich der Druck übermächtig wurde, ging ich für eine Weile zur Toilette. Meine Gedanken kreisten nur darum, die Tränen nicht sichtbar werden zu lassen und aus der Nähe der anderen Menschen zu fliehen. Doch irgendwann musste ich ja zurück.

Wie immer merkte Siegfried sehr bald etwas und schlug vor, mit mir ein wenig nach draußen zu gehen. Hier, in seinem Arm, konnte ich meinen Tränen freien Lauf lassen. Danach hatte ich den Eindruck, dass wenigstens ein Teil des Druckes von mir genommen sei. Wir gingen wieder hinein; aber ich konnte die Nähe der anderen einfach nicht mehr ertragen. Deshalb war ich froh, bald mit Bekannten fahren zu können, die vorzeitig nach Haus mussten.

Hier überkam mich ein schlechtes Gewissen, und ich machte mir Vorwürfe. Darüber sprachen Siegfried und ich noch sehr lange in dieser Nacht. Natürlich glaubte ich, ihm die Feier verdorben zu haben. Doch ihn hatte es offenbar gar nicht so sehr gestört. Außerdem fühlte ich mich schuldig, in diese Stimmung hineingeraten zu sein und es wieder einmal nicht geschafft zu haben, mich daraus zu befreien.

Siegfried erinnerte mich, dass es erneut die alte Schuldfrage sei. »Das ist doch nicht deine Schuld. Du hast dich nicht in diese Lage gebracht; das waren die Männer damals. Und außerdem, was heißt, du hast es heute Abend nicht geschafft. Gerade in der letzten Zeit hast du unglaublich viel geschafft. Erinnere dich doch einmal an den Brief, den ich dir in der vorigen Woche schrieb, als du bei Hanna warst.« Bis weit nach Mitternacht saßen wir so da. Schließlich hatte Siegfried mich in seiner liebevollen Art so weit getröstet, dass ich beruhigt schlafen gehen konnte. Am nächsten Tag holte ich mir diesen Brief noch einmal heraus.

Aus einem Brief meines Mannes:

»Du bist weg vom schablonenhaften Denken, gelöst vom Willen und Zwang nach äußerer Perfektion. Du kannst nicht nur Gefühle zulassen und sie intensiv empfinden – Du kannst sie auch beschreiben. Deine Gedichte sind von einer emotionalen Tiefe und zeugen von einer sprachlichen Kreativität, wie ich das früher nie bei Dir beobachten konnte. Bislang konntest Du leider nur Deine tiefen Verletzungen und die daraus entstandenen düsteren, beinahe beängstigenden Stimmungen beschreiben – aber das ist ja auch verständlich.

Du hast gelernt, in Dich hineinzuhören, und Du kannst Deine Handlungen und Unterlassungen analysieren. Das hat Dich auch sensibler gemacht gegenüber den Verletzungen und Fehlern anderer Menschen. Dadurch bist Du in Deinem Urteilsvermögen ausgewogener geworden. Früher konntest Du manchmal – oft sicher ungewollt – sehr verletzend sein, barsch und abweisend, wenn Dir etwas nicht gefiel oder wenn Du anderer Meinung warst. Jetzt kannst Du andere Meinungen tolerieren und manchmal, bei längerem Nachdenken, auch akzeptieren und das dann auch zugeben. Wenn Du das jetzt auch noch umsetzen könntest über den innersten Bereich Deiner Sphäre, wäre das eine neue Qualität gerade auch für Außenstehende.«

Das, was er hier sagte, stimmte ja tatsächlich. Ich hatte es geschafft, so vieles in meinem Leben zum Positiven zu wenden. Mit dieser Gewissheit waren dann auch nach dem Lesen des Briefes die schlimmen Stunden des vergangenen Abends vorbei. Es handelt sich jetzt nur noch um kleine Tiefs, die schon nach Stunden überwunden sind. Auch wird mir immer mehr bewusst, vieles ohne die Hilfe eines Therapeuten klären zu können. Ich habe so viel von Dr. P. gelernt, dass ich jetzt langsam ohne ihn gehen kann.

Ich hatte aber auch das Glück, liebende und helfende Menschen in meiner Umgebung zu wissen. Eine ganz große Hilfe dazu war Siegfried, der mir immer wieder die Sicherheit gab, mich in mein neues Leben hineinzufinden. Wirklich, es war ein neues Leben, in das ich hineinwuchs.

Auch Hanna hatte ihren Teil daran. Sie gehörte inzwischen fest zu meinem Leben und sah mit mir, wie ich in diese positive Zukunft hineinging. Ihre Freude darüber teilte sie mir auf ihre Art in einem Brief mit.

»Ach wie schön, Du hast Dich über die letzten Jahre Deines Lebens hinentwickelt zu einer gefestigten Persönlichkeit, die mit dem Wissen der Erinnerungen ein befreites und ehrliches Leben führen kann. Das macht mich so glücklich und ganz froh, habe ich doch Zeiten tiefer Verzweiflung und Orientierungslosigkeit erlebt, in denen ich glaubte, stark genug zu sein, Dich zu halten und zum Leben zurückzuführen. Nie wieder wirst Du mit dem Fahrrad an der Kreuzung stehen und denken: Losfahren wäre Erlösung.

Dein Leben jetzt, so unsicher auch mancher Weg noch ist, verspricht Dir neue Inhalte, Ziele und Menschen, die Deine Kraft und Deinen Mut, die Geschichte Deines Lebens zu dokumentieren, achten werden. dass ausgerechnet Du und ich uns in unseren Büchern ergänzen, ist schon merkwürdig. Du analysierst, ich fühle. Dabei gewinnst Du immer mehr an Fühlen, an Gefühlen.«

Es wird wohl auch jetzt noch manchmal, aber seltener, vorkommen, dass ich voller Angst aus der Nähe anderer Menschen fliehe. Doch ich kann sicher in die Zukunft sehen. Ich habe wirklich von diesem letzten Wellenberg aus mein Schiff erreicht. Von hier aus sehe ich zwar noch das Wasser unter mir und die Wellen. Sie werden mich sicher auch noch mit ihren Spritzern erreichen, aber eben nur noch mit ihren Spritzern. In die Tiefe ziehen können sie mich nicht mehr.

Auf dieser sicheren Höhe kann ich neu beginnen. Hier brauche ich meine Dornenhecke nicht mehr.

Ich kann ohne Dornenhecke leben!

Zehn Jahre später

Endgültig abgeschlossen hatte ich mein Buch im Sommer 1996. Seitdem sind zehn Jahre vergangen.

»Wie ging es danach weiter? Ist der Heilungsprozess abgeschlossen? Wie leben Sie heute?« Diese und ähnliche Fragen hörte ich oft bei unseren Veranstaltungen. Deshalb möchte ich sie hier beantworten.

Mit dem Schluss des Buches war die Therapie nicht abgeschlossen. Ich brauchte noch eine Weile für das Zurechtfinden in meinem neuen Leben und zur Stabilisierung darin. Bald ging ich nicht mehr wöchentlich zu Dr. P. Die Abstände wurden größer – zunächst zwei Wochen, dann drei und vier, schließlich sieben Wochen, ein Vierteljahr.

In meinem Tagebuch finde ich in der letzten Therapiephase immer wieder Eintragungen zum Thema »zwischenmenschliche Beziehungen«.

4. Februar 1997

Langsam begreife ich, weshalb zwischenmenschliche Beziehungen für mich ein ständiges Problem sind. Ich habe es noch immer nicht geschafft, meine Haut dicht genug wachsen zu lassen. Entweder bleibe ich bei anderen Menschen auf so großem Abstand, wie ich es gar nicht möchte, oder ich bin vollkommen unsicher, welche Nähe ich zulassen kann, ohne mich zu verbrennen.

An diesem Problem wurde gearbeitet.

23. Februar 1997

Dr. P. erklärte sinngemäß: »Durch einen so tiefgreifenden Missbrauch sind Sie sehr schlimm verletzt worden. Von der Verletzung ist eine Narbe zurückgeblieben, denn ein völliges Ausheilen gibt es kaum in der Medizin. Mit einer solchen Narbe können Sie aber leben, wenn Sie sich darauf einstellen. Dazu ein Beispiel: Jemand hat sich einen Bänderriss zugezogen. Der ist zwar äußerlich verheilt, aber das Sprunggelenk wird nie mehr so belastbar sein wie vorher. Wenn er auf der Straße umknickt oder unbedacht springt, wird er Schmerzen spüren und sich sagen: Stimmt, ich hätte vorsichtiger sein müssen.«

Mit einer solchen Erklärung kann ich umgehen. Eine Narbe ist geblieben, die manchmal schmerzt – kein Mal und kein Stigma. Ich bin nicht gekennzeichnet. Vielleicht sollte ich wirklich vorsichtiger mit mir umgehen. Die Narbe ist noch frisch und kann reißen. Ich sollte sie nicht all zu sehr belasten.

Andere Probleme – und in der ersten Zeit gab es davon viele – besprachen wir auf ähnliche Weise. Immer deutlicher merkte ich, wie unsinnig es sei, gegen meine Missbrauchsgeschichte anzukämpfen. Damit kann ich sie nicht rückgängig machen; es schadet mir nur. Ich muss sie als zu mir gehörig annehmen, nur dann kann ich meinen inneren Frieden finden – und der ist als Grundlage für einen Neuanfang wichtig. Also erarbeitete ich mir Strategien, mit den Narben der alten Geschichte umzugehen.

Gleichzeitig ging ich mit Neugier und vielen Erwartungen in mein neues Leben hinein. Es bereitete mir große Freude, all das Neue in mir zu entdecken, von dem ich vorher gar nichts wusste. So gab mir meine Freundin den Anstoß zum Malen. Obwohl ich mir das zunächst gar nicht zutraute, ermunterte sie mich. Und schon bald hatte mich geradezu eine Maleuphorie erfasst.

Das half mir nicht nur, an viele versteckte Gefühle heranzukommen. Es bereitete mir Freude, setzte viel Schaffenskraft frei und trug außerdem dazu bei, mein Selbstbewusstsein neu aufzubauen. Schließlich wagte ich es sogar, mich im Sommer 1999 an einer Ausstellung in unserer Stadt zu beteiligen. Auch ein Referat dazu, unter dem Titel »Malen und seelisches Gleichgewicht«, konnte ich halten.

Überhaupt konnte ich immer mehr mein Leben leben – es ging nicht mehr nur um das Überleben. Den Frühling riechen, hören, schmecken, mich auf Reisen freuen, singend durch die Felder radeln, unbeschwert Theater und Konzerte genießen – wie herrlich, ich lebe! Aus diesem neuen Gefühl heraus entschlossen wir uns im Jahr 2000 spontan, immer wieder einmal zwei bis drei Tage in Osnabrück zu verbringen. Unsere Kinder wohnen hier und wir können, anders als auf dem Lande, viele kulturelle Veranstaltungen besuchen. Nach wie vor bin ich auch über diese neue Möglichkeit in meinem Leben glücklich.

Auch für die anderen Frauen unserer Selbsthilfegruppe verlief die Heilung ähnlich. Die Treffen fanden in größeren Abständen statt. Schließlich meinten alle, die gegenseitige Unterstützung habe uns sehr geholfen, aber nun könnten wir allein gehen. Es wurde ein herzlicher Abschied. Wenn wir uns jetzt zufällig irgendwo begegnen, kommt immer ein erfreutes »Hallo«.

Aber ich möchte nicht verheimlichen, es gab auch Tiefpunkte. Traurige oder dunkle Stimmungen kennt jeder, die konnten aber nie meine positive Lebenseinstellung entscheidend beeinflussen. Doch gegen Ende des Jahres 2000 geriet ich schleichend in ein immer größeres Tief hinein. Sogar die bekannten Körpersymptome stellten sich erneut ein.

6. Januar 2001

Heute hatte ich den Eindruck, gleich klappe ich vollkommen zusammen. Mir fehlte einfach die Kraft, mich aufrecht zu halten. Dann spielte ich Klavier, natürlich Schubert, viele »b's« und in Moll, und ich musste weinen. Das ist meine Musik, in der ich mich wiederfinde.

Könnte es einfach die dunkle Jahreszeit sein? Oder ist es die neue Situation in Osnabrück? Unsere kleine Wohnung dort liegt in unmittelbarer Nähe meiner ehemaligen Schule, die für mich schlimme Erinnerungen birgt. Zugleich erinnern mich beim Stadtbummel ständig bestimmte Gebäude und Straßen an die Zeit mit dem Musiklehrer. Plötzlich scheint er wieder hinter jeder Ecke zu stehen.

Allein fand ich aus diesem Wellental nicht heraus. Es fiel mir zunächst sehr schwer, aber dennoch bin ich zu Dr. P. gegangen. Ja wirklich, der Musiklehrer quälte mich wieder. Während der Therapie hatten wir nur kurz die Zeit bearbeitet, die nach dem Ende des sexuellen Missbrauchs folgte. Damals verfolgte er mich noch etwa zwei Jahre lang überall mit heimtückischem Psychoterror. Ich sah keine Chance, mich daraus zu befreien, lebte in ständiger Angst und glaubte, nie mehr ein freies Leben führen zu können. Erst der Aufenthalt in einer psychiatrischen Klinik wegen seiner Alkoholprobleme machte dem ein Ende.

Da war es kein Wunder, dass der Musiklehrer bei unseren häufigen Osnabrückbesuchen für mich hinter jeder Ecke auftauchte. Aber es brauchte nur fünf Therapiestunden, um den Spuk zu beenden und bald wieder in mein neues, freies Leben zurückzufinden.

In der Mail, die ich im Vorwort erwähnte, stand dazu: »Und du weißt auch heute, dass eine Therapie, ein Buch und eine Ausstellung nicht das Ende der Heilung bedeuten, sondern dass du immer wieder an andere Punkte kommst, die wieder etwas auslösen, die noch tiefere Erinnerungen in dir wach rufen, die dein Heilungspotenzial anstiften. Ich denke da gerade an einen Brief, in dem du von deinen ersten Erfahrungen in Osnabrück erzählt hattest.«

Ja, ich glaube wirklich, wir alle haben in uns ein natürliches Heilungspotenzial, das wir nur anstoßen müssen. Dazu spielten für mich in der nächsten Zeit besonders unsere Veranstaltungen eine große Rolle.

Noch während der Therapiezeit schlug mir meine Freundin vor, ich könne an den Lesungen aus ihrem Buch mit einigen Klavierbeiträgen teilnehmen. Ich stimmte zwar zu, hoffte aber insgeheim, es möge nie dazu kommen. Das war mir ein zu großes Wagnis. Schließlich fand aber doch die erste Lesung statt. Wahrscheinlich habe ich ziemlich verklemmt dagesessen. So mochte mich wohl niemand in der anschließenden Diskussion ansprechen. Aber mit weiteren Lesungen wurde ich mutiger.

Und schon ein Jahr später beteiligte ich mich an dem Konzept unserer Ausstellung »ÖFFNE DIE AUGEN – ein Trilog über sexuelle Gewalt in der Kindheit«. Ich traute es mir zu, die Musik dazu einzuspielen. Dann erschien die erste Ausgabe meines Buches, und ich wagte mich allein an Lesungen heran. Jetzt war ich mit vielen Veranstaltungen in ganz Deutschland unterwegs. In den Diskussionen bekam ich hier immer wieder Denkanstöße, die mich weiterbrachten, die mir halfen, über Neues nachzudenken. Je mehr ich mir zutraute, desto sicherer und stärker wurde ich.

Außerdem erwiesen sich die vielen daraus entstandenen Briefwechsel als positiv. Ich habe sie gern geführt, lösten sie doch im Nachdenken oft eigene Fragen. Mit einem wahren Feuereifer begab ich mich außerdem in die vielfältige Literatur zum Thema sexuelle Gewalt. Sogar Tagungen dazu arbeitete ich aus und habe sie zusammen mit meiner Freundin oder meinem Mann durchgeführt.

Erst später fand ich in einem Buch die Begründung für die hilfreiche Wirkung meiner Aktivitäten. »Doch wir wissen, dass sich die Frauen am ehesten erholen, die ihrer Erfahrung eine Bedeutung verleihen können, die über die Grenzen einer privaten Tragödie hinausgeht. Meist finden Frauen diese Bedeutung, indem sie sich mit anderen zu gesellschaftlichem Handeln zusammentun.« Später heißt es hier, »dass die Frauen, die sich Kampagnen gegen Vergewaltigung angeschlossen hatten, am ehesten mit dem Trauma fertig werden.« (Judith Lewis Herman, Die Narben der Gewalt, München 1993, Seite 106)

Deshalb war es für mich wie ein großes »Knotenplatzen«, als ich zum ersten Mal in einer Rede vor großem Publikum voller Überzeugung den Satz aussprechen konnte: »Wir müssen nicht schweigen oder uns gar für ein Verbrechen schämen, das nicht wir begangen haben. Allein die Täter und Täterinnen sind dafür verantwortlich.«

Der Schuldgedanke und das Schämenmüssen gehören nicht mehr zu mir. Ich lebe von all dem befreit einen glücklichen Alltag, angefüllt mit vielen schönen Erlebnissen. Dazu gehören wie bei jedem Menschen manchmal dunkle Stunden – aber nur manchmal. Außerdem werde ich mich weiter in der Öffentlichkeit zum Thema sexuelle Gewalt engagieren. Auch das gehört als wichtiger Bestandteil zu meinem jetzt reichen Leben.

Heute kann ich meine Narben annehmen
und gut mit ihnen leben.

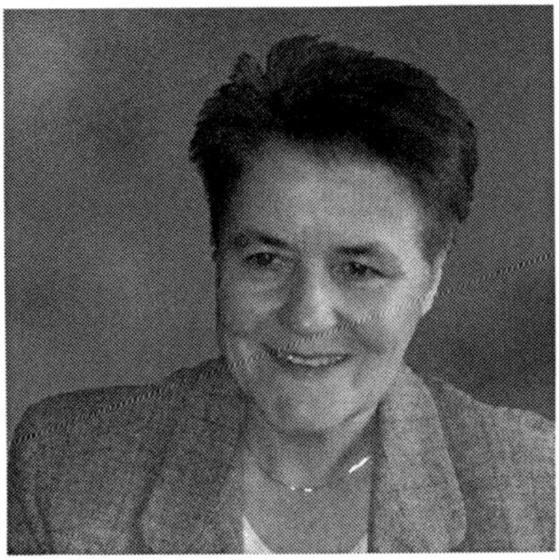

Ellen Rachut engagiert sich seit 1998 mit zahlreichen Lesungen, in Tagungen und Ausstellungen zum Thema sexuelle Gewalt. Sie wurde 1939 in Osnabrück geboren und erlernte zunächst den Beruf der Bauzeichnerin. Anschließend holte sie das Abitur nach und studierte an der Pädagogischen Hochschule Osnabrück. Von 1965 bis 1973 war sie im Volksschuldienst tätig. Nach Abschluss eines Aufbaustudiums in den Fächern Mathematik und Physik unterrichtete Ellen Rachut bis 1994 an der Realschule Pr. Oldendorf. Seit 1965 ist sie mit Siegfried Rachut verheiratet. Mit ihm hat sie eine Tochter und einen Sohn. Gemeinsam verfasste das Paar das Buch »Folgen sexueller Gewalt. Verstehen lernen, helfen lernen« (Ulrike Helmer Verlag, 2004).

ZUM WEITERLESEN ...

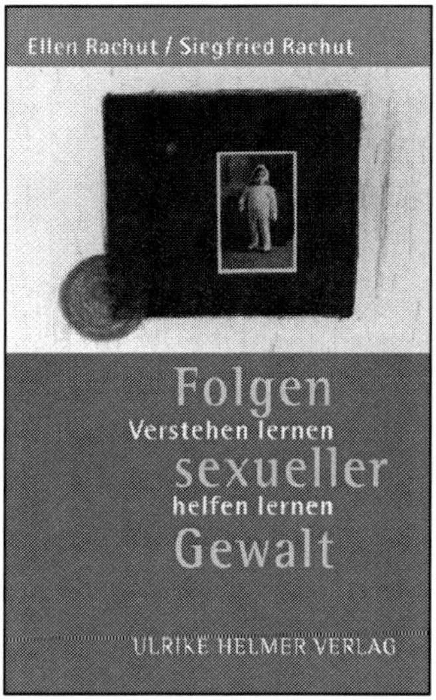

Ellen Rachut / Siegfried Rachut
Folgen sexueller Gewalt
Verstehen lernen –
helfen lernen
ISBN 978-3-89741-141-8

Ellen und Siegfried Rachut sind bereits dreißig Jahre ein glückliches Paar, als Ellen Rachut sich eines Traumas bewusst wird, das sie ihr Leben lang verdrängt hat: den in der Kindheit erlebten sexuellen Missbrauch. Für beide ist das ein Schock. Doch sie versuchen, den Missbrauch gemeinsam zu verarbeiten.

Aus ihrer persönlichen Erfahrung heraus haben Ellen und Siegfried Rachut ein Buch geschrieben, das nicht nur Betroffenen, sondern auch deren Umfeld Mut und Kraft gibt. Denn Betroffene und Helfende stehen vor ganz unterschiedlichen Schwierigkeiten. Wenngleich es dafür keine Patentlösungen gibt, ist gegenseitiges Verständnis doch die wichtigste Voraussetzung für die Bewältigung des Traumas.

Offen beschreiben Ellen und Siegfried Rachut mögliche Folgen sexueller Gewalt und Hilfsmöglichkeiten, denn sie sind überzeugt: Nicht der sexuelle Missbrauch ist das Tabu, sondern das ›Darüberreden‹.